Kilo Cardio 2

Design graphique : Christine Hébert
Infographie : Chantal Landry, Johanne Lemay
Traitement des images : Mélanie Sabourin
Révision : Odette Lord
Correction : Véronique Desjardins
Photographies : Tango, Julie Gauthier
Maquilleuses : Sandra Trimarco (photos d'hiver),
    Véronique Prud'homme (photos d'été)

DISTRIBUTEUR EXCLUSIF :

Pour le Canada et les États-Unis :
MESSAGERIES ADP*
2315, rue de la Province
Longueuil, Québec J4G 1G4
Tél. : 450 640-1237
Télécopieur : 450 674-6237
Internet : www.messageries-adp.com
* filiale du Groupe Sogides inc.,
    filiale de Québecor Média inc.

Suivez-nous sur le Web

Consultez nos sites Internet et inscrivez-vous à l'infolettre pour rester informé
en tout temps de nos publications et de nos concours en ligne. Et croisez aussi
vos auteurs préférés et notre équipe sur nos blogues !

EDITIONS-HOMME.COM
EDITIONS-JOUR.COM
EDITIONS-PETITHOMME.COM
EDITIONS-LAGRIFFE.COM

Imprimé au Canada

01-2014

Dépôt légal : 2010
Bibliothèque et Archives nationales du Québec

ISBN 978-2-7619-2758-1

Gouvernement du Québec – Programme de crédit
d'impôt pour l'édition de livres – Gestion SODEC –
www.sodec.gouv.qc.ca

L'Éditeur bénéficie du soutien de la Société de développement des entreprises culturelles du Québec pour
son programme d'édition.

 Conseil des Arts   Canada Council
du Canada   for the Arts

Nous remercions le Conseil des Arts du Canada de
l'aide accordée à notre programme de publication.

Nous reconnaissons l'aide financière du gouvernement
du Canada par l'entremise du Fonds du livre du Canada
pour nos activités d'édition.

Isabelle Huot
Josée Lavigueur
Guy Bourgeois

Kilo Cardio 2

150 nouvelles **recettes**
Programme de **remise en forme** exclusif
Nouveaux **conseils** de motivation
Programme gagnant à suivre
seul ou à **deux**

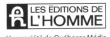
Une société de Québecor Média

Du plaisir et du succès !

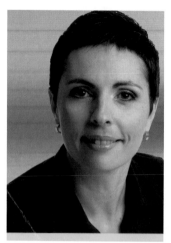

Depuis 1989, chez Énergie Cardio, nos clients bénéficient d'une solution gagnante pour atteindre leur poids santé. Ils obtiennent des résultats en suivant le menu Kilo Cardio, en faisant de l'exercice trois fois par semaine et en étant accompagnés par un entraîneur personnel.

Depuis 2008, grâce au travail d'Isabelle, de Josée et de Guy, le livre *Kilo Cardio* est offert au grand public. Nous sommes heureux de l'immense succès qu'a remporté le tome 1, car cela signifie que des milliers de personnes bénéficient aujourd'hui d'un allié de taille dans leur démarche santé.

Vous avez entre les mains le *Kilo Cardio* tome 2. Isabelle, Josée et Guy se sont surpassés pour vous offrir un **menu simple**, des **recettes succulentes**, des **conseils précieux** quant à l'activité physique et des trucs essentiels pour conserver votre motivation.

Tous nos entraîneurs personnels qui ont aidé leurs clients à atteindre leur poids santé vous le diront : «En suivant le programme présenté dans ce livre, vous atteindrez votre poids santé, mais vous aurez aussi du plaisir. Du plaisir, parce que bien manger, ça a bon goût et parce que bouger, ça rend de bonne humeur!»

Je vous souhaite donc du plaisir et du succès !

Judith Fleurant, kinésiologue
Vice-présidente Énergie Cardio

Pour le plaisir de manger santé

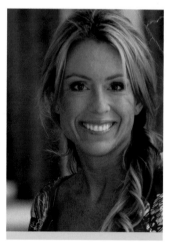

Vous avez été nombreux à réclamer un deuxième tome de *Kilo Cardio.* Vos commentaires sur le premier ont été si élogieux et vos succès si encourageants que nous avons de nouveau réuni notre trio d'experts pour vous proposer un tome 2. Mes collègues et moi, nous vous offrons une édition enrichie, comprenant un programme à suivre seul, à deux ou en famille.

Je vous propose ici la même formule gagnante que dans le tome précédent : menus hypocaloriques que vous choisirez selon vos besoins, recettes savoureuses qui se préparent en un tour de main et outils pratiques qui vous facilitent la vie, comme les listes d'épicerie. Vous découvrirez de nouveaux aliments et vous apprêterez de nouvelles recettes que toute la famille appréciera.

Comme les menus sont détaillés, plus besoin de vous demander ce que vous mangerez pendant la semaine. Votre vie sera plus simple et vous constaterez à quel point manger santé est facile. De plus, vous ne vous sentirez pas privé, ce qui est la clé pour qu'une méthode de perte de poids fonctionne à long terme. Au fil des semaines, vous adopterez de nouvelles habitudes alimentaires qui, une fois le programme terminé, resteront ancrées dans votre quotidien. C'est à ce moment que vous aurez atteint votre objectif : changer vos habitudes alimentaires pour de bon !

Cette méthode, qui allie une saine alimentation à l'activité physique et aux précieux conseils de motivation de Guy, garantit une amélioration considérable de votre profil de santé, mais également une bonne dose de plaisir !

Merci de votre confiance et bon succès à tous!
Isabelle Huot
Docteure en nutrition

Je marche avec vous

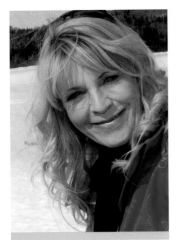

Un voyage de mille kilomètres commence toujours par un premier pas.
Lao-Tseu, philosophe chinois, vers 570-490 av. J.-C.

Pour la première ou pour la deuxième fois, vous avez choisi de nous faire confiance et de vous soucier de votre poids et de votre santé. En prenant ce virage avec nous, vous vous donnez les moyens de rendre votre vie plus agréable en améliorant sa qualité au quotidien. Pour y arriver, nous vous proposons d'amorcer un changement dans vos habitudes alimentaires et d'intégrer une activité physique à votre emploi du temps.

Pour vous faire bouger, voici une activité simple et assurément efficace : **la marche**. Pendant tout le programme Kilo Cardio 2, je vais marcher avec vous ! Alors, prenons la route ensemble vers une meilleure condition physique générale et une perte de poids intelligente, progressive et permanente. Au cours des huit semaines que couvre ce livre, je vous entraîne dans un programme de marche détaillé qui sera accompagné d'exercices de musculation complémentaires.

Y a-t-il une activité physique plus naturelle que la marche ? Rien de plus normal que de placer un pied devant l'autre. Que ce soit sur le tapis roulant d'un centre Énergie Cardio, sur les trottoirs de votre quartier, à la campagne ou dans les bois, la marche rapide donne des résultats... en toute simplicité !

Marchez pour mieux respirer, pour réfléchir, en riant ou en flânant. Marchez pour visiter une exposition, pour magasiner, pour vous détendre ou pour vous entraîner. Toutes les raisons sont bonnes pour marcher !

Et n'oubliez pas que chaque fois que vous ferez un pas, je serai juste à côté de vous, à vous encourager dans votre démarche vers une meilleure santé...

JOSÉE LAVIGUEUR

« Ça a changé ma vie »

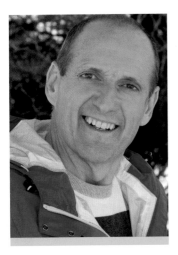

Voici le genre de témoignages qu'Isabelle, Josée et moi avons reçus depuis la sortie du premier tome de *Kilo Cardio*, en septembre 2008. Nous en sommes heureux, bien sûr. Mais nous sommes aussi un peu surpris de l'ampleur de l'impact qu'a eu ce livre sur le public québécois.

Il ne se passe pas une journée sans qu'on m'en parle. « Ma belle-sœur l'a ! », me dit une femme à la sortie d'une conférence. « Nous, on a fait le programme en famille ! », me lance un homme d'âge mûr, voulant sans doute cacher le fait que c'est lui qui en avait besoin. Ou encore « Mon livre a tellement servi qu'il y a plein de taches d'aliments sur les pages ! », me dit une autre.

Dans le premier tome de *Kilo Cardio*, j'ai incité les lecteurs à trouver des éléments déclencheurs dans leur vie et je me rends compte que c'est **notre livre** qui a servi d'élément déclencheur à des dizaines de milliers de gens.

Alors, nous ne vous laissons pas tomber, nous récidivons. Vous vouliez de nouveaux menus, de nouveaux exercices et de nouveaux conseils de motivation ? C'est chose faite, nous vous les offrons dans ce deuxième tome. Mais il n'est pas nécessaire que vous ayez lu le premier. Les conseils que ce deuxième livre renferme vous ouvriront des horizons nouveaux et contribueront à changer votre vie.

Personnellement, je crois que nous serions tous prêts à faire des efforts si nous pouvions identifier et voir dès le départ les bienfaits que nous pouvons retirer d'un programme comme celui-ci. Dans les pages qui suivent, pour vous motiver, je me baserai sur mon expérience et sur celles des lecteurs du premier tome de *Kilo Cardio* et je vous parlerai des bienfaits que ma perte de poids de 34 kg (75 lb) m'a apportés. C'était en 2005. Et je maintiens encore et toujours mon poids. Je vous parlerai également des changements qu'une perte de poids pourrait apporter dans votre vie.

Ça vaut vraiment la peine, n'hésitez plus, faites-le maintenant.
Bon Kilo Cardio !
GUY BOURGEOIS

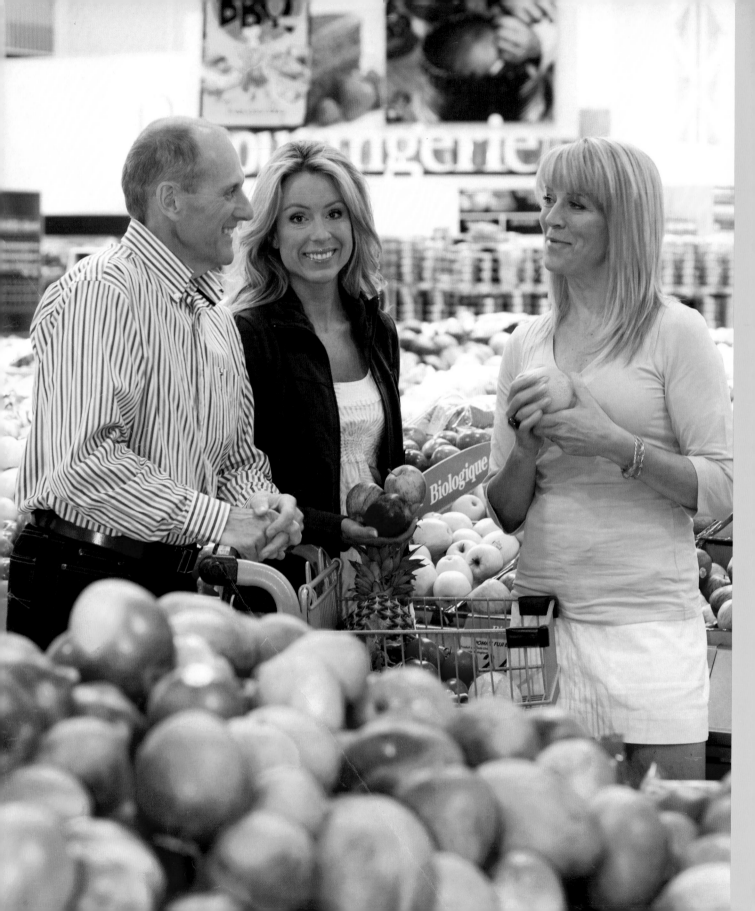

Table des matières

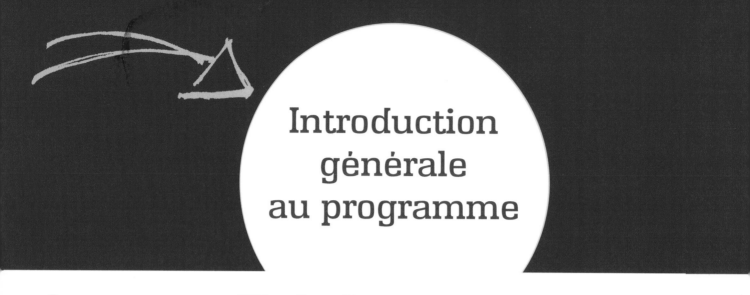

Introduction générale au programme

Le programme Kilo Cardio

Bravo, vous avez décidé de commencer le programme Kilo Cardio, qui vous permettra d'atteindre votre poids santé de façon saine! Pour évaluer le poids que vous avez à perdre, il suffit de calculer votre indice de masse corporelle (IMC) et de vous fixer un objectif de poids qui se situe dans l'intervalle du poids santé. Il est important de vous fixer un objectif de perte de poids réaliste qui tienne compte de votre génétique, de votre âge et, si cela s'applique, du nombre de grossesses que vous avez eu.

Puisqu'on ne change pas une formule gagnante, le programme Kilo Cardio 2 reprend plusieurs éléments du premier tome. Nous vous proposons toujours une série de menus étalés sur huit semaines, qui sont accompagnées de recettes et de listes d'épicerie. À cela s'ajoutent un solide programme d'exercices axé sur la perte de poids et des conseils de motivation qui vous aideront à persévérer.

Trois types de menu hypocaloriques sont offerts, un de 1300 Calories, un de 1500 Calories et un de 1800 Calories. Il est important de choisir un menu qui correspond à vos besoins, question d'avoir assez d'énergie pour vaquer à vos occupations quotidiennes. De plus, le menu doit fournir à votre organisme les nutriments nécessaires. Nouveauté cette année, nous offrons non seulement des recettes pour une personne, mais nous avons tenu compte de vos commentaires et nous vous proposons aussi un volet pour deux personnes. Vous pouvez donc plus facilement suivre le programme en couple ou en famille.

Qu'est-ce que l'indice de masse corporelle ?

L'indice de masse corporelle (IMC) est un instrument de mesure qui sert à évaluer le risque de développer des problèmes de santé en fonction du poids et de la taille. Bien que l'IMC ne puisse déterminer les quantités exactes de graisses corporelles et de muscles, il s'agit d'un outil pratique pour évaluer l'excès de poids. Voici la classification du risque de développer des problèmes de santé en fonction de l'IMC des adultes de 18 ans ou plus, selon les lignes directrices établies par Santé Canada.

Classification du risque pour la santé en fonction de l'indice de masse corporelle (IMC)

Classification	Catégorie de l'IMC (kg/m^2)	Risque de développer des problèmes de santé
Poids insuffisant	moins de 18,5	Accru
Poids normal	entre 18,5 et 24,9	Moindre
Excès de poids	entre 25,0 et 29,9	Accru
Obésité, classe I	entre 30,0 et 34,9	Élevé
Obésité, classe II	entre 35,0 et 39,9	Très élevé
Obésité, classe III	plus de 40,0	Extrêmement élevé

Source : Santé Canada. *Lignes directrices canadiennes pour la classification du poids chez les adultes,* ministère des Travaux publics et des Services gouvernementaux du Canada, 2003.

Comme on peut le constater en regardant ce tableau, un poids insuffisant est tout aussi risqué pour la santé qu'un excès de poids. L'ostéoporose, la malnutrition et l'affaissement du système immunitaire sont des exemples de problèmes de santé pouvant apparaître chez les personnes dont l'IMC est inférieur à 18,5. Parallèlement, le risque de développer des maladies comme le diabète de type 2, l'hypertension, les maladies cardiovasculaires et certains cancers augmente à mesure que l'IMC augmente. Le poids normal (soit le poids santé) représente un moindre risque pour la santé.

L'IMC a toutefois des limites : pour les personnes de 65 ans et plus, l'intervalle de l'indice de masse corporelle «normal» se situe plutôt entre 20 et 27, les études ayant démontré une augmentation du risque de problèmes de santé en deçà d'un IMC de 20. De plus, étant donné que l'IMC ne tient pas compte de la masse musculaire, un adulte qui a une forte masse musculaire peut facilement dépasser son «poids santé» sans que cela entraîne un risque pour sa santé.

Comment calculer son IMC*?

Pour calculer son indice de masse corporelle, on doit d'abord connaître son poids (en kilogrammes) et sa taille (en mètres)**. On doit ensuite diviser son poids par sa taille en mètres au carré.

Exemple de calcul pour une femme mesurant
1,60 m (5 pi 3 ou 63 po) et pesant 75 kg (165 lb) :

$$IMC = \frac{Poids}{Taille^2} = \frac{75\,kg}{(1,60\,m)^2} = \frac{75\,kg}{2,56\,m^2} = 29,3\,kg/m^2$$

L'IMC de cette femme est donc de 29,3. En consultant le tableau de classification présenté plus haut, on peut voir qu'elle a un excès de poids et qu'elle n'est pas très loin de l'obésité classe I.

Le tour de taille : une mesure complémentaire

Le tour de taille apporte une valeur complémentaire à l'indice de masse corporelle, car l'IMC ne permet pas de connaître la répartition des graisses sur le corps. Une accumulation de graisse au niveau de l'abdomen (ventre) entraîne plus de risques pour la santé qu'une accumulation plutôt périphérique (au niveau des cuisses et des fesses, notamment). Selon les lignes directrices de Santé Canada, chez les hommes, un tour de taille de plus de 102 cm (40 po) représente un risque accru pour la santé. Du côté des femmes, un tour de taille de moins de 88 cm (35 po) est préférable. Ainsi, une personne qui a un excès de poids selon l'IMC, mais qui a un tour de taille normal, a un risque moins élevé de développer des problèmes de santé que la même personne qui a un tour de taille élevé. Les normes sont plus sévères en présence d'autres facteurs de risque (diabète ou hypertension, par exemple). Dans ce cas, on vise plutôt 94 cm (37 po) pour les hommes et 80 cm (31 po) pour les femmes.

Le tour de taille est un outil important quand l'IMC est inférieur à 35. Au-delà, le tour de taille n'est plus considéré comme utile.

Le programme en détail

Le programme Kilo Cardio est basé sur la règle mathématique suivante : pour perdre du poids, il faut dépenser plus de calories qu'on en ingère. En fait, il faut créer un déficit énergétique de 3500 Calories pour perdre 0,5 kg (1 lb). Ainsi, en coupant 300 Calories dans son apport alimentaire et en dépensant 200 Calories de plus en activité physique, on crée un déficit journalier de 500 Calories, soit 3500 Calories par semaine, ce qui entraîne une perte hebdomadaire de 0,5 kg (1 lb).

Le programme Kilo Cardio propose une approche équilibrée basée sur le document *Bien manger avec le Guide alimentaire canadien*. Tous les groupes alimentaires y sont représentés et la répartition énergétique est calculée en fonction des recommandations de Santé Canada (de 45 à 65 % de glucides, de 20 à 35 % de lipides et de 15 à 30 % de protéines).

Je vous propose trois menus. Le premier, conçu pour les personnes qui ont des besoins énergétiques moindres, apporte 1300 Calories. Les personnes qui ont des besoins plus élevés ajouteront quelques aliments pour obtenir l'apport calorique souhaitable. Si vous pratiquez une activité physique particulièrement intense une journée par semaine, n'hésitez pas à opter pour un menu plus calorique cette journée-là ou encore à piger dans la liste des collations de 100, 150 ou 200 Calories pour enrichir votre menu (voir Collations, p. 209).

Enfin, quand vous aurez terminé les huit semaines de menus, si vous désirez toujours perdre du poids vous devrez faire un choix parmi les options suivantes :

▸ Recommencer le cycle de huit semaines ;
▸ Utiliser les menus du premier tome ;
▸ Composer vos propres menus hypocaloriques en fonction des menus types (p. 183).

Quand vous aurez atteint le poids souhaité, une nutritionniste saura établir un plan de maintien spécialement conçu pour vous. Je vous invite alors à refaire le calcul de vos besoins énergétiques présenté à la page suivante en tenant compte de votre nouveau poids. Si vous êtes en période de maintien, vous n'avez plus besoin de soustraire les 500 ou les 1000 Calories nécessaires à la perte de poids. Vous pourrez donc augmenter progressivement le nombre de calories que vous consommez en ajoutant quelques collations à votre menu ou en adoptant l'un des menus proposés dans la catégorie suivante de calories.

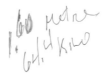

---

* On peut aussi calculer son IMC en utilisant l'outil que l'on trouve sur les sites suivants : www.conseilsnutrition.tv ou www.energiecardio.com.
** Équivalences : 1 po = 2,54 cm et 1 lb = 0,45 kg.

Choisir son programme

Le menu sélectionné correspond à vos besoins énergétiques moins le nombre de calories nécessaires pour perdre du poids (de 500 à 1000 Calories). Pour évaluer vos besoins, vous devez calculer votre métabolisme de base. Il correspond à la quantité d'énergie (calories) utilisée par les besoins vitaux, soit la respiration, la circulation sanguine, les battements cardiaques, le fonctionnement des organes et le maintien de la température corporelle. Le métabolisme de base est responsable de 60 à 75 % de la dépense énergétique quotidienne. La composition corporelle (masse grasse et masse maigre), le sexe, l'âge et l'hérédité comptent parmi les facteurs qui influencent le métabolisme de base. À ce métabolisme s'ajoutent les calories dépensées pour digérer les aliments que l'on consomme (thermogénèse) et celles que l'on dépense en faisant de l'activité physique. L'activité physique est responsable de 15 à 30 % de la dépense énergétique quotidienne. Cette dépense calorique résulte de toutes les actions faites au cours de la journée, soit marcher, cuisiner, ouvrir une porte, faire du vélo, etc.

Estimation des besoins énergétiques quotidiens

La formule présentée permet de calculer les besoins approximatifs en énergie. Les variations du poids corporel (gain, maintien ou perte de poids) demeurent les meilleurs indicateurs de l'équilibre énergétique ou de son déséquilibre.

En premier lieu, il est important de connaître votre dépense énergétique qui provient de l'activité physique. Voici comment l'identifier :

▶ 20 % si vous êtes totalement sédentaire
▶ 40 % si vous avez un travail sédentaire, mais que vous marchez au cours de la journée
▶ 60 % si vous avez un travail actif et que vous marchez au cours de la journée
▶ 80 % si vous avez un travail actif et qu'en plus vous faites un entraînement vigoureux dans la journée

Formule :

A = Votre poids en lb x 4,3
B = Votre grandeur en po x 4,7
C = A + B + 655
D = Votre âge x 4,7
E = C – D
F = E x votre dépense énergétique qui provient de l'activité physique (%)
G = E + F
H = G – 500 ou 1000 Calories nécessaires à la perte de poids
E   est votre métabolisme de base, c'est le nombre de calories que vous brûlez chaque jour au repos
G   est votre dépense énergétique quotidienne
H   est votre résultat le plus près du menu à choisir

▶ **Exemple 1 :** Si nous faisons le calcul pour une femme sédentaire de 50 ans qui mesure 5 pi 2 ou 62 po et qui pèse 165 lb, voici le résultat :

A = 165 x 4,3 = 709,5
B = 62 x 4,7 = 291,4
C = 709,5 + 291,4 + 655 = 1655,9
D = 50 x 4,7 = 235
E = 1655,9 – 235 = 1420,9 Calories
F = 1420,9 Calories x 20 % = 284,18 Calories
G = 1420,9 Calories + 284,18 Calories = 1705,08 Calories
H = 1705,08 Calories – 500 Calories = 1205 Calories

Pour perdre environ 0,5 kg (1 lb) par semaine, cette femme soustraira 500 Calories de ses besoins quotidiens. Elle optera donc pour le menu de 1300 Calories (menu qui se rapproche le plus du résultat obtenu).

▶ **Exemple 2 :** Si nous faisons le calcul pour un homme de 40 ans qui mesure 5 pi 9 ou 69 po, qui pèse 200 lb et dont le facteur d'activité est de 40 %, voici le résultat :

A = 200 x 4,3 = 860
B = 69 x 4,7 = 324,3
C = 860 + 324,3 + 655 = 1839,3
D = 40 x 4,7 = 188
E = 1839,3 – 188 = 1651,3 Calories
F = 1651,3 Calories x 40 % = 660,52 Calories
G = 1651,3 Calories + 660,52 Calories = 2311,82 Calories
H = 2311,82 Calories – 500 Calories = 1812 Calories

Pour perdre au minimum 0,5 kg (1 lb) par semaine, cet homme soustraira 500 Calories de ses besoins quotidiens. Il optera donc pour le menu de 1800 Calories.

Votre calcul

Votre entraîneur personnel ou votre nutritionniste peuvent vous aider dans le calcul de vos besoins énergétiques.

Rappel de la dépense énergétique qui provient de l'activité physique :

▸ 20 % si vous êtes totalement sédentaire
▸ 40 % si vous avez un travail sédentaire, mais que vous marchez au cours de la journée
▸ 60 % si vous avez un travail actif et que vous marchez au cours de la journée
▸ 80 % si vous avez un travail actif et qu'en plus vous faites un entraînement vigoureux dans la journée

Rappel de la formule :

A =	Votre poids en lb x 4,3
B =	Votre grandeur en po x 4,7
C =	A + B + 655
D =	Votre âge x 4,7
E =	C – D
F =	E x votre dépense énergétique qui provient de l'activité physique (%)
G =	E + F
H =	G – 500 ou 1000 Calories nécessaires à la perte de poids

A = _143_ lb x 4,3 = _614,9_
B = _64_ po x 4,7 = _300,8_
C = _614,9_ + _300,8_ + 655 = _1571_
D = _71_ ans x 4,7 = _334_
E = _1571_ – _334_ = _1237_ Calories (métabolisme de base)
F = _1237_ x _40_ % = _495_ Calories
G = _1237_ + _495_ = _1732_ Calories
H = _1732_ – 500 ou 1000 Calories nécessaires à la perte de poids = _1232_ *

Pour perdre 0,5 kg (1 lb) par semaine, vous devez soustraire 500 Calories de vos besoins énergétiques quotidiens. Si vous voulez perdre 1 kg (2 lb) par semaine, soustrayez plutôt 1000 Calories de vos besoins énergétiques quotidiens.

*Optez pour le menu le plus près de votre résultat.

La marche à suivre

Pour vous aider dans votre démarche de perte de poids, nous vous suggérons huit semaines de menus. Ceux-ci respectent les recommandations du Guide alimentaire canadien tout en misant sur des aliments particulièrement nutritifs et riches en fibres. Selon vos besoins énergétiques (que vous aurez calculés en utilisant la méthode décrite plus haut), vous opterez pour le menu de 1300, de 1500 ou de 1800 Calories. Si, après quelques semaines de ce régime, votre poids est stable pendant au moins deux semaines consécutives, vous pourrez opter pour un menu moins calorique. Les personnes qui utilisent déjà le menu le plus faible en calories ne pourront diminuer davantage leur apport en calories, mais pour que la perte de poids reprenne, elles pourront augmenter l'intensité ou la fréquence de leur entraînement.

Pour chaque semaine de menu, je vous propose une liste d'épicerie (voir Les fiches détachables, p. 216). Selon le nombre de personnes qui suivent le programme, vous opterez pour la liste pour une personne ou pour celle pour deux personnes. Si vous suivez le programme en famille, il vous suffit de multiplier les quantités par le nombre de personnes qui le suivent. Les listes ont été élaborées en fonction des formats que l'on trouve dans le commerce. Une balance numérique vous aidera à rester précis dans le suivi de votre plan alimentaire. Respecter les portions indiquées est gage de succès.

Les achats en vrac dans une fromagerie ou une boucherie permettent d'acheter les portions qui seront réellement utilisées durant la semaine. Bien que nous ayons tenté de maximiser l'emploi des aliments achetés, il est possible qu'il y ait parfois des restes. Les autres membres de la famille pourront alors en profiter. Pensez aussi à congeler les restes. Je vous conseille de conserver le pain tranché, les muffins anglais et les bagels au congélateur et de sortir la quantité nécessaire chaque jour. Les légumes et les fruits surgelés permettent aussi d'utiliser les bonnes quantités, sans perte. Somme toute, avant de faire l'épicerie, vérifiez ce que vous avez sous la main (riz, pâtes, pain, beurre, aromates et autres) afin d'éviter de faire des achats en double. Une liste d'aliments et de condiments de base se trouve à la fin de chaque liste d'épicerie hebdomadaire. De plus, assurez-vous d'avoir dans votre garde-manger les aliments que vous devrez utiliser plusieurs fois dans les menus. On les trouve dans le tableau qui suit.

Aliments à conserver en tout temps au frigo ou au garde-manger

Ail frais	Flocons d'avoine (gruau sec)	Poivre
Basilic séché	Flocons de piment	Riz brun étuvé
Beurre	Graines de lin moulues	Sauce soya
Beurre d'amande	Herbes de Provence	Sauce Worcestershire
Beurre d'arachide naturel	Huile de canola	Sel
Bicarbonate de soude	Huile d'olive	Sirop d'érable
Bouillon de poulet réduit en sel	Levure chimique (poudre à pâte)	Sucre
Café (ou thé)	Margarine non hydrogénée	Tabasco
Cannelle	Mayonnaise	Thé (ou café)
Cassonade	Miel	Thym séché
Couscous de blé entier	Moutarde de Dijon	Vanille
Farine de blé entier	Oignons	Vinaigre balsamique
Farine tout usage	Origan séché	Vinaigre blanc
Fécule de maïs	Paprika	Vinaigre de vin rouge
Feuilles de laurier	Pâte de tomate	

Prenez soin de lire les recettes d'avance afin de prévoir la période de décongélation et le temps requis pour faire certaines marinades. En annexe, les recettes sont classées en fonction de leur apport énergétique. Ainsi, toutes les recettes peuvent être remplacées par une autre, équivalente en terme calorique. La liste Équivalences des légumes et des fruits (p. 189), qui contient le nombre de calories de plusieurs fruits et légumes, permet aussi de faire des changements aux menus en fonction de vos préférences personnelles. Les recettes peuvent être aromatisées en fonction de vos goûts personnels sans ajout de calories (ail, gingembre, fines herbes, épices et autres).

Les desserts prévus peuvent être mangés en collation si vous êtes suffisamment rassasié après le repas principal. Le lait peut être bu ou ajouté aux céréales, au gruau, dans le café, etc. Si le lait est permis dans le café, on évitera le sucre et la crème. En tout temps, le lait peut être remplacé par une boisson de soya nature, pourvu qu'elle soit enrichie en calcium et en vitamine D (idéalement, elle apportera moins de 110 Calories par portion de 250 ml ou 1 tasse). Si vous n'aimez pas le yogourt, vous pouvez le remplacer par 125 ml (½ tasse) de lait ou de boisson de soya enrichie en calcium et en vitamine D. Le beurre ou la margarine peuvent tous les deux être utilisés, au goût. Si l'on opte pour la margarine, il faut prendre soin de choisir une margarine non hydrogénée. Dans les cas de recettes où aucun gras n'est indiqué, utilisez de préférence des enduits en vaporisateur afin d'éviter d'ajouter des calories supplémentaires.

On conseille de boire 1 ml d'eau par calorie consommée. Par exemple, si vous optez pour le menu de 1300 Calories, vous devrez boire 1,3 litre (5 ¼ tasses) d'eau ou d'un autre liquide chaque jour (excluant le café, le thé et l'alcool). Augmentez votre consommation d'eau en fonction de vos périodes d'activité physique. Les week-ends, vous pouvez ajouter une consommation alcoolisée par jour. Une consommation équivaut à un verre de vin (150 ml ou 5 oz), à une bière légère (341 ml ou 12 oz) ou à 45 ml (1,5 oz) de spiritueux. Ces boissons apportent de 100 à 125 Calories par jour, qui s'ajoutent aux calories des menus. Si la perte de poids cesse, vous pouvez retirer l'alcool pour que la perte de poids reprenne. Le café et le thé, sans sucre, peuvent être consommés librement. Rappelons que le thé possède plus de vertus salutaires que le café et qu'il pourrait même contribuer à la perte de poids. Des études préliminaires ont démontré que la théine, conjointement avec les catéchines, pourrait stimuler le métabolisme de base et contribuer ainsi à la perte de poids.

La souplesse du menu

Puisque l'on convient que nous avons tous une vie sociale active, quelques écarts au menu sont possibles et ce n'est pas dramatique. Un souper chez des amis ou au resto n'entrave pas le régime, il suffit de revenir à son plan alimentaire dès le lendemain et de modifier sa liste d'épicerie en conséquence.

Il ne me reste qu'à vous souhaiter un bon succès !

Introduction au programme d'entraînement

Le programme de marche en 8 semaines

Rien n'est plus naturel, plus simple et plus accessible que la marche ! Et en plus, c'est un exercice ultra-efficace ! Depuis des années, au fil de mes rencontres et des témoignages que je reçois de gens qui avaient des objectifs de perte de poids ou d'amélioration de leur condition physique, si je faisais le décompte des personnes qui s'adonnent à la marche, je suis certaine que le résultat serait nettement supérieur à celui de toutes les autres disciplines.

C'est très souvent un programme de marche qui a tout déclenché. La marche a toujours été une porte d'entrée des plus populaires vers une meilleure santé.

Avec le temps, avec l'assurance et l'envie d'aller plus loin dans leur démarche, plusieurs racontent qu'ils ont ensuite franchi pour la première fois le seuil d'un centre de conditionnement physique.

Comme la marche est une activité physique aérobie, qui vous permettra de brûler des calories et sera un atout dans votre programme de perte de poids, je vous propose mon menu à moi : le menu aérobie !

Et la liste d'épicerie ne sera pas longue, croyez-moi !

Une bonne paire d'espadrilles, de la bonne volonté... et, bien entendu, un endroit pour marcher.

L'entraînement cardiorespiratoire ou l'exercice aérobie tire son nom de la grande consommation d'air qui est nécessaire à sa pratique. L'oxygène contenu dans l'air («aéro» vient du grec *aeros*, qui signifie air) est un élément essentiel pour la production d'énergie lors d'une activité aérobie.

Par définition, un exercice est considéré comme aérobie :

▶ s'il est continu pendant plusieurs minutes ;
▶ si son intensité est dans la zone cible.
  (Voir la description plus loin.)

Les exemples d'exercices aérobies sont nombreux. Ils comprennent la marche, la course, le ski de fond, la raquette, le patinage (à une bonne vitesse), les appareils cardio en salle, le saut à la corde, le vélo stationnaire et d'autres encore.

Les exercices qui n'utilisent pas d'oxygène pour produire de l'énergie sont de type anaérobie. Leur principal carburant ? Le glycogène qui est entreposé dans nos muscles et notre foie. Ces exercices sont habituellement de plus courte durée, mais d'une plus grande intensité. Parmi ceux-ci, on trouve le ski alpin, les sports de raquette, la gymnastique, l'athlétisme, et les sports d'équipe comme le hockey, le basket-ball ou le soccer. Vous croyiez peut-être que certains sont aérobie, mais ils ne le sont pas. Attention, toutefois ! Un sport anaérobie peut tout de même vous permettre de brûler un grand nombre de calories ! Ces sports sont dans une catégorie qu'on appelle souvent *stop and go*. En fait, il faut être déjà en bonne forme pour pratiquer ces sports, et non pratiquer ces sports pour se mettre en forme...

Pour établir une prescription d'entraînement cardiovasculaire, il faut mettre en application les trois variables suivantes :

▶ **F** : fréquence d'entraînement ;
▶ **I** : intensité ;
▶ **T** : temps (ou durée).

Il y a plusieurs façons de contrôler l'intensité d'un entraînement cardiovasculaire, des plus complexes aux plus simples. Et parce qu'on utilise des formules à plusieurs chiffres et que la prise des fréquences cardiaques peut souvent être erronée, la marge d'erreur est très grande et les méthodes les plus complexes ne sont pas nécessairement les plus efficaces. Je vous présente quand même quelques méthodes.

La formule de Karvonen

Pour l'utiliser, il faut d'abord obtenir :

a) La **FCR :** Prenez votre FCR (fréquence cardiaque au repos) le matin en vous réveillant doucement… Placez votre index et votre majeur sur l'artère de votre choix, comptez le nombre de battements pendant 15 secondes et multipliez ce chiffre par 4. Vous obtenez alors un nombre de battements par minute.

b) La **FCMax :** Calculez votre FCMax (fréquence cardiaque maximale) en faisant le simple calcul suivant : 220 – votre âge.

▶ **Par exemple, si vous avez 45 ans,**
votre FCMax sera de 175 bpm (battements par minute).

c) La **FCC :** C'est la fréquence cardiaque cible, l'intensité à laquelle vous désirez vous entraîner. On recommande normalement de s'entraîner à une intensité située entre 60 et 85 % de votre intensité maximale. Le choix de l'intensité dépendra de vos objectifs et de votre capacité. Il est évident que faire un effort de 85 % de son potentiel maximum est beaucoup plus exigeant physiquement, mais aussi mentalement, qu'un effort de 60 %.

Ensuite, sortez votre calculatrice :

▶ **((FCMax – FCR) x % cible) + FCR = FCC en bpm**

Si on fait le calcul pour notre individu de 45 ans, qui aurait un pouls au repos de 80 bpm et qui désirerait que l'intensité de son entraînement soit d'environ 75 % de sa capacité maximale, sa fréquence cardiaque cible serait donc de 151 bpm.

La formule du pourcentage de la fréquence cardiaque maximale

Il existe une seconde méthode, plus simple, qui nécessite elle aussi la prise des fréquences cardiaques :

Il s'agit de déterminer la limite inférieure et la limite supérieure de la fréquence cardiaque à l'entraînement :

▶ **Limite inférieure : (220 – âge) x 60 % = FCC inf. en bpm**
▶ **Limite supérieure : (220 – âge) x 85 % = FCC sup. en bpm**

Donc, si j'ai 45 ans, mes limites inférieure et supérieure sont de 105 bpm et de 148 bpm.

L'échelle de Borg modifiée

Cette méthode de contrôle d'intensité est très utile. Le participant identifie lui-même, selon sa propre perception et ses propres sensations, le degré d'intensité qui correspond à l'effort fourni.

Ainsi, les recherches[1] ont démontré que si on se situait entre 3 et 7 sur cette échelle, on se rapprochait, dans les faits, des fréquences cardiaques ciblées par les calculs vus précédemment.

Vous devez toutefois être prudent si votre santé nécessite un suivi plus serré de vos pulsations à l'effort. Dans ce cas, l'utilisation de l'échelle de Borg n'est pas recommandée.

Évaluation	Intensité de la sensation
0	Rien
0,5	Très, très légère
1	Très légère
2	Légère
3	Modérée
4	Un peu forte
5	Forte
6	
7	Très forte
8	
9	Très, très forte
10	Maximale

Le test de la voix

Il existe une autre méthode, qui est encore plus simple et fort pratique, pour vérifier l'intensité du travail cardiorespiratoire. Cette méthode est appelée « test de la voix ».

Comme pour l'échelle de Borg, l'individu doit être à l'écoute des réactions de son corps.

Lorsque l'intensité de l'effort est dans la bonne zone, dans la zone cible, le système cardiorespiratoire n'est pas surchargé au-delà de sa capacité maximale. Cela permet au participant de parler en étant perçu clairement par son auditeur, même si le débit de sa voix est un peu saccadé.

Cependant, une voix claire, dans laquelle on ne perçoit aucun essoufflement, indique que l'intensité de l'effort est inférieure à celle qui est recommandée pour améliorer le système aérobie.

1. Wilmore, J. H. et D. L. Costil. *Physiologie du sport et de l'activité physique,* De Boeck University, 1998.
Wilson, R. et P. Jones. « A comparison of the visual scale and modified Borg scale for the measurement of dyspnea during exercise », *Clinical Science,* n° 76, 1989, p. 277-282.
Borg, G. « A category scale with ratio properties for intermodal and interindividual comparisons », dans H. G. Geissler et P. Petzold, éd., *Psychological Judgment and the Process of Perception,* Berlin, Veb Deitscher Verlag der Wissen Schaften, 1982, p. 25-34.

En d'autres mots, vous devriez être en mesure de chantonner sur votre musique préférée pendant les moments les moins intenses de votre entraînement... Toutefois, je ne pense pas que vous souhaiteriez nécessairement être entendu...

Pour utiliser le programme de marche

Le programme de marche rapide sur huit semaines que je vous propose au fil des pages est une méthode simple et extrêmement efficace pour améliorer graduellement votre capacité cardiorespiratoire et brûler des calories[2].

Je vous propose une méthode clés en main. Tout ce que vous devez faire, c'est prendre vos rendez-vous santé et bien les noter sur votre calendrier ou dans votre agenda, au même titre que tout autre rendez-vous que vous ne pourriez rater !

Vous débuterez par des blocs de 20 minutes de marche que vous ferez trois fois dans la première semaine et vous augmenterez progressivement le temps, la fréquence et l'intensité de votre entraînement. (Voir Mon programme d'entraînement — semaine 1, L'entraînement cardiovasculaire, p. 27.)

À ceux d'entre vous qui sont membres d'Énergie Cardio, je propose aussi de transférer, à l'occasion, votre entraînement de marche sur le plateau du centre.

Vous pouvez faire du tapis roulant pour reproduire le programme tel qu'il est ou encore de l'elliptique, qui amènera un peu de variété dans votre programme. Cet appareil est aussi très agréable pour son grand confort et son efficacité.

En ce qui a trait à la fréquence, je vous donne ici des balises, mais souvenez-vous que lorsqu'il s'agit de marcher... il ne faut pas vous limiter ! Si vous vous sentez motivé pour sortir plus souvent que le programme ne vous le suggère, ne vous empêchez surtout pas de le faire !

Assurez-vous de respecter la période d'échauffement proposée, chaussez-vous adéquatement et... marchez !

La musculation dans l'entraînement

Pour chaque semaine d'entraînement, j'ai élaboré pour vous quelques exercices de musculation qui vous permettront d'augmenter votre force et votre tonus musculaires. Vous en trouverez la description ainsi que des photos explicatives toutes les semaines, à la page Mon programme d'entraînement.

Idéalement, vous feriez ces exercices trois fois par semaine. Exécutez chaque fois une ou deux séries de chacun des mouvements présentés – souvenez-vous qu'une série comprend entre 12 et 15 répétitions du même mouvement. Entre les séries, prenez de 30 à 60 secondes pour récupérer. À la fin d'une série, si elle a été bien faite et la charge bien choisie, vous devriez avoir de la difficulté à faire les deux dernières répétitions. **Faites d'abord les exercices qui font travailler les grandes masses musculaires.**

Vous remarquerez que pour chaque exercice présenté, nous avons mis des photos qui vous montrent comment le faire dans un centre de conditionnement physique comme Énergie Cardio. Vous pouvez donc vous entraîner soit à la maison, soit dans un centre. Chez Énergie Cardio, demandez l'aide d'un entraîneur du plateau de musculation pour choisir et utiliser adéquatement les appareils pour chacun des exercices.

Le questionnaire d'aptitude à l'activité physique (Q-AAP)

Avant d'entreprendre une activité physique, il est préférable de connaître sa condition physique initiale. Je vous recommande donc de faire évaluer votre condition physique par un kinésiologue[3]. Le Fit Test est, notamment, une évaluation intéressante pour connaître votre âge physiologique par rapport à votre âge chronologique. Quel âge votre corps a-t-il vraiment ? Cependant, afin que vous puissiez passer à l'action dès maintenant et pour vous aider à démarrer du bon pied, je vous invite à remplir le questionnaire ci-dessous avant de débuter. Vos réponses détermineront, de façon générale, votre aptitude à l'activité physique.

Si vous répondez oui à l'une des sept questions du questionnaire, vous devrez consulter un médecin avant d'amorcer l'entraînement.

Oui	Non	
		1. Votre médecin vous a-t-il déjà dit que vous souffrez d'un problème cardiaque et que vous ne devez participer qu'aux activités physiques prescrites et approuvées par un médecin ?
		2. Ressentez-vous une douleur à la poitrine lorsque vous faites de l'activité physique ?
		3. Au cours du dernier mois, avez-vous ressenti des douleurs à la poitrine lors de périodes autres que celles où vous participiez à une activité physique ?
		4. Éprouvez-vous des problèmes d'équilibre reliés à un étourdissement ou vous arrive-t-il de perdre connaissance ?
		5. Avez-vous des problèmes osseux ou articulaires qui pourraient s'aggraver par une modification de votre niveau de participation à une activité physique ?
		6. Des médicaments vous sont-ils actuellement prescrits pour contrôler votre tension artérielle ou un problème cardiaque (par exemple, des diurétiques) ?
		7. Connaissez-vous une autre raison pour laquelle vous ne devriez pas faire de l'activité physique ?

Source : Société canadienne de physiologie de l'exercice.

---

2. Nombre de calories à l'heure : de 300 à 450 calories selon l'intensité de la marche et le poids du participant.

3. Le kinésiologue est le professionnel de la santé, spécialiste de l'activité physique, qui utilise le mouvement à des fins de prévention, de traitement et de performance.

Comment dépenser 500, 1000 ou 1500 kcal par semaine

Afin de vous aider à estimer votre dépense énergétique en kilocalories, générée par vos activités physiques, vous trouverez ci-dessous un tableau provenant de Kino-Québec.

Celui-ci indique plusieurs activités physiques populaires et la dépense calorique qui leur est associée.

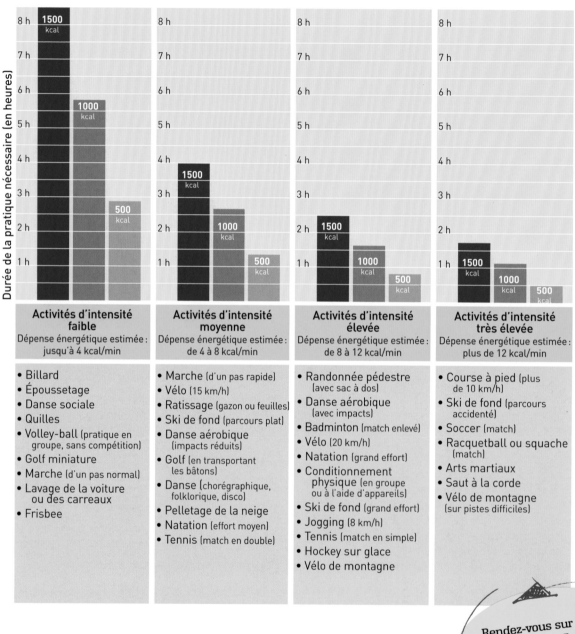

Activités d'intensité faible
Dépense énergétique estimée : jusqu'à 4 kcal/min

- Billard
- Époussetage
- Danse sociale
- Quilles
- Volley-ball (pratique en groupe, sans compétition)
- Golf miniature
- Marche (d'un pas normal)
- Lavage de la voiture ou des carreaux
- Frisbee

Activités d'intensité moyenne
Dépense énergétique estimée : de 4 à 8 kcal/min

- Marche (d'un pas rapide)
- Vélo (15 km/h)
- Ratissage (gazon ou feuilles)
- Ski de fond (parcours plat)
- Danse aérobique (impacts réduits)
- Golf (en transportant les bâtons)
- Danse (chorégraphique, folklorique, disco)
- Pelletage de la neige
- Natation (effort moyen)
- Tennis (match en double)

Activités d'intensité élevée
Dépense énergétique estimée : de 8 à 12 kcal/min

- Randonnée pédestre (avec sac à dos)
- Danse aérobique (avec impacts)
- Badminton (match enlevé)
- Vélo (20 km/h)
- Natation (grand effort)
- Conditionnement physique (en groupe ou à l'aide d'appareils)
- Ski de fond (grand effort)
- Jogging (8 km/h)
- Tennis (match en simple)
- Hockey sur glace
- Vélo de montagne

Activités d'intensité très élevée
Dépense énergétique estimée : plus de 12 kcal/min

- Course à pied (plus de 10 km/h)
- Ski de fond (parcours accidenté)
- Soccer (match)
- Racquetball ou squache (match)
- Arts martiaux
- Saut à la corde
- Vélo de montagne (sur pistes difficiles)

Source : Comité scientifique de Kino-Québec (CSKQ, 1999b), *Quantité d'activité physique requise pour en retirer des bénéfices pour la santé. Synthèse de l'avis du comité scientifique de Kino-Québec et applications*, Québec, Direction des sports et de l'activité physique, ministère de l'Éducation, du Loisir et du Sport, 16 pages.

Rendez-vous sur notre site Internet à www.edhomme.com pour d'autres outils pratiques !

L'entraînement de la flexibilité

Trop souvent négligés, les étirements devraient pourtant être intégrés religieusement à tout entraînement, mais *à la fin de la séance*! La flexibilité est une des composantes variables de la condition physique, et elle devient très rapidement déficiente si on n'en prend pas soin.

À moins d'avoir reçu d'une personne qualifiée des recommandations bien précises pour améliorer votre souplesse, par exemple dans un cas de réadaptation physique à la suite d'un traumatisme ou d'une blessure grave, vous devriez étirer les régions suivantes après chaque séance d'entraînement.

ISCHIO-JAMBIERS

Position de départ : Assis, une jambe repliée devant vous et l'autre tendue. Placez vos mains de chaque côté de la jambe allongée et avancez le tronc doucement. Maintenez la position de 30 à 40 secondes. Refaites l'exercice avec l'autre jambe.

Principaux muscles sollicités : Ischio-jambiers.

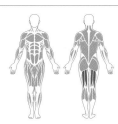

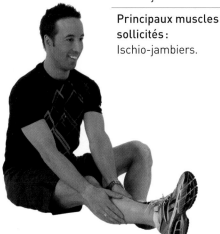

PSOAS-ILIAQUE

Position de départ : Avec la jambe gauche, faites un grand pas devant, puis placez le talon directement sous le genou. La jambe droite doit être loin derrière. Faites une pression des hanches vers l'avant. Maintenez la position de 30 à 40 secondes avant de refaire l'exercice avec l'autre jambe.

Principaux muscles sollicités : Psoas-iliaque.

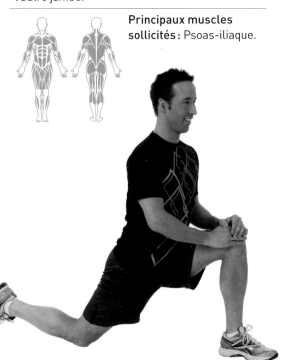

QUADRICEPS

Position de départ : Debout, serrez les abdominaux légèrement de façon à maintenir votre équilibre. Placez votre main gauche sur votre hanche ou placez-la sur un meuble pour vous aider à vous stabiliser.

Avec la main droite, saisissez votre cheville droite et tirez doucement le talon vers la fesse, en basculant les hanches vers l'avant. Maintenez la position de 30 à 40 secondes. Refaites l'exercice avec l'autre jambe.

Principaux muscles sollicités : Quadriceps.

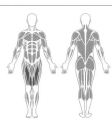

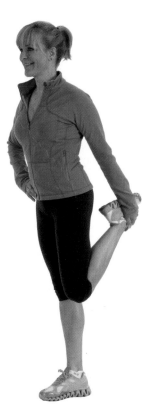

Isabelle répond à vos questions

1. Je suis végétarien, comment adapter le programme Kilo Cardio ?

Même si les menus comprennent viande, volaille et poisson, on peut les adapter si l'on suit un menu semi-végétarien ou végétarien. On peut facilement troquer les repas de viande pour des repas de poisson. Il suffit alors de consulter le tableau Équivalences des recettes de plats principaux (p. 190), dans lequel les recettes sont classées selon leur nombre de calories. Ainsi, on peut remplacer une recette de viande par une recette de poisson ou de tofu. On peut aussi utiliser la liste Les équivalences, par groupe alimentaire (p. 186) et remplacer la viande par du tofu ou par des légumineuses, qui fournissent des protéines végétales. Mais il ne faut pas oublier de modifier la liste d'épicerie en conséquence.

2. Je ne peux m'entraîner, vais-je maigrir quand même ?

Le suivi des menus hypocaloriques permet une perte de poids, même sans activité physique. La pratique d'activité physique contribue cependant à une perte de poids plus rapide et la musculation permet de conserver la masse maigre. En période de maintien, l'activité physique est essentielle. Les études démontrent que l'exercice est un incontournable pour maintenir son poids à long terme. Les gens qui ont réussi à maintenir une perte de poids importante ont en commun un mode de vie très actif !

3. Les personnes souffrant d'intolérance au lactose, d'hypertension ou ayant un taux de cholestérol élevé peuvent-elles suivre le programme ?

On peut facilement remplacer le lait par du lait sans lactose ou par une boisson de soya enrichie en calcium et en vitamine D. Quant au yogourt, la majorité des personnes qui souffrent d'intolérance au lactose le tolèrent. Les fromages fermes sont aussi mieux tolérés que les pâtes fraîches non affinées.

Les menus conviennent aussi aux personnes qui souffrent d'hypertension. Les aliments transformés sont la source de 77 % du sodium consommé par les Québécois. Puisque Kilo Cardio vous incite à cuisiner plutôt qu'à vous tourner vers l'industrie du prêt-à-manger, vous limiterez votre consommation de sodium. Vous pouvez aussi acheter des produits affichant la mention «faible en sodium» et surveiller le tableau de valeur nutritive pour vérifier la teneur en sodium de vos aliments. Tentez de ne pas dépasser 2300 mg de sodium par jour. Le calcium, le magnésium et le potassium contribuent à normaliser la tension artérielle. Produits laitiers, noix, graines, produits céréaliers à grains entiers, légumes et fruits deviennent des atouts pour normaliser sa tension.

Un Québécois sur deux affiche un taux de cholestérol au-dessus de la norme. Pour mieux le contrôler, il faut limiter sa consommation de gras trans et saturés tout en augmentant sa consommation de bons gras (huiles d'olive et de canola, noix et graines, par exemple). Les fibres solubles, que l'on trouve entre autres dans les légumineuses, les pommes, le son d'avoine et les graines de chia, sont aussi efficaces pour réduire le cholestérol sanguin.

4. Je suis diabétique, est-ce que le plan est approprié à ma situation ?

Bien sûr, car dans les recettes, la quantité de calories, de gras, de sucre et de sodium est contrôlée. De plus, le contenu en glucides de chaque recette est indiqué, ce qui permet de respecter le budget «glucides» de chaque repas. On trouve aussi, dans la liste Les équivalences, par groupe alimentaire (p. 186), des aliments qui permettent de bâtir ses propres menus en fonction de la teneur en glucides des différents groupes alimentaires. Si vous êtes hypoglycémique, prenez soin d'ajouter à vos menus trois collations glucides-protéines par jour (voir L'importance des collations, p. 104).

5. Mes enfants peuvent-ils manger la même chose que moi ?

Bien sûr, mais les portions ne devront pas être contrôlées. L'enfant doit manger à sa faim pour favoriser sa croissance. S'il a un surpoids, la méthode Kilo Cardio est aussi excellente, car elle lui permettra de découvrir de nouveaux aliments tout en le faisant profiter de recettes saines et peu caloriques.

6. J'aime bien mon verre de vin au souper, puis-je continuer à le prendre ?

Il est permis de boire un verre de vin de 150 ml (5 oz) tous les soirs, même s'il ajoute des calories au menu. Bénéfique pour le cœur, le vin peut faire partie du quotidien. Par contre, si vous perdez du poids lentement, vous pouvez décider de prendre de l'alcool seulement les week-ends, question d'accélérer la perte de poids.

7. Je suis un programme de perte de poids de groupe, le programme Kilo Cardio est-il recommandé ?

Les personnes qui suivent des régimes comme Minçavi ou Weight Watchers peuvent aussi suivre le menu de Kilo Cardio. J'ai utilisé la méthode des équivalences pour chacun des groupes alimentaires pour élaborer les menus, ce qui facilite la vie des personnes qui suivent le programme Minçavi. Quant à Weight Watchers, grâce à la calculette, on peut facilement établir le nombre de points des recettes, puisqu'on indique le nombre de calories, de lipides et de fibres pour chacune d'entre elles. Peu importe le régime choisi, vous pouvez utiliser le livre *Kilo Cardio*.

8. Quel gras dois-je utiliser pour cuisiner ?

Pour limiter l'ajout de calories, on peut utiliser un enduit en vaporisateur. J'ai aussi une préférence pour l'huile d'olive extra-vierge. C'est le produit de choix à utiliser tout au long du programme. L'huile d'olive supporte bien la cuisson et on peut en faire de bonnes vinaigrettes.

9. Je vais souper chez des amis, dois-je apporter mon repas ?

Bien sûr que non, continuez à profiter des occasions sociales qui rendent le programme plus facile à suivre. Comme au restaurant, demandez une double portion de légumes pour remplacer des féculents, évitez le pain d'accompagnement, buvez au plus deux verres de vin et ne prenez qu'une toute petite portion de dessert.

10. Je suis enceinte, puis-je quand même suivre le programme ?

Une femme enceinte a des besoins caloriques plus importants. Le menu peut être adapté en conséquence. On fait d'abord le calcul que l'on trouve à la page 10, mais on ne soustrait pas de calories pour la perte de poids. Au contraire, une femme enceinte ajoutera 100 Calories au 1er trimestre et 300 au 2e et au 3e trimestres. Par exemple, si le calcul des besoins indique 2000 Calories, une femme enceinte pourra opter pour un menu de 2100 Calories au 1er trimestre et de 2300 aux suivants. Pour y parvenir, elle peut suivre le menu de 1800 Calories et piger dans les listes de collations pour le reste. Elle prendra soin aussi de consommer trois ou quatre portions de produits laitiers tous les jours.

11. Je pars en voyage, comment m'assurer de ne pas reprendre les kilos perdus ?

En augmentant votre activité physique ! Vous êtes en vacances, vous avez donc le temps de bouger tous les jours. Profitez-en pour faire une heure d'activité physique par jour... ça compensera les petites gâteries que vous vous offrirez. Dans les formules tout compris, optez pour des fruits, du yogourt et des produits céréaliers à grains entiers le matin. Le midi et le soir, optez pour une assiette équilibrée, qui contient surtout des légumes. Complétez-la par une quantité équivalente à ce qui entre dans la paume de la main (90 à 150 g), en termes de protéines, et à la grosseur d'un poing (250 ml ou 1 tasse), en termes de féculents. Commencez votre consommation de boissons alcoolisées vers 17 h seulement, question d'épargner des calories liquides. Vous pouvez également apporter avec vous les listes d'équivalences (p. 186), afin de vous guider dans les portions.

12. Je n'aime pas le poisson, par quoi puis-je le remplacer ?

Le poisson est très bénéfique pour la santé. À moins d'avoir des allergies, il est conseillé de l'introduire doucement dans le menu, question de s'habituer à son goût. Les poissons au goût plus prononcé (thon, saumon et maquereau) peuvent être remplacés par des poissons au goût plus neutre (tilapia, filets de sole ou de morue, par exemple).

13. J'aime bien le sucre dans mon café, est-ce que je peux continuer à en mettre ou dois-je me tourner vers les succédanés ?

Je préfère toujours le vrai sucre aux faux sucres (aspartame, sucralose et autres), à moins que vous soyez diabétique. Si vous ne pouvez vous en passer, vous pouvez ajouter 5 ml (1 c. à thé) de sucre dans votre café, cela ne devrait pas trop influencer votre perte de poids, car cette quantité n'apporte que 16 Calories. Vous pouvez aussi ajouter du lait 1 ou 2 %.

14. J'aime bien épicer mes plats, quels aromates me conseillez-vous d'utiliser ?

Toutes les épices et les fines herbes sont bénéfiques. Elles augmentent la teneur en antioxydants de la recette, tout en ne fournissant pas de calories supplémentaires. Elles permettent aussi de réduire la quantité de sel utilisée. Certaines études ont même démontré que le piment de Cayenne pourrait aider à contrôler le poids en freinant l'appétit et en stimulant légèrement le métabolisme. Vous ne perdez rien à l'essayer !

15. J'ai vraiment un bon appétit et je ne me sens pas rassasié après les repas, comment couper ma faim ?

Consultez la page 44, j'y donne des conseils qui encouragent la consommation de fibres et de protéines pour mieux gérer son appétit. Il est conseillé de prendre des collations entre les repas pour apaiser son appétit au moment du repas. N'hésitez pas à piger dans la liste Collations selon le nombre de calories (p. 209), vous y trouverez des collations de 100, 150 et 200 Calories que vous pourrez ajouter aux menus si votre appétit n'est pas comblé par les menus établis.

16. J'ai des fringales incontrôlables, comment m'en sortir ?

Si vous souffrez de compulsions alimentaires et que vous n'arrivez pas à vous contrôler en termes de quantité d'aliments ingérés, mieux vaut consulter un psychologue spécialisé afin de vous aider à avoir une relation plus saine avec les aliments. Le maintien de votre poids sera compromis si vous ne travaillez pas cet aspect psychologique qui vous pousse à manger au-delà d'une faim physiologique. Ma clinique Kilo Solution propose une approche combinée nutritionniste-psychologue pour vous aider à normaliser votre comportement alimentaire et favoriser ainsi le maintien de votre poids à long terme.

17. Je mange souvent au restaurant, comment adapter mon plan alimentaire ?

On peut maigrir même en mangeant tous les jours au restaurant, l'important, c'est de faire les bons choix. Puisque le nombre de féculents conseillé est assez restreint, surtout dans le menu de 1300 Calories, on choisira de préférence des plats contenant des protéines et des légumes. Il ne faut pas hésiter à demander au serveur une double portion de légumes pour remplacer le riz ou les pâtes. On évitera bien sûr le pain d'accompagnement et le dessert, même si ce dernier est compris dans la table d'hôte. On revient ensuite à notre plan alimentaire pour le reste de la journée.

18. Puis-je apporter des changements au menu sans impact sur ma perte de poids ?

Le programme offre plus de flexibilité qu'on ne le pense à première vue. On peut, par exemple, troquer le riz du repas par la même quantité d'orge, de pâtes, de quinoa ou de purée de pommes de terre. On peut aussi remplacer les légumes et les fruits par d'autres, en fonction des saisons et de ses préférences. On peut également remplacer le type de noix proposé par d'autres noix (ou le beurre d'amande par du beurre d'arachide), dans la mesure où les quantités sont respectées. Les différences caloriques seront minimes et devraient peu nuire à la perte de poids. On doit par contre prendre conscience que tout ajout d'aliments au menu influence la balance calorique et diminue forcément la perte de poids.

Josée répond à vos questions

1. J'aimerais savoir si les exercices que l'on fait avec des élastiques ou de gros ballons sont aussi bénéfiques pour contrer les effets de l'ostéoporose et activer le métabolisme que ceux que l'on fait avec des haltères et des appareils de musculation.
Toutes ces variantes sont d'excellents choix. En plus d'être efficaces, ces exercices vous permettront d'entretenir votre motivation grâce à la nouveauté qu'ils apporteront à votre programme d'entraînement. L'avantage des bandes élastiques, du ballon et des poids libres, c'est qu'ils peuvent facilement être utilisés à la maison ou à l'extérieur, en vacances par exemple. Ils constituent aussi un complément à votre entraînement au centre de conditionnement physique. Comparativement aux exercices faits avec des appareils de musculation, qui vous maintiennent en place, ceux que l'on fait avec de simples accessoires demandent un plus grand travail aux muscles stabilisateurs. Tous les spécialistes s'entendent pour dire qu'il est important, surtout chez les personnes âgées, de faire travailler les muscles stabilisateurs afin de garder un bon équilibre et une posture adéquate. Les poids libres ne sont donc plus réservés aux « gros bras », comme on l'a longtemps cru !

2. Je me suis blessé à un genou. Quel exercice me conseillez-vous pour renforcer mon quadriceps ?
Les genoux sont complexes. J'espère que vous vous êtes d'abord assuré que votre genou est bien guéri. Je vous conseille un exercice extrêmement efficace pour développer la force et l'endurance de la vaste interne, une partie du quadriceps située un peu vers l'intérieur et souvent un peu faible. Placez-vous debout sur une marche d'escalier, de côté, le pied gauche au bord de la marche et le droit dans le vide. En prenant soin de maintenir un alignement parfait entre le pied, la rotule et la cuisse, pliez le genou gauche légèrement. Votre pied droit frôlera le sol. Remontez et descendez lentement, en portant attention à votre position. Répétez l'exercice de 10 à 15 fois, puis recommencez avec l'autre jambe.

3. J'ai 47 ans et j'ai des douleurs aux genoux quand j'utilise mon appareil cardio favori longtemps. J'ai peur d'hypothéquer l'avenir de mes genoux si je continue. J'ai une bonne endurance cardiovasculaire et musculaire, mais mes genoux ne collaborent plus comme avant. Devrais-je continuer, mais moins intensivement ?
Non. Rappelez-vous que la douleur est le signe d'une irritation qui provoque de l'inflammation. Vous empirerez votre état si vous poursuivez un entraînement qui vous blesse. Changer de type d'entraînement cardio durant un à deux mois permettra à vos genoux de récupérer. Faites de la marche sur un tapis roulant sans inclinaison.

Un spécialiste pourra évaluer vos genoux et vous conseiller des exercices appropriés pour renforcer les muscles autour des articulations. En attendant, évitez de demander un effort à votre genou en flexion.

4. Vais-je perdre mon ventre si j'entraîne mes abdominaux ?
Les exercices que l'on fait pour les abdominaux sont des exercices de musculation. Ils vont donc raffermir, tonifier et renforcer le groupe de muscles visé, mais pas faire disparaître la graisse qui est par-dessus. Cette règle s'applique à toutes les régions du corps. On ne fait pas fondre la graisse en faisant un exercice de musculation. C'est une meilleure alimentation et de l'exercice aérobie combinés avec de la musculation qui feront une différence. La musculation joue un rôle primordial, mais c'est un rôle indirect, c'est-à-dire que les muscles sont de petites fournaises qui brûlent constamment de l'énergie, gardant notre métabolisme de base élevé. C'est pour cette raison qu'un programme d'entraînement est incomplet sans cette composante.

5. Je suis enceinte de quatre mois et j'aimerais savoir si je peux poursuivre mon entraînement de danse aérobie, de step et de musculation. On m'a dit que je peux continuer à faire des exercices pour les abdominaux sans problème. Est-ce vrai ?
Être enceinte, c'est être plus vivante que jamais ! À moins que la femme ait un problème d'ordre médical, on ne demande pas aux futures mamans d'arrêter de bouger, au contraire. Par contre, la grossesse n'est pas un bon moment pour commencer un nouveau programme d'exercices. Vous pouvez continuer de vous entraîner comme avant, mais en faisant des ajustements (que vous ferez par instinct). Les sauts ne sont pas recommandés, mais vous constaterez par vous-même qu'ils deviendront de plus en plus inconfortables. En tout temps, vous devez surtout être prudente pour éviter de faire une chute. C'est le plus grand risque que courent les femmes enceintes. En ce qui concerne la musculation, vous aurez aussi des ajustements à faire, notamment dans les positions à adopter. Parlez-en avec un entraîneur qualifié.

Finalement, vous avez raison de remettre en question les exercices pour les abdominaux. Quand on fait un enroulé (les anciens redressements assis), le fœtus exerce une pression sur le diastasis des grands droits, une ligne blanche qui divise les abdominaux en deux. Cette ligne s'étire alors en largeur. Résultat ? Après la naissance de l'enfant, le ventre reprend difficilement sa forme originale. Consultez votre gynécologue, il vous donnera des exercices à faire qui n'endommageront pas votre diastasis. En attendant, vous pouvez faire des enroulés en entrecroisant vos bras sur votre ventre afin que vos mains tirent vos abdominaux vers le centre, empêchant ainsi la ligne blanche de prendre de l'expansion.

Guy répond à vos questions

1. J'ai peur de perdre ma motivation et de reprendre mon poids. Pouvez-vous me suggérer quelque chose ?

Je ne vous cacherai pas que cette crainte est répandue dans l'esprit de tous ceux qui ont perdu du poids et encore plus chez ceux qui ont «joué au yoyo» avec leur poids par le passé (ce qui était mon cas). Mais je tiens à dire que ça fait cinq ans que je maintiens mon poids santé, et ce, sans difficulté.

Truc 1. Engagez-vous envers vous-même. Personnellement, je me suis dit : «Guy, cette fois-ci, c'est pour de bon et c'est pour le reste de tes jours.» Auparavant, j'étais plutôt enclin à faire des efforts intenses pour perdre du poids rapidement pour ensuite revenir à mes bonnes vieilles habitudes.

Truc 2. Conservez dans votre portefeuille, par exemple, une photo de vous «avant» et inscrivez-y, à l'arrière, trois avantages que vous avez retirés en perdant du poids. Lorsque votre motivation sera à la baisse, sortez cette photo et contemplez-la longuement en vous rappelant **pourquoi** vous ne vous aimiez pas ainsi.

2. Je fais beaucoup d'efforts, mais je n'ai pas maigri depuis 5 semaines ; je suis découragé. Que puis-je faire ?

Les plateaux sont inévitables et font partie intégrante du processus de perte de poids. Parce que le pèse-personne n'a pas fluctué à la baisse depuis quelques semaines, ça ne veut pas dire que vous n'avez pas perdu de graisse. Si, quotidiennement, vous consommez moins de calories que vous n'en dépensez, vous maigrissez chaque fois qu'une seconde passe, c'est garanti.

Truc 1. Imaginez vos graisses qui fondent chaque fois que vous expirez. Lentement, mais sûrement, le processus d'élimination des graisses se fera de manière automatique.

Truc 2. Ne vous fiez pas uniquement au pèse-personne. Prenez vos mensurations régulièrement et inscrivez-les dans un carnet de bord que vous pourriez joindre à l'Échelle de motivation de la page 211. Vous verrez, votre silhouette change même si le pèse-personne ne le montre pas pour le moment. Ne lâchez jamais !

3. La semaine dernière, j'ai eu trop de travail au bureau. Résultat ? J'ai dérogé au programme alimentaire et au programme d'entraînement. Vais-je rater mon coup ?

Nous vivons dans un monde trépidant qui peut, occasionnellement, nous distraire de notre objectif santé.

Truc 1. N'ayez surtout aucun regret. La semaine suivante, reprenez le programme où vous étiez rendu sans essayer de compenser ce relâchement en vous imposant des sacrifices supplémentaires. Poursuivez à la même cadence. Ce n'est pas une semaine de plus ou de moins qui fera la différence.

Truc 2. Trouvez des façons de mieux planifier vos repas et vos horaires d'entraînement. Par exemple, préparez-vous des lunchs santé pour le bureau, apportez vos espadrilles au travail et allez marcher entre deux réunions.

4. Ce n'est pas évident d'être le seul de la famille à faire attention, alors que les autres mangent tout ce qu'ils veulent. Qu'en pensez-vous ?

Vous avez raison, ce n'est pas toujours drôle de regarder la télévision en mangeant une pomme, alors que les autres mangent des croustilles, mais c'est encore moins évident d'être le seul de la famille à avoir du poids à perdre. En ce qui me concerne, je me suis toujours senti seul lorsque j'étais gros. Et je me sentais encore un peu seul lorsque j'étais en perte de poids. Mais maintenant, je ne me sens plus seul. Je me sens beau, en forme et en santé comme la majorité des gens.

Truc 1. Dans le frigo et dans le garde-manger, faites-vous une petite section juste pour vous et préparez-vous des aliments santé pour vos collations à la maison. Vous éviterez ainsi de voir les friandises et les choses plus grasses que les autres membres de la famille consomment à l'occasion.

Truc 2. Prenez vos repas quelques minutes avant le reste de la famille, vous n'aurez donc plus faim lorsque les autres commenceront à manger. Ce conseil peut vous paraître bizarre, mais il est très efficace.

Truc 3. Encouragez toute votre famille à participer au programme Kilo Cardio !

5. J'ai perdu pas mal de poids, mais personne ne l'a encore remarqué. J'ai l'impression de faire cela pour rien et ça me frustre. Est-ce normal ?

Pour vous consoler, je vous dirais que j'ai dû perdre environ 11 kg (25 lb) avant que mes amis, mes collègues et mes voisins s'en rendent compte. Ma conjointe, qui a aussi perdu 30 kg (65 lb), a perdu plus de 13 kg (30 lb) avant que sa belle-sœur lui dise: «Coudonc, as-tu maigri ?»

Truc 1. Rappelez-vous que vous ne faites pas ça pour les autres, mais pour vous-même. Leur opinion a donc peu d'importance. Ne vous en faites pas, ils finiront bien par s'en rendre compte.

Truc 2. Changez de taille de vêtements dès que vous le pourrez. Votre perte de poids sera plus évidente aux yeux des autres. Mais je vous le répète, cet aspect n'est pas le plus important.

6. J'ai de la difficulté à résister à mes péchés mignons d'antan (viennoiseries, pâtisseries, chocolat, croustilles, desserts et autres). Que me conseillez-vous ?

Si vous avez été attiré toute votre vie par ces aliments, il est normal que vous saliviez encore quelque temps juste à les regarder.

Truc 1. Évitez de vous trouver en présence de ces aliments. Ne faites pas exprès pour entrer à la boulangerie du coin lorsque ça sent le bon pain chaud et détournez votre regard en passant devant la vitrine de la chocolaterie.

Truc 2. Mangez-en à l'occasion. On ne peut passer une vie entière à s'abstenir de tout plaisir gustatif. Succombez à la tentation de temps en temps. Prenez de petites portions. Mangez-les lentement et prenez plaisir à les déguster en vous rappelant que vous ne voulez pas redevenir comme vous étiez auparavant.

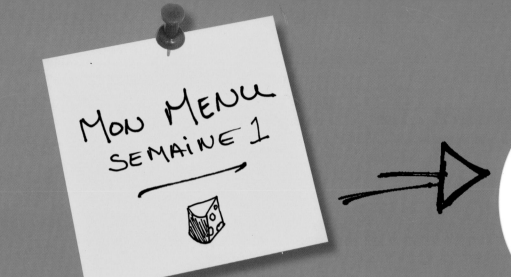

1300, 1500,
1800 Calories ?

Menu de base à
1300 Calories.
....
Menu à 1500 Calories,
ajouter ces aliments au menu de base.
....
Menu à 1800 Calories,
ajouter ces aliments au menu de base
ainsi qu'au menu à 1500 Calories.

	Déjeuner	Diner	Souper	Collations
lundi • jour 1	2 rôties de pain de blé entier	Salade œufs et feta (p. 198)	★ Tilapia à la lime (p. 33)	125 ml (½ tasse) de céleri (AM)
	10 ml (2 c. à thé) de beurre d'arachide	2 craquelins de seigle	250 ml (1 tasse) de quinoa cuit	45 ml (3 c. à soupe) de hoummos (AM)
	125 ml (½ tasse) de cubes de melon d'eau	125 ml (½ tasse) de bleuets	250 ml (1 tasse) de brocoli cuit	30 ml (2 c. à soupe) de noix de Grenoble (AM)
	250 ml (1 tasse) de lait 1 %	125 ml (½ tasse) de jus de légumes	1 poire	125 ml (½ tasse) de lait 1 % (PM/soirée)
	Café ou thé	2 craquelins de seigle		10 raisins (PM/soirée)
	10 ml (2 c. à thé) de beurre d'arachide			125 ml (½ tasse) de compote de pommes (PM/soirée)
mardi • jour 2	½ pamplemousse	Wrap thon et avocat (p. 202)	★ Frittata aux légumes et au fromage (p. 34)	125 ml (½ tasse) de brocoli (AM)
	250 ml (1 tasse) de céréales de son	125 ml (½ tasse) de jus de légumes	Salade toute verte (p. 200)	45 ml (3 c. à soupe) de hoummos (AM)
	250 ml (1 tasse) de lait 1 %	1 petit yogourt de 100 g (3 ½ oz) 2 % ou moins	1 tranche de pain de blé entier	1 galette de riz brun (PM/soirée)
	7,5 ml (½ c. à soupe) de graines de lin moulues	125 ml (½ tasse) de céleri	125 ml (½ tasse) de lait 1 %	25 g (1 oz) de fromage allégé (PM/soirée)
	Café ou thé		125 ml (½ tasse) de melon d'eau	1 galette de riz brun (PM/soirée)
	125 ml (½ tasse) de céréales de maïs		125 ml (½ tasse) de lait 1 %	1 pomme (PM/soirée)
mercredi • jour 3	½ pamplemousse	Salade quinoa, tofu et gouda (p. 198)	★ Poulet farci au fromage et aux épinards (p. 35)	125 ml (½ tasse) de compote de pommes (AM)
	1 muffin anglais de blé entier	125 ml (½ tasse) de concombre	125 ml (½ tasse) de riz brun cuit	30 ml (2 c. à soupe) de noix de Grenoble (PM/soirée)
	10 ml (2 c. à thé) de beurre d'amande	1 petit yogourt de 100 g (3 ½ oz) 2 % ou moins	250 ml (1 tasse) de courgettes cuites	2 craquelins de seigle (PM/soirée)
	250 ml (1 tasse) de lait 1 %	125 ml (½ tasse) de melon d'eau	125 ml (½ tasse) de riz brun cuit	25 g (1 oz) de fromage allégé (PM/soirée)
	Café ou thé		250 ml (1 tasse) de lait 1 %	

	Déjeuner	Dîner	Souper	Collations
jeudi • jour 4	60 ml (¼ tasse) de céréales de son 125 ml (½ tasse) de céréales de maïs 125 ml (½ tasse) de melon d'eau 250 ml (1 tasse) de lait 1 % Café ou thé 125 ml (½ tasse) de céréales de son	Couscous au poulet et aux fruits séchés (p. 197) 125 ml (½ tasse) de poivrons 1 petit yogourt de 100 g (3 ½ oz) 2 % ou moins 125 ml (½ tasse) de bleuets	★ Flétan sur lentilles vertes (p. 36) 250 ml (1 tasse) de carottes cuites 1 tranche de pain de blé entier 125 ml (½ tasse) de compote de pommes 250 ml (1 tasse) de lait 1 %	20 raisins (AM) 25 g (1 oz) de fromage allégé (AM) 125 ml (½ tasse) de céleri (PM/soirée) 125 ml (½ tasse) de brocoli (PM/soirée) 30 ml (2 c. à soupe) de noix de Grenoble (PM/soirée)
vendredi • jour 5	2 rôties de pain de blé entier 15 ml (1 c. à soupe) de beurre d'arachide 125 ml (½ tasse) de bleuets 250 ml (1 tasse) de lait 1 % Café ou thé	Salade endives, noix de Grenoble et feta (p. 198) 2 craquelins de seigle 1 œuf cuit dur 125 ml (½ tasse) de fraises 25 g (1 oz) de fromage allégé 1 craquelin de seigle	★ Cari de tofu (p. 37) 125 ml (½ tasse) de riz brun cuit 125 ml (½ tasse) de lait 1 % 125 ml (½ tasse) de riz brun cuit 125 ml (½ tasse) de compote de pommes	125 ml (½ tasse) de céleri (AM) 25 ml (5 c. à thé) de hoummos (AM) 10 raisins (PM/soirée) 10 raisins (PM/soirée) 1 petit yogourt de 100 g (3 ½ oz) 2 % ou moins (PM/soirée)
jour 6	1 muffin anglais de blé entier 10 ml (2 c. à thé) de beurre d'arachide 125 ml (½ tasse) de fraises …ml (1 tasse) de lait 1 % …e bleuets	★ Minestrone (p. 38) 2 craquelins de seigle 25 g (1 oz) de fromage allégé 25 ml (5 c. à thé) de hoummos 125 ml (½ tasse) de poivrons 10 raisins 1 craquelin de seigle 1 craquelin de seigle	★ Dindon en croûte de noix et de miel (p. 39) Salade d'épinards (option raisins) (p. 200) ★ Crumble aux poires et aux fraises (p. 39) 125 ml (½ tasse) de lait 1 %	125 ml (½ tasse) de melon d'eau (AM) 1 petit yogourt de 100 g (3 ½ oz) 2 % ou moins (AM) 125 ml (½ tasse) de concombre (PM/soirée) 125 ml (½ tasse) de céréales de son (PM/soirée) 125 ml (½ tasse) de lait 1 % (PM/soirée)
dimanche • jour 7	★ 1 tortilla tourbillon de bleuets (p. 40) 250 ml (1 tasse) de lait 1 % Café ou thé 30 ml (2 c. à soupe) de noix de Grenoble	Croque-monsieur fruité (p. 201) ½ tomate ½ tomate 125 ml (½ tasse) de fraises 1 petit yogourt de 100 g (3 ½ oz) 2 % ou moins	★ Poivrons farcis à la mexicaine (p. 41) Crumble aux poires et aux fraises (portion supplémentaire, p. 39) Salade toute verte (p. 200)	125 ml (½ tasse) de céleri (AM) 2 galettes de riz brun (AM) 45 ml (3 c. à soupe) de hoummos (AM) ★ 1 galette aux bleuets et aux graines de lin (p. 40) (PM/soirée)

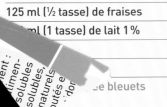

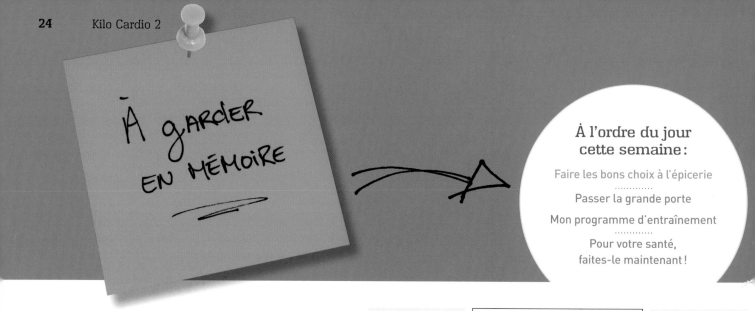

À garder EN MÉMOiRE

À l'ordre du jour
cette semaine :

Faire les bons choix à l'épicerie
....
Passer la grande porte

Mon programme d'entraînement
....
Pour votre santé,
faites-le maintenant !

Les conseils d'Isabelle

Faire les bons choix à l'épicerie

Pour modifier ses habitudes, il faut garnir son panier de
légumes et de fruits variés, mais aussi lire ce qui figure
sur les emballages. Le tableau de valeur nutritive et la
liste des ingrédients nous aident à faire les meilleurs choix.

Conseils pour faire des achats judicieux

**Le tableau de valeur nutritive :
une mine d'informations**

Plusieurs ignorent comment interpréter
les étiquettes. Ce tableau nous donne
assez de détails pour qu'on choisisse
ce qui nous convient. Si l'on surveille
son poids, ce n'est pas seulement
les calories qu'il faut surveiller.

En priorité, on surveille :

▶ **Les gras trans et saturés.** Ils élèvent le cholestérol
sanguin. Les meilleurs produits en contiennent peu.

▶ **Le sucre.** On en mange souvent beaucoup trop.

▶ **Le sodium.** On ne devrait pas dépasser la valeur
maximale tolérable de 2300 mg par jour.

▶ **Les fibres.** Elles soutiennent et rassasient rapidement,
ce qui est idéal dans le contrôle du poids. On choisit donc les
aliments les plus riches en fibres.

▶ **Les protéines.** Comme les fibres, elles soutiennent et coupent
l'appétit. L'objectif ? Manger au moins 14 g de protéines midi et soir.

▶ **Les vitamines et les minéraux.** On vérifiera la teneur en calcium,
qui a aussi un rôle à jouer dans le contrôle du poids.

Vérifiez la portion
dans le tableau
de la valeur
nutritive. Ici, on a
les données pour
2 tranches de
pain.

Choisissez des
produits qui
contiennent le
moins possible
de gras saturés
et trans, qui sont
de mauvais gras.

Le pourcentage
représente la
quantité du
nutriment
présente dans
la portion de
référence, par
rapport aux
recommandations
quotidiennes.

Les glucides
totaux contenu
dans le pro
compren
fibres a
taires
et
suc
ou
ami

Un aliment est
une source de
fibres s'il contient
au moins 2 g de
fibres par portion,
il est une bonne
source s'il en
contient 4 g et plus
et une excellente
source s'il en
contient plus
de 6 g.

Nutrition Facts / Valeur nutritive		
Per 2 slices (90g) / pour 2 tranches (90g)		
Amount / Teneur		% Daily Value / % valeur quotidienne
Calories / Calories 220		
Fat / Lipides 3.5g		5 %
Saturated / Saturés 1g +Trans / Trans 0g		4 %
Polyunsaturated / Polyinsaturés 1.5g		
Omega-6 / Oméga-6 1.5g		
Omega-3 / Oméga-3 0g		
Monounsaturated / Monoinsaturés 0.7g		
Cholesterol / Cholestérol 0mg		0 %
Sodium / Sodium 440mg		18 %
Potassium / Potassium 210mg		6 %
Carbohydrate / Glucides 39g		13 %
Fibre / Fibres 6g		22 %
Soluble Fibre / Fibres solubles 1g		
Insoluble Fibre / Fibres insolubles 5g		
Sugars / Sucres 4g		
Starch / Amidon 28g		
Protein / Protéines 9g		
Vitamin A / Vitamine A		0 %
Vitamin C / Vitamine C		0 %
Calcium / Calcium		2 %
Iron / Fer		15 %
Vitamin E / Vitamine E		4 %
Thiamin / Thiamine		20 %
Riboflavin / Riboflavine		4 %
Niacin / Niacine		25 %
Vitamin B6 / Vitamine B6		8 %
Folate / Folate		25 %
Vitamin B12 / Vitamine B12		15 %
Pantothenic acid / Acide pantothénique		6 %
Phosphorus / Phosphore		20 %
Magnesium / Magnésium		30 %
Zinc / Zinc		25 %

La liste des ingrédients

Les ingrédients y figurent en ordre décroissant selon leur poids. Le premier est donc présent en plus grande quantité. Cette liste est une source importante de renseignements pour les personnes soucieuses de la qualité d'un aliment, pour celles qui ont des allergies alimentaires et pour celles qui désirent éviter certains ingrédients, comme le glutamate monosodique.

Exemple de liste d'ingrédients :

INGRÉDIENTS • **CROÛTE** : FARINE, SUCRE/GLUCOSE-FRUCTOSE, AVOINE ENTIÈRE, SHORTENING VÉGÉTAL, EAU, MIEL, DEXTROSE, SUBSTANCES LAITIÈRES, SON DE BLÉ, SEL, CELLULOSE MICROCRISTALLINE, BICARBONATE DE POTASSIUM, LÉCITHINE DE SOYA (ÉMULSIFIANT), ARÔMES NATURELS ET ARTIFICIELS, GLUTEN DE BLÉ, AMIDON DE MAÏS, CARRAGHÉNINE, GOMME DE GUAR. • **GARNITURE** : CONFITURE AUX FRUITS (GLUCOSE-FRUCTOSE, PURÉE (POMMES, FRAISES, BLEUETS, FRAMBOISES), EAU), SUCRE/GLUCOSE-FRUCTOSE, GLYCÉROL, FRUCTOSE, ARÔMES NATURELS ET ARTIFICIELS, AMIDON DE MAÏS MODIFIÉ, ALGINATE DE SODIUM, ACIDE CITRIQUE (ACIDULANT), CITRATE DE SODIUM, ACIDE MALIQUE, PHOSPHATE DE CALCIUM, MÉTHYLCELLULOSE, COLORANT.

Tant dans la croûte que dans la garniture, le sucre est le deuxième ingrédient, il est donc bien présent. On retrouve aussi du shortening végétal (source de gras trans) et plusieurs additifs. Les produits qui contiennent peu d'ingrédients sont à privilégier.

Quelques points à surveiller pour devenir un consommateur averti

▶ La loi exige qu'un produit allégé soit moins calorique et/ou gras que le produit ordinaire, mais il est souvent plus sucré et plus salé.

▶ Le tableau de valeur nutritive contient les données pour une portion de référence qui ne correspond pas toujours à la portion de l'emballage individuel. Il faut donc multiplier les calories en fonction de la quantité réellement consommée.

▶ Les termes « shortening végétal » et « huile partiellement hydrogénée » indiquent la présence de gras trans, même si le tableau affiche 0 gras trans. La loi permet d'inscrire qu'il n'y a aucun gras trans si le produit en contient moins de 0,2 g par portion, mais même si la portion de référence en apporte une quantité non significative, dès que l'on en consomme plus, les gras trans sont bien présents.

Quelques astuces pour acheter gagnant !

▶ **Je mange ou je prends une collation avant de faire les courses,** pour éviter les tentations. Un jus de légumes et 30 g (1 oz) de fromage allégé suffisent.

▶ **J'évite d'emmener les enfants,** qui sont attirés par les logos colorés de produits généralement trop sucrés.

▶ **Je ne me limite pas aux produits situés à hauteur des yeux.** Les aubaines et les produits plus sains sont souvent dans les rangées du bas, je n'hésite donc pas à me pencher.

▶ **Je reste dans les allées extérieures.** Les produits non transformés (pain, fruits et légumes, viandes et produits laitiers) sont à l'extérieur des rangées d'épicerie. Pour manger naturel, j'évite d'entrer dans les rangées ! Et j'économise du temps.

▶ **Je m'informe de la provenance des aliments.** Acheter des aliments d'ici, c'est payant, tant du point de vue économique que pour la santé.

▶ **Je vérifie les dates de péremption et d'emballage** pour avoir les aliments les plus frais et les plus nutritifs possible.

▶ **Je remplace les conserves** de légumes par des légumes frais. Ils ont meilleur goût, ils sont moins salés et plus vitaminés.

▶ **Je lis la liste des ingrédients** et le tableau de valeur nutritive quand j'achète un produit préparé. Je choisis ce qui se rapproche d'un plat que je cuisinerais.

▶ **Je reste critique** devant un produit qui affiche « léger ». Est-il plus sucré ou plus salé que la version ordinaire ? Je vais au-delà des mentions « sans gras », « sans sucre » et compagnie afin d'analyser l'ensemble du produit.

▶ **Je ne choisis pas nécessairement les produits qui ont un logo santé.** Les logos Visez santé, Bien choisir ou Solution sensible présentent des faiblesses. Dans le cas de Visez santé, les produits répondent à des critères nutritionnels établis par des diététistes, mais la participation au programme est volontaire et un produit plus intéressant peut ne pas arborer le logo parce que l'entreprise n'adhère pas au programme (payant) de la Fondation des maladies du cœur. Les deux autres logos regroupent des produits ayant peu d'attraits nutritifs.

▶ **Je résiste aux produits offerts près des caisses.** Quand les clients attendent à la caisse, les friandises connaissent leurs meilleures ventes. J'ignore ces produits et j'achète plutôt un bon magazine.

▶ **J'achète des aliments non périssables pour avoir des aliments sains en tout temps.** Avant d'aller faire les courses, je fais l'inventaire du garde-manger. Je conserve toujours des aliments qui pourront composer un repas sans que j'aie à sortir de chez moi, comme des pâtes au thon ou un riz aux lentilles, qui se cuisinent en un rien de temps.

Les conseils de Josée

Passer la grande porte

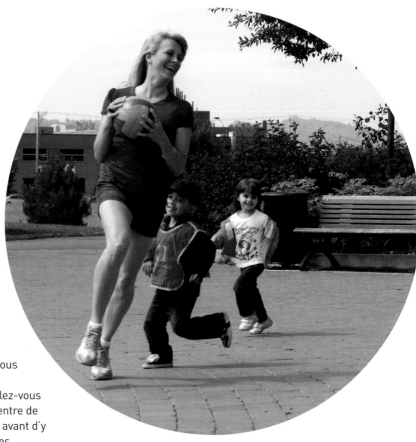

Pour un grand nombre de personnes, un centre de conditionnement physique, c'est quelque chose d'impressionnant. Plusieurs images, auxquelles s'ajoutent des dizaines de clichés, vous assaillent à la seule pensée d'en franchir le seuil... « Les membres sont des athlètes. Ils ont tous un corps parfait. Ils portent des vêtements sport dernier cri, en plus d'avoir la super chaussure... Pire encore, plusieurs fréquentent ces endroits pour y rencontrer l'âme sœur... »

Dans votre esprit, il est clair que « cet endroit » n'est pas pour vous. Que vous n'y avez pas votre place !

Eh bien, détrompez-vous ! Rappelez-vous que la plupart des membres d'un centre de conditionnement physique avaient, avant d'y pénétrer pour la première fois, les mêmes soucis que vous ! Et s'ils fréquentent ces centres, il est aussi très clair que, comme vous, ils désirent améliorer un ou plusieurs aspects de leur condition physique. S'ils les fréquentent, c'est donc qu'ils ont, eux aussi, leur santé à cœur !

Lorsque vous déciderez d'aller visiter le centre qui vous intéresse, ne vous gênez pas pour observer. Vous obtiendrez ainsi beaucoup de réponses à vos questions... et toutes les idées négatives que vous aviez s'estomperont peut-être d'un seul coup !

Il est vrai que passer la porte d'un centre de conditionnement physique pour la première fois peut être intimidant. Faites-en donc un objectif à atteindre. Nombreux sont les témoignages de gens qui me racontent que c'est à force de marche rapide et d'exercices à la maison (exercices sur des DVD, par exemple) qu'ils ont amélioré leur confiance et leur estime d'eux-mêmes. L'assurance et la fierté que vous aurez ainsi gagnées vous permettront enfin de franchir d'un pas assuré les grandes portes d'un centre de conditionnement physique !

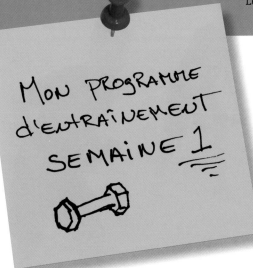

Mon programme d'entraînement semaine 1

Établissez tout de suite **trois** moments dans votre semaine. Vous avez un rendez-vous important avec votre santé !

L'entraînement cardiovasculaire

Le programme de marche

▼ **Fréquence :** 3 fois durant la semaine

▼ **Intensité :** Test de la voix et échelle de Borg

▼ **Sur l'échelle :** Intensité de 2 à 4

▼ **Temps :** 20 minutes

> ▼ **4 minutes :** marche normale en guise d'échauffement, bien activer les bras

> ▼ **12 minutes :** marche à une intensité cible de 3 ou 4 sur l'échelle de Borg

> ▼ **4 minutes :** récupération et retour à une marche normale

Les exercices musculaires

1. SQUAT

Position de départ : Placez les deux pieds parallèles, écartés à la largeur des hanches, et stabilisez le tronc en contractant les abdominaux.

Action : Descendez lentement jusqu'à ce que les genoux atteignent un angle d'environ 90°. Attention : gardez les genoux au-dessus des orteils. Retournez ensuite à la position initiale. Maintenez le dos droit en contractant les abdominaux.

Progression : Tenez des haltères ou des boîtes de conserve dans chacune des mains.

Principaux muscles sollicités : Quadriceps, fessiers, adducteurs de la hanche et extenseurs lombaires.

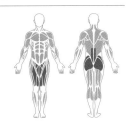

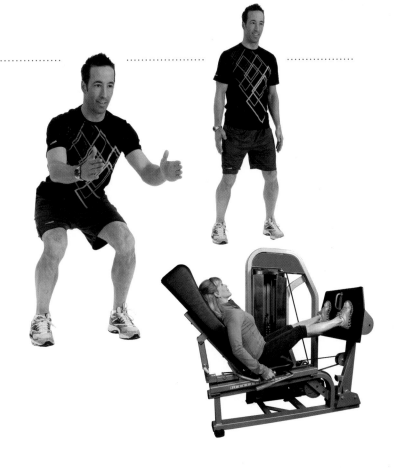

2. RAMEUR AU TRONC INCLINÉ

Position de départ : Placez les pieds l'un devant l'autre, écartés à la largeur des hanches, et fléchissez légèrement les genoux. Fléchissez ensuite légèrement les coudes de chaque côté du corps. Il est important d'incliner le tronc d'environ 45° vers l'avant. Prenez des haltères légers et contractez les abdominaux.

Action : Tirez les haltères jusqu'à votre poitrine tout en gardant les coudes le long du corps. Revenez à la position de départ sans relâcher complètement.

Principaux muscles sollicités :
Dorsaux, biceps et deltoïdes.

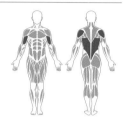

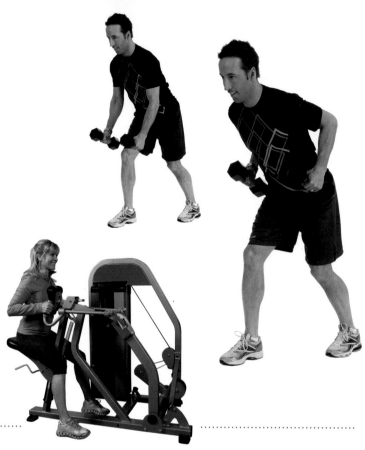

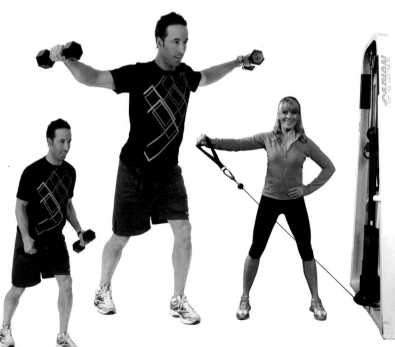

3. ABDUCTION À L'ÉPAULE

Position de départ : Placez les pieds l'un devant l'autre, écartés à la largeur des hanches, et fléchissez légèrement les genoux. Fléchissez ensuite légèrement les coudes. Il est important d'incliner le tronc d'environ 15° vers l'avant.

Action : Effectuez une abduction à l'épaule en soulevant les mains jusqu'à ce qu'elles soient à la hauteur des épaules.

Principaux muscles sollicités :
Deltoïdes.

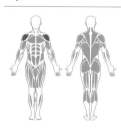

4. EXTENSION DU TRONC

Position de départ : Allongé au sol sur le ventre, placez les mains de chaque côté de la tête.

Action : Effectuez une extension du tronc en soulevant la tête et la cage thoracique vers le haut.

Principaux muscles sollicités :
Extenseurs lombaires.

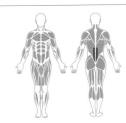

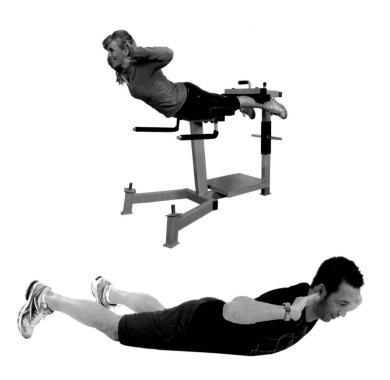

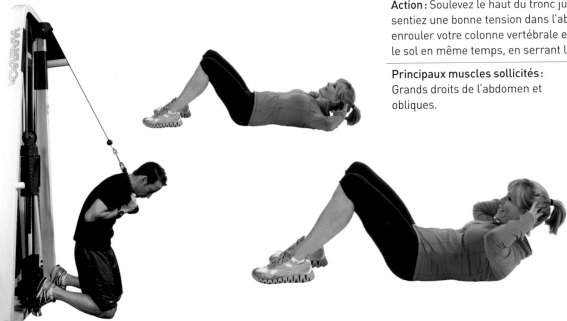

5. ENROULÉS

Position de départ : Allongé au sol sur le dos, fléchissez les genoux à 90°. Placez les mains de chaque côté de la tête pour la supporter, mais sans tirer dessus.

Action : Soulevez le haut du tronc jusqu'à ce que vous sentiez une bonne tension dans l'abdomen. Pensez à enrouler votre colonne vertébrale et pressez le dos contre le sol en même temps, en serrant le ventre.

Principaux muscles sollicités :
Grands droits de l'abdomen et obliques.

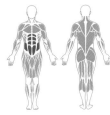

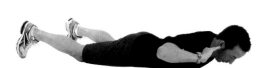

Les témoignages

J'ai acheté beaucoup de livres de régimes amaigrissants, mais aucun n'est à la hauteur du vôtre !

Sylvie Tremblay

Nous faisons désormais des activités qu'il nous était impossible de pratiquer auparavant : randonnées à pied et à bicyclette, kayak, canot…

Michel Beauséjour

Ce livre est arrivé à point dans ma vie. Je suis passée de la catégorie « obésité, classe II » à celle « d'excès de poids ». Je suis tellement bien dans ma peau, je suis toujours de bonne humeur. Je su[i]s plus en forme que jamais et mes amis et ma famille me trouvent resplendissante.

Patricia Hébert

J'ai commencé le programme il y a 11 semaines. Depuis, je n'ai jamais eu faim et je ne me suis jamais sentie privée.

Nathalie Bertrand

J'ai presque terminé ma diète : j'ai perdu 34 kg (75 lb). La période de maintien approche et j'espère conserver les habitudes alimentaires que j'ai apprises grâce au programme Kilo Cardio et poursuivre mon conditionnement physique.

Jean Leclerc

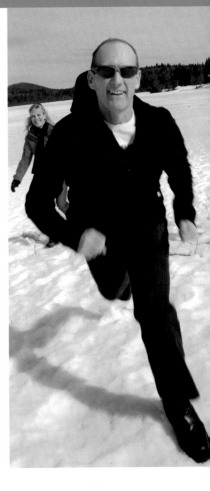

Les conseils de Guy

Pour votre santé, faites-le maintenant !

Selon moi, la principale raison pour laquelle nous devrions suivre le programme, c'est la santé. Dans le premier tome, j'affirmais que le fait de vouloir demeurer en santé n'est pas un élément déclencheur suffisamment puissant pour nous motiver à nous mettre en forme et à perdre du poids, à moins d'être au bord du gouffre. Avec le recul, je constate que même si je n'étais pas en mauvaise santé «apparente» à 109 kg (240 lb), j'ai retiré plusieurs avantages en perdant du poids.

Ma tension artérielle (qui n'était pas démesurément élevée), mes pulsations cardiaques et ma respiration sont revenues à la normale. Mon seuil de tolérance à l'effort a été repoussé de beaucoup. Mon énergie s'est décuplée. Je peux faire de plus longues journées, tout en étant moins fatigué. Je ne transpire presque plus, alors qu'auparavant, je transpirais juste à faire 15 pas. Mon dos et mes articulations ne me font plus mal et le mot «courbature» a été rayé de mon vocabulaire. Bref, c'est comme si j'avais rajeuni d'au moins 10 ans.

«Mais je n'ai pas 34 kg (75 lb) à perdre!», me direz-vous. C'est tant mieux pour vous, mais si j'en crois certains témoignages que nous avons reçus, il semble que même la perte d'un petit 7 à 9 kg (15 ou 20 lb) apporte des bienfaits identiques.

Pierre a écrit : «Avec un petit 9 kg (20 lb) en trop gagné avec les années, je me croyais en forme et en santé, mais après l'avoir perdu, je me suis rendu compte à quel point ces 9 kg (20 lb) avaient un impact incroyable sur ma qualité de vie. Merci, Kilo Cardio.»

Quant à Denise, elle a écrit : «Après le diagnostic de diabète de type 2 que mon conjoint venait de recevoir, nous avons décidé d'entreprendre le programme Kilo Cardio pour perdre du poids. Depuis, il a perdu 15 kg (34 lb) et moi, 9 kg (20 lb), et sa santé s'est beaucoup améliorée.»

Marie-Hélène a écrit : «Je pesais 146 kg (323 lb). J'ai eu une chirurgie bariatrique à l'Hôpital Laval, à Québec. Aujourd'hui, à 47 ans, je pèse 65 kg (143 lb). Cette chirurgie m'a littéralement sauvé la vie (une vie de plus en plus difficile à vivre... fauteuil roulant, canne et morphine faisaient partie de celle-ci, et j'en passe). Je suis maintenant heureuse et en santé.»

Je ne suis pas expert ni médecin, mais je me rends compte que, pour donner son plein rendement, notre corps doit supporter un poids «normal». Bien sûr qu'il est capable de supporter une plus forte charge et c'est bien ainsi. Ça nous permet de déplacer des objets, de pelleter de la neige, etc. Mais lorsque le corps est surchargé pendant une longue période, il s'use prématurément.

Ma comparaison est peut-être boiteuse, mais c'est comme surcharger une petite voiture munie d'un moteur 4 cylindres. Elle va rouler un certain temps, mais tôt ou tard, elle va craquer de partout et son moteur va finir par flancher.

Lorsque nous sommes obèses, que nous vieillissons ou encore que nous sommes obèses et vieillissants, nous savons tout cela, mais au fond de nous-même, nous espérons que la panne arrive le plus tard possible. Chose certaine, si vous êtes surchargé depuis des années, des problèmes de santé vous attendent au tournant, c'est garanti. Comme le dit ma collègue Isabelle dans ses conférences : «Offrez-vous la santé. C'est le plus beau cadeau que vous puissiez vous faire !»

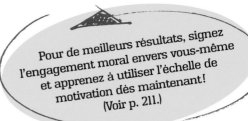

Pour de meilleurs résultats, signez l'engagement moral envers vous-même et apprenez à utiliser l'échelle de motivation dès maintenant!
(Voir p. 211.)

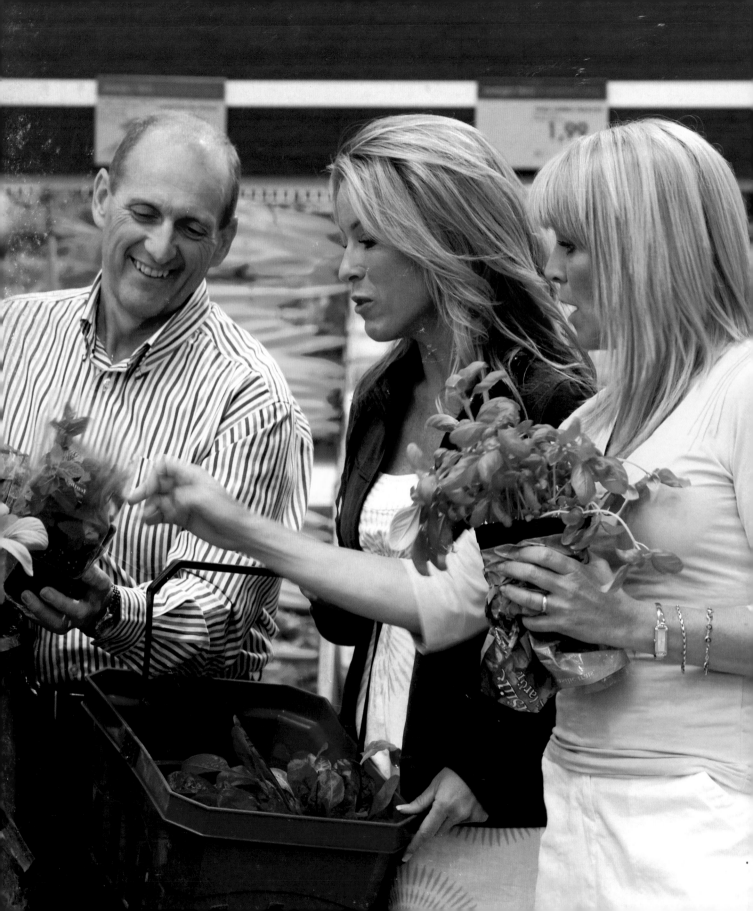

Valeur nutritive

calories : 150 kcal
lipides : 3,5 g
protéines : 26 g
glucides : 3 g
fibres : 0 g
équivalents : 1,5 VS

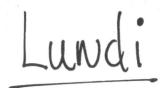

Lundi

★ Tilapia à la lime

Ingrédients

1 portion		2 portions	
2,5 ml	(½ c. à thé) d'huile d'olive	5 ml	(1 c. à thé) d'huile d'olive
	Zeste et jus de ½ lime		Zeste et jus de 1 lime
½	gousse d'ail hachée très finement	1	gousse d'ail hachée très finement
Au goût	sel et poivre	Au goût	sel et poivre
135 g	(4 ½ oz) de filet de tilapia	270 g	(9 oz) de filet de tilapia
Au goût	persil frais (facultatif)	Au goût	persil frais (facultatif)
½	lime en quartiers	1	lime en quartiers

Préparation

- Préchauffer le four à 230 °C (450 °F).
- Dans un bol, mélanger l'huile, le zeste et le jus de lime, l'ail, le sel et le poivre. Étendre les filets de tilapia un à la fois dans le mélange, puis les retourner pour bien les enrober.
- Déposer les filets sur une plaque à cuisson couverte de papier parchemin. Cuire environ 10 minutes ou jusqu'à ce que la chair du poisson se défasse facilement à la fourchette.
- Garnir de persil frais haché si désiré et accompagner de quartiers de lime.

Variante

Vous pouvez utiliser d'autres types de poisson blanc, comme la sole ou l'aiglefin.
Le citron pourrait également remplacer la lime.

Menu du jour 1

Déjeuner

2 rôties de pain de blé entier

10 ml (2 c. à thé) de beurre d'arachide

125 ml (½ tasse) de cubes de melon d'eau

250 ml (1 tasse) de lait 1 %

Café ou thé

10 ml (2 c. à thé) de beurre d'arachide

Dîner

Salade œufs et feta (p. 198)

2 craquelins de seigle

125 ml (½ tasse) de bleuets

125 ml (½ tasse) de jus de légumes

2 craquelins de seigle

Souper

★ Tilapia à la lime

250 ml (1 tasse) de quinoa cuit

250 ml (1 tasse) de brocoli cuit

1 poire

Collations

125 ml (½ tasse) de céleri (AM)

45 ml (3 c. à soupe) de hoummos (AM)

30 ml (2 c. à soupe) de noix de Grenoble (AM)

125 ml (½ tasse) de lait 1 % (PM/soirée)

10 raisins (PM/soirée)

125 ml (½ tasse) de compote de pommes (PM/soirée)

Menu du jour 2

Déjeuner

½ pamplemousse

250 ml (1 tasse) de céréales de son

250 ml (1 tasse) de lait 1 %

7,5 ml (½ c. à soupe) de graines de lin moulues

Café ou thé

125 ml (½ tasse) de céréales de maïs

Dîner

Wrap thon et avocat (p. 202)

125 ml (½ tasse) de jus de légumes

1 petit yogourt de 100 g (3 ½ oz) 2 % ou moins

125 ml (½ tasse) de céleri

Souper

★ Frittata aux légumes et au fromage

Salade toute verte (p. 200)

1 tranche de pain de blé entier

125 ml (½ tasse) de lait 1 %

125 ml (½ tasse) de melon d'eau

125 ml (½ tasse) de lait 1 %

Collations

125 ml (½ tasse) de brocoli (AM)

45 ml (3 c. à soupe) de hummos (AM)

1 galette de riz brun (PM/soirée)

25 g (1 oz) de fromage allégé (PM/soirée)

1 galette de riz brun (PM/soirée)

1 pomme (PM/soirée)

Valeur nutritive
calories : 290 kcal
lipides : 19 g
protéines : 18 g
glucides : 11 g
fibres : 2 g
équivalents : 2,5 LF
• 0,25 LS • 1 VS

Mardi

★ Frittata aux légumes et au fromage

Ingrédients

1 portion		2 portions	
5 ml	(1 c. à thé) d'huile d'olive	10 ml	(2 c. à thé) d'huile d'olive
¼	d'oignon en fines rondelles	½	oignon en fines rondelles
½	courgette en dés	1	courgette en dés
½	petit poivron rouge en julienne	1	petit poivron rouge en julienne
2	œufs	4	œufs
7,5 ml	(½ c. à soupe) de lait 1 %	15 ml	(1 c. à soupe) de lait 1 %
2,5 ml	(½ c. à thé) d'herbes de Provence	5 ml	(1 c. à thé) d'herbes de Provence
Au goût	sel et poivre	Au goût	sel et poivre
12 g	(½ oz) de fromage mozzarella ou cheddar allégé, râpé	25 g	(1 oz) de fromage mozzarella ou cheddar allégé, râpé

Préparation

- Dans une petite poêle antiadhésive allant au four, chauffer l'huile. Cuire l'oignon jusqu'à ce qu'il soit tendre. Ajouter la courgette et le poivron et poursuivre la cuisson jusqu'à ce que les liquides soient évaporés.
- Dans un bol, fouetter les œufs avec le lait, les herbes de Provence, le sel, le poivre et le fromage. Verser cette préparation dans la poêle, en brassant pour bien mélanger. Réduire à feu doux, couvrir et poursuivre la cuisson environ 10 minutes ou jusqu'à ce que la frittata soit prise. Au besoin, passer sous le gril du four *(broil)* jusqu'à ce que la frittata soit légèrement grillée.

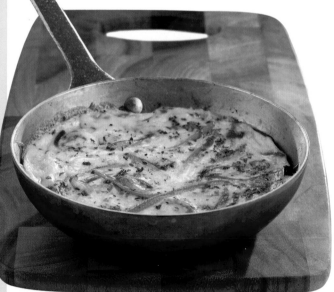

Variante

Vous pouvez remplacer l'oignon par des poireaux et la courgette par des champignons. Utilisez vos fromages allégés préférés. Du feta ou du chèvre seraient délicieux.

Valeur nutritive
calories : 280 kcal
lipides : 11 g
protéines : 26 g
glucides : 19 g
fibres : 4 g
équivalents : 2,5 LF
• 0,5 LS • 1 VS

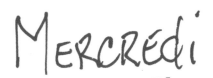

MERCRÉdi

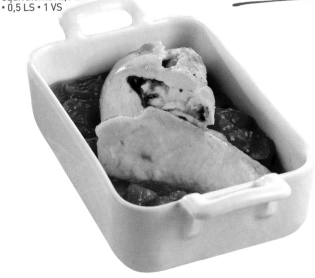

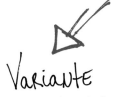

VaRiaNTe

Vous pouvez remplacer le fromage de chèvre par un fromage de votre choix. Vous pouvez aussi remplacer le poulet par des filets de dindon.

★ ## Poulet farci au fromage et aux épinards

Ingrédients

1 portion		2 portions	
180 g	(6 oz) de poitrine de poulet désossée, sans la peau – cuire 90 g (3 oz) de poulet séparément pour le dîner de jeudi	360 g	(12 oz) de poitrine de poulet désossée, sans la peau – cuire 180 g (6 oz) de poulet séparément pour le dîner de jeudi
Au goût	sel et poivre	Au goût	sel et poivre
25 g	(1 oz) de fromage allégé en morceaux, en rondelles ou râpé (ou de chèvre en rondelles)	50 g	(1 ½ oz) de fromage allégé en morceaux, en rondelles ou râpé (ou de chèvre en rondelles)
60 ml	(¼ tasse) d'épinards	125 ml	(½ tasse) d'épinards
½	boîte de 540 ml/19 oz de tomates en dés	1	boîte de 540 ml/19 oz de tomates en dés
2,5 ml	(½ c. à thé) d'huile d'olive	5 ml	(1 c. à thé) d'huile d'olive

Préparation

- Préchauffer le four à 190 °C (375 °F).
- Ouvrir les poitrines de poulet en deux dans le sens de l'épaisseur. Saler et poivrer. Déposer le fromage au centre du poulet en l'intercalant entre des feuilles d'épinard. Replier la poitrine en laissant l'ouverture vers le haut.
- Dans un plat allant au four, mettre les tomates. Déposer les poitrines de poulet sur les tomates. Badigeonner les poitrines d'huile d'olive.
- Cuire environ 30 minutes jusqu'à ce que le poulet soit doré ou jusqu'à ce qu'un thermomètre à cuisson inséré au centre de la chair indique 82 °C (180 °F).

Menu du jour 3

Déjeuner

½ pamplemousse

1 muffin anglais de blé entier

10 ml (2 c. à thé) de beurre d'amande

250 ml (1 tasse) de lait 1 %

Café ou thé

Dîner

Salade quinoa, tofu et gouda (p. 198)

125 ml (½ tasse) de concombre

1 petit yogourt de 100 g (3 ½ oz) 2 % ou moins

125 ml (½ tasse) de melon d'eau

Souper

★ Poulet farci au fromage et aux épinards

125 ml (½ tasse) de riz brun cuit

250 ml (1 tasse) de courgettes cuites

125 ml (½ tasse) de riz brun cuit

250 ml (1 tasse) de lait 1 %

Collations

125 ml (½ tasse) de compote de pommes (AM)

30 ml (2 c. à soupe) de noix de Grenoble (PM/soirée)

2 craquelins de seigle (PM/soirée)

25 g (1 oz) de fromage allégé (PM/soirée)

Menu du jour 4

Déjeuner

60 ml (¼ tasse) de céréales de son

125 ml (½ tasse) de céréales de maïs

125 ml (½ tasse) de melon d'eau

250 ml (1 tasse) de lait 1 %

Café ou thé

125 ml (½ tasse) de céréales de son

Dîner

Couscous au poulet et aux fruits séchés (p. 197)

125 ml (½ tasse) de poivrons

1 petit yogourt de 100 g (3 ½ oz) 2 % ou moins

125 ml (½ tasse) de bleuets

Souper

★ Flétan sur lentilles vertes

250 ml (1 tasse) de carottes cuites

1 tranche de pain de blé entier

125 ml (½ tasse) de compote de pommes

250 ml (1 tasse) de lait 1 %

Collations

20 raisins (AM)

25 g (1 oz) de fromage allégé (AM)

125 ml (½ tasse) de céleri (PM/soirée)

125 ml (½ tasse) de brocoli (PM/soirée)

30 ml (2 c. à soupe) de noix de Grenoble (PM/soirée)

Valeur nutritive
calories : 310 kcal
lipides : 8 g
protéines : 38 g
glucides : 22 g
fibres : 4 g
équivalents : 2,5 VS

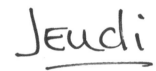

Jeudi

★ Flétan sur lentilles vertes

Ingrédients

1 portion		2 portions	
45 ml	(3 c. à soupe) de lentilles vertes sèches	90 ml	(6 c. à soupe) de lentilles vertes sèches
½	gousse d'ail écrasée	1	gousse d'ail écrasée
1	feuille de laurier	1	feuille de laurier
5 ml	(1 c. à thé) d'huile d'olive	10 ml	(2 c. à thé) d'huile d'olive
2,5 ml	(½ c. à thé) de jus de citron	5 ml	(1 c. à thé) de jus de citron
Au goût	sel et poivre	Au goût	sel et poivre
135 g	(4 ½ oz) de filet de flétan	270 g	(9 oz) de filet de flétan
½	citron en quartiers	1	citron en quartiers

Préparation

- Dans une casserole, mettre les lentilles, l'ail et la feuille de laurier. Couvrir d'eau et cuire à feu doux environ 20 minutes. Égoutter, puis retirer le laurier. Ajouter la moitié de l'huile d'olive, le jus de citron, le sel et le poivre. Mélanger et réserver.
- Dans une poêle antiadhésive, chauffer le reste de l'huile. Griller les filets de poisson des deux côtés. Saler et poivrer.
- Déposer les lentilles au fond d'une assiette, puis y déposer les filets de flétan. Servir avec des quartiers de citron.

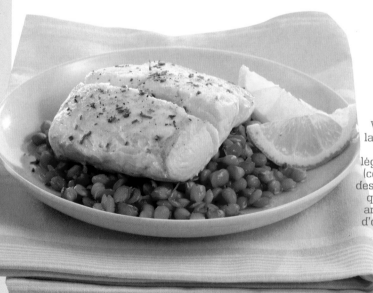

Variante

Vous pouvez remplacer la préparation de lentilles par n'importe quelles légumineuses en conserve (comme des pois chiches, des haricots blancs ou noirs) que vous réchaufferez et aromatiserez d'ail, d'huile d'olive et de citron comme dans cette recette.

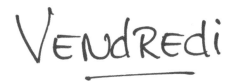

Vendredi

Valeur nutritive
calories : 350 kcal
lipides : 24 g
protéines : 15 g
glucides : 19 g
fibres : 5 g
équivalents : 2 LF •
1 VS

★ Cari de tofu

Ingrédients

1 portion	
2,5 ml	(½ c. à thé) d'huile de canola
¼	d'oignon haché finement
½	gousse d'ail hachée finement
2,5 ml	(½ c. à thé) de gingembre frais râpé
Au goût	flocons de piment
5 ml	(1 c. à thé) de pâte de cari rouge
1	carotte pelée et coupée en biseau
½	bloc de **300 g (150 g)** de tofu mariné à l'indienne ou nature
60 ml	(¼ tasse) de lait de coco allégé
30 ml	(2 c. à soupe) de bouillon de poulet réduit en sel
125 ml	(½ tasse) d'épinards hachés grossièrement
Au goût	feuilles de coriandre

2 portions	
5 ml	(1 c. à thé) d'huile de canola
½	oignon haché finement
1	gousse d'ail hachée finement
5 ml	(1 c. à thé) de gingembre frais râpé
Au goût	flocons de piment
10 ml	(2 c. à thé) de pâte de cari rouge
2	carottes pelées et coupées en biseau
1	bloc de **300 g** de tofu mariné à l'indienne ou nature
125 ml	(½ tasse) de lait de coco allégé
60 ml	(¼ tasse) de bouillon de poulet réduit en sel
250 ml	(1 tasse) d'épinards hachés grossièrement
Au goût	feuilles de coriandre

Préparation

- Dans une grande casserole, chauffer l'huile. Cuire l'oignon et l'ail jusqu'à ce qu'ils soient tendres. Ajouter le gingembre, les flocons de piment, la pâte de cari, la carotte et le tofu coupé en petits cubes, et poursuivre la cuisson quelques minutes afin que les parfums diffusent leur arôme.
- Ajouter le lait de coco, le bouillon et porter à ébullition. Baisser le feu, couvrir et laisser mijoter à feu doux environ 5 minutes ou jusqu'à ce que les carottes soient cuites.
- Ajouter les épinards (ajouter un peu d'eau, au besoin) et poursuivre la cuisson 2 minutes afin que les épinards tombent.
- Au moment de servir, garnir de coriandre fraîche.

Note : Le gingembre frais et le lait de coco se congèlent très bien.

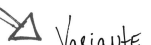

Variante

Vous pouvez remplacer
les carottes par des courges
et les épinards par des rapinis.

Menu du jour 5

Déjeuner

2 rôties de pain de blé entier

15 ml (1 c. à soupe) de beurre d'arachide

125 ml (½ tasse) de bleuets

250 ml (1 tasse) de lait 1 %

Café ou thé

Dîner

Salade endives,
noix de Grenoble et feta (p. 198)

2 craquelins de seigle

1 œuf cuit dur

125 ml (½ tasse) de fraises

25 g (1 oz) de fromage allégé

1 craquelin de seigle

Souper

★ Cari de tofu

125 ml (½ tasse) de riz brun cuit

125 ml (½ tasse) de lait 1 %

125 ml (½ tasse) de riz brun cuit

125 ml (½ tasse) de compote de pommes

Collations

125 ml (½ tasse) de céleri (AM)

25 ml (5 c. à thé) de hoummos (AM)

10 raisins (PM/soirée)

10 raisins (PM/soirée)

1 petit yogourt de 100 g (3 ½ oz)
2 % ou moins (PM/soirée)

Menu du jour 6

Déjeuner

1 muffin anglais de blé entier

10 ml (2 c. à thé) de beurre d'arachide

125 ml (½ tasse) de fraises

250 ml (1 tasse) de lait 1 %

Café ou thé

1 œuf

125 ml (½ tasse) de bleuets

Dîner

⭐ Minestrone

2 craquelins de seigle

25 g (1 oz) de fromage allégé

25 ml (5 c. à thé) de hoummos

125 ml (½ tasse) de poivrons

10 raisins

1 craquelin de seigle

1 craquelin de seigle

Souper

⭐ Dindon en croûte de noix et de miel

Salade d'épinards (option raisins) (p. 200)

⭐ Crumble aux poires et aux fraises

125 ml (½ tasse) de lait 1 %

Collations

125 ml (½ tasse) de melon d'eau (AM)

1 petit yogourt de 100 g (3 ½ oz) 2 % ou moins (AM)

125 ml (½ tasse) de concombre (PM/soirée)

125 ml (½ tasse) de céréales de son (PM/soirée)

125 ml (½ tasse) de lait 1 % (PM/soirée)

Valeur nutritive
calories : 130 kcal
lipides : 1,5 g
protéines : 6 g
glucides : 24 g
fibres : 5 g
équivalents : 1,5 LF
• 0,25 VS

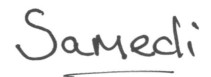

Samedi

⭐ Minestrone

Ingrédients

4 portions

5 ml	(1 c. à thé) d'huile d'olive		½	boîte de **540 ml/19 oz** de tomates en dés
¼	d'oignon haché		1	feuille de laurier
80 ml	(⅓ **tasse**) de carottes en dés		2,5 ml	(½ **c. à thé**) de basilic séché
80 ml	(⅓ **tasse**) de céleri en dés		2,5 ml	(½ **c. à thé**) d'origan séché
1	gousse d'ail hachée		**Au goût**	sel et poivre
375 ml	(1 ½ **tasse**) d'eau		1	courgette en dés
1	petite pomme de terre pelée, en dés		½	boîte de **540 ml/19 oz** de haricots blancs ou rouges, rincés et égouttés

Préparation

- Dans une casserole, chauffer l'huile. Faire suer l'oignon, les carottes, le céleri et l'ail environ 7 minutes ou jusqu'à ce que les légumes dégagent leur arôme et soient tendres.
- Ajouter l'eau, la pomme de terre, les tomates, les fines herbes, puis assaisonner. Porter à ébullition puis baisser le feu et laisser mijoter environ 30 minutes ou jusqu'à ce que les légumes soient cuits.
- Ajouter la courgette et les haricots et poursuivre la cuisson 5 minutes ou jusqu'à ce que la courgette soit tendre.
- Au besoin, rectifier l'assaisonnement.

Note : Congelez individuellement les deux ou trois portions de minestrone supplémentaires pour la prochaine
fois qu'elle apparaîtra au menu. Congelez aussi le reste des tomates pour une autre utilisation.

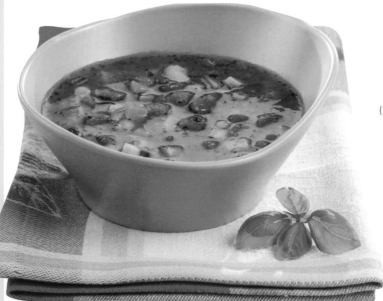

Variante

Vous pouvez ajouter 30 ml (2 c. à soupe) de parmesan râpé

★ Dindon en croûte de noix et de miel

Ingrédients

1 portion		**2 portions**	
5 ml	(1 c. à thé) de miel	7,5 ml	(½ c. à soupe) de miel
5 ml	(1 c. à thé) de moutarde de Dijon	10 ml	(2 c. à thé) de moutarde de Dijon
30 ml	(2 c. à soupe) de noix de Grenoble finement hachées	60 ml	(¼ tasse) de noix de Grenoble finement hachées
1	escalope de dindon d'environ 80 g (2 ⅔ oz)	2	escalopes de dindon d'environ 80 g (2 ⅔ oz) chacune
Au goût	sel et poivre	Au goût	sel et poivre

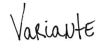

Variante

Vous pouvez remplacer le dindon par des escalopes de poulet ou même par des filets de poisson comme le saumon, la sole ou le tilapia.

Préparation

- Préchauffer le four à 190 °C (375 °F).
- Dans un bol, mélanger le miel et la moutarde de Dijon. Étendre les noix dans une assiette.
- Badigeonner tous les côtés des escalopes du mélange au miel. Saler et poivrer. Déposer ensuite les escalopes sur les noix et bien presser pour les couvrir complètement.
- Déposer les escalopes sur une plaque de cuisson couverte de papier parchemin.
- Cuire au four environ 15 minutes ou jusqu'à ce que le dindon ne soit plus rosé à l'intérieur.

Note : Vous pouvez utiliser les tableaux d'équivalences (p. 186) pour personnaliser votre menu. Il est possible de remplacer l'accompagnement de salade d'épinards par un sauté de carottes et de courgettes.

★ Crumble aux poires et aux fraises

Ingrédients

4 portions

Préparation croustillante

60 ml	(¼ tasse) de farine tout usage
160 ml	(⅔ tasse) de gros flocons d'avoine
15 ml	(1 c. à soupe) de graines de lin moulues
45 ml	(3 c. à soupe) de cassonade

45 ml	(3 c. à soupe) de beurre ou de margarine non hydrogénée, à la température de la pièce

Garniture

2	poires pelées, coupées en dés
250 ml	(1 tasse) de fraises en tranches
10 ml	(2 c. à thé) de miel
5 ml	(1 c. à thé) de fécule de maïs

Variante

Vous pouvez remplacer les poires et les fraises par d'autres fruits. Presque tous les fruits sont bons en crumble. Vous pouvez utiliser des pêches, des framboises, de la rhubarbe, des pommes, des cerises et bien d'autres.

Préparation

- Préchauffer le four à 190 °C (375 °F).
- Mélanger tous les ingrédients de la préparation croustillante jusqu'à l'obtention d'une texture granuleuse. Réserver.
- Mettre les fruits dans un bol. Ajouter le miel et mélanger. Ajouter la fécule de maïs et bien mélanger pour en couvrir les fruits.
- Déposer les morceaux de fruits dans quatre ramequins de 250 ml (1 tasse) chacun. Répartir la préparation croustillante entre les quatre ramequins.
- Cuire au four environ 30 minutes ou jusqu'à ce que le dessus soit doré et croustillant et que les fruits soient bien cuits. Si le dessus devient doré trop rapidement en cours de cuisson, couvrir les ramequins de papier d'aluminium.

Note : Si vous utilisez le menu pour une personne, gardez une portion pour le lendemain et congelez les deux autres pour une utilisation ultérieure. Si vous êtes deux, gardez les deux portions supplémentaires pour le lendemain.

Valeur nutritive
calories : 190 kcal
lipides : 4,5 g
protéines : 11 g
glucides : 27 g
fibres : 3 g
équivalents : 1 LF
• 1 PC • 0,25 LS

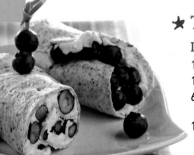

Dimanche

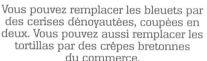

Variante

Vous pouvez remplacer les bleuets par des cerises dénoyautées, coupées en deux. Vous pouvez aussi remplacer les tortillas par des crêpes bretonnes du commerce.

★ Tortillas tourbillon de bleuets

Ingrédients

1 portion		2 portions	
1	tortilla de blé entier	2	tortillas de blé entier
60 ml	(¼ tasse) de fromage ricotta allégé ou de fromage blanc *(Quark)*	125 ml	(½ tasse) de fromage ricotta allégé ou de fromage blanc *(Quark)*
125 ml	(½ tasse) de bleuets	250 ml	(1 tasse) de bleuets

Préparation

• Tartiner de fromage toute la surface des tortillas. Répartir les bleuets et rouler.

★ Galettes aux bleuets et aux graines de lin

Valeur nutritive
calories : 160 kcal
lipides : 6 g
protéines : 4 g
glucides : 22 g
fibres : 1 g
équivalents : 1 PC

Ingrédients

12 petites galettes

80 ml	(⅓ tasse) de yogourt nature	430 ml	(1 ¾ tasse) de farine tout usage
160 ml	(⅔ tasse) de lait 1 %	60 ml	(¼ tasse) de graines de lin moulues
10 ml	(2 c. à thé) de vinaigre blanc	5 ml	(1 c. à thé) de bicarbonate de soude
60 ml	(¼ tasse) de sucre	15 ml	(1 c. à soupe) de levure chimique (poudre à pâte)
1	œuf	125 ml	(½ tasse) de bleuets frais
	zeste de ½ citron		
60 ml	(¼ tasse) de margarine		

Préparation

• Préchauffer le four à 180 °C (350 °F).
• Dans un petit bol, mélanger le yogourt, le lait et le vinaigre. Laisser reposer quelques minutes.
• Entre-temps, dans un bol, à l'aide d'une cuillère en bois, battre le sucre, l'œuf, le zeste de citron et la margarine. Réserver.
• Dans un autre bol, mélanger la farine, les graines de lin moulues, le bicarbonate de soude et la levure chimique. Réserver.
• Reprendre la préparation de margarine, y ajouter le mélange de lait et incorporer avec une cuillère en bois. La préparation aura une apparence caillée, c'est normal.
• Ajouter les ingrédients secs et mélanger jusqu'à ce que la pâte soit homogène, sans plus.
• Ajouter les bleuets et donner un dernier coup de cuillère.
• Sur deux plaques à cuisson couvertes de papier parchemin, déposer des boules de pâte de la taille d'une grosse cuillerée comble.
• Cuire au four environ 15 minutes ou jusqu'à ce que les galettes soient dorées.

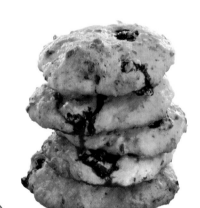

Variante

Vous pouvez remplacer les bleuets par des canneberges séchées et les graines de lin par de la poudre d'amande.

Note : Congelez individuellement les galettes supplémentaires pour une utilisation ultérieure.

★ Poivrons farcis à la mexicaine

Ingrédients

1 portion

25 ml	(5 c. à thé) de riz brun
2,5 ml	(½ c. à thé) d'huile d'olive
¼	d'oignon haché finement
75 g	(2 ½ oz) de bœuf haché extra-maigre
2,5 ml	(½ c. à thé) de poudre de chili
1 ml	(¼ c. à thé) de chacune des épices suivantes : cumin, origan séché et paprika
Au goût	sel et poivre
60 ml	(¼ tasse) de maïs en grains surgelé
1	poivron jaune ou rouge moyen, dont on retire la calotte, épépiné
15 g	(½ oz) de fromage allégé, râpé (mozzarella, cheddar ou autre)
Au goût	coriandre fraîche

2 portions

45 ml	(3 c. à soupe) de riz brun
5 ml	(1 c. à thé) d'huile d'olive
½	oignon haché finement
150 g	(5 oz) de bœuf haché extra-maigre
5 ml	(1 c. à thé) de poudre de chili
2,5 ml	(½ c. à thé) de chacune des épices suivantes : cumin, origan séché et paprika
Au goût	sel et poivre
125 ml	(½ tasse) de maïs en grains surgelé
2	poivrons jaunes ou rouges moyens, dont on retire la calotte, épépinés
25 g	(1 oz) de fromage allégé, râpé (mozzarella, cheddar ou autre)
Au goût	coriandre fraîche

Préparation

- Préchauffer le four à 180 °C (350 °F).
- Cuire le riz dans une casserole remplie d'eau jusqu'à ce qu'il soit al dente. Égoutter et réserver.
- Dans une poêle antiadhésive, chauffer l'huile. Cuire l'oignon jusqu'à ce qu'il soit doré. Ajouter la viande et la défaire avec une cuillère en bois pour bien la répartir dans la poêle. Laisser colorer la viande quelques minutes sans brasser. Remuer et poursuivre la cuisson jusqu'à ce que la viande ait perdu sa couleur rosée. Ajouter les assaisonnements et poursuivre la cuisson quelques secondes afin que les épices diffusent leur saveur. Ajouter le maïs et le riz cuit. Bien mélanger.
- Remplir les poivrons évidés de cette farce en tassant légèrement. Déposer les poivrons dans une assiette allant au four et garnir de fromage. Verser une couche d'eau au fond du plat.
- Cuire de 25 à 30 minutes ou jusqu'à ce que les poivrons soient très tendres.
- Agrémenter de coriandre fraîche.

Variante

Vous pouvez remplacer le bœuf haché par du veau haché et le riz par du couscous.

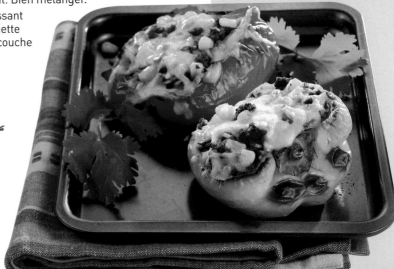

Menu du jour 7

Déjeuner

★ 1 tortilla tourbillon de bleuets

250 ml (1 tasse) de lait 1 %

Café ou thé

30 ml (2 c. à soupe) de noix de Grenoble

Dîner

Croque-monsieur fruité (p. 201)

½ tomate

½ tomate

125 ml (½ tasse) de fraises

1 petit yogourt de 100 g (3 ½ oz) 2 % ou moins

Souper

★ Poivrons farcis à la mexicaine

Crumble aux poires et aux fraises (portion supplémentaire, p. 39)

Salade toute verte (p. 200)

Collations

125 ml (½ tasse) de céleri (AM)

2 galettes de riz brun (AM)

45 ml (3 c. à soupe) de hoummos (AM)

★ 1 galette aux bleuets et aux graines de lin (PM/soirée)

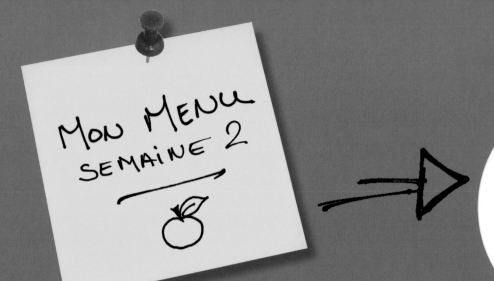

1300, 1500,
1800 Calories ?

Menu de base à
1300 Calories.

Menu à 1500 Calories,
ajouter ces aliments au menu de base.

Menu à 1800 Calories,
ajouter ces aliments au menu de base
ainsi qu'au menu à 1500 Calories.

	Déjeuner	Diner	Souper	Collations
lundi · jour 1	★ Smoothie rose (p. 53)	Taboulé aux lentilles (p. 199)	★ Saumon à la sauce vierge (p. 53)	1 pêche (AM)
	½ bagel de blé entier	125 ml (½ tasse) de carottes	125 ml (½ tasse) de riz brun cuit	30 ml (2 c. à soupe) d'amandes (AM)
	15 ml (1 c. à soupe) de beurre d'amande	125 ml (½ tasse) de jus de légumes	250 ml (1 tasse) de chou-fleur cuit	125 ml (½ tasse) de cottage 1 % (PM/soirée)
	1 clémentine	1 petit yogourt de 100 g (3 ½ oz) 2 % ou moins	125 ml (½ tasse) de riz brun cuit	
	Café ou thé	1 pomme	125 ml (½ tasse) de bleuets	
	½ bagel de blé entier		125 ml (½ tasse) de lait 1 %	
	5 ml (1 c. à thé) de beurre d'amande			
mardi · jour 2	175 ml (¾ tasse) de gruau préparé	125 ml (½ tasse) de sauce vierge (surplus de lundi, p. 53)	★ Poulet aux arachides (p. 54)	1 petit yogourt de 100 g (3 ½ oz) 2 % ou moins (AM)
	15 ml (1 c. à soupe) de sirop d'érable	1 pita de blé entier	125 ml (½ tasse) de nouilles de riz cuites	1 pêche (PM/soirée)
	15 ml (1 c. à soupe) de graines de lin moulues	25 g (1 oz) de fromage allégé	250 ml (1 tasse) de poivrons rouges sautés	125 ml (½ tasse) de carottes (PM/soirée)
	1 banane	30 ml (2 c. à soupe) d'amandes	125 ml (½ tasse) de nouilles de riz cuites	
	250 ml (1 tasse) de lait 1 %	125 ml (½ tasse) de concombre	125 ml (½ tasse) de bleuets	
	Café ou thé	25 g (1 oz) de fromage allégé	125 ml (½ tasse) de lait 1 %	
	1 rôtie de blé entier	2 clémentines		
	5 ml (1 c. à thé) de margarine non hydrogénée			
mercredi · jour 3	2 rôties de blé entier	Salade César (p. 197)	★ Minipains végés (p. 55)	1 pomme (AM)
	25 g (1 oz) de fromage allégé	1 galette aux bleuets et aux graines de lin (portion congelée, p. 40)	250 ml (1 tasse) de carottes cuites	15 ml (1 c. à soupe) d'amandes (AM)
	250 ml (1 tasse) de lait 1 %	½ pita de blé entier	175 ml (¾ tasse) de yogourt nature 1 ou 2 %	125 ml (½ tasse) de chou-fleur (PM/soirée)
	½ banane	1 pêche	125 ml (½ tasse) de fraises	30 ml (2 c. à soupe) d'amandes (PM/soirée)
	Café ou thé			
	½ banane			
	25 g (1 oz) de fromage allégé			

	Déjeuner	Dîner	Souper	Collations
jeudi • jour 4	2 rôties de blé entier 10 ml (2 c. à thé) de beurre d'amande 250 ml (1 tasse) de lait 1 % ½ pamplemousse Café ou thé 5 ml (1 c. à thé) de beurre d'amande	Pain aux noix pomme-ricotta (p. 201) 30 ml (2 c. à soupe) d'amandes 125 ml (½ tasse) de céleri 1 petit yogourt de 100 g (3 ½ oz) 2 % ou moins 125 ml (½ tasse) de mangue 30 ml (2 c. à soupe) d'amandes	★ Vivaneau en papillote (p. 56) 125 ml (½ tasse) d'orge cuit 125 ml (½ tasse) de jus de légumes 125 ml (½ tasse) d'orge cuit 125 ml (½ tasse) de lait 1 % 125 ml (½ tasse) de lait 1 % 125 ml (½ tasse) de fraises	2 clémentines (AM) 125 ml (½ tasse) de cottage 1 % (PM/soirée) 1 galette de riz brun (PM/soirée) 1 galette de riz brun (PM/soirée) 125 ml (½ tasse) de concombre (PM/soirée) 125 ml (½ tasse) de carottes (PM/soirée)
vendredi • jour 5	250 ml (1 tasse) de céréales de blé filamenté 250 ml (1 tasse) de lait 1 % 125 ml (½ tasse) de mangue Café ou thé 60 ml (¼ tasse) de céréales de type granola légères	Bagel au saumon fumé (p. 201) Salade toute verte (p. 200) 125 ml (½ tasse) de jus de légumes 2 clémentines 125 ml (½ tasse) de jus de légumes	★ Omelette feta, olives noires et basilic (p. 57) 1 tranche de pain de blé entier 1 tomate 125 ml (½ tasse) de lait 1 % 1 tranche de pain de blé entier 5 ml (1 c. à thé) de margarine non hydrogénée 125 ml (½ tasse) de bleuets	175 ml (¾ tasse) de yogourt nature 1 ou 2 % (AM) 125 ml (½ tasse) de fraises (AM) 15 ml (1 c. à soupe) de graines de lin moulues (AM) 15 ml (1 c. à soupe) de sirop d'érable (AM) 125 ml (½ tasse) de poivron (PM/soirée)
samedi • jour 6	1 bagel de blé entier 25 g (1 oz) de fromage allégé 125 ml (½ tasse) de lait 1 % 125 ml (½ tasse) de fraises Café ou thé 25 g (1 oz) de fromage allégé 125 ml (½ tasse) de lait 1 % 1 œuf	Minipains végés (portion supplémentaire, p. 55) Salade d'épinards (option fraises) (p. 200) 80 ml (⅓ tasse) de yogourt nature 1 ou 2 % 125 ml (½ tasse) de fraises	★ Mijoté de bœuf aux bleuets (p. 58) ½ pomme de terre au four ½ tranche de pain aux noix 125 ml (½ tasse) de lait 1 % ½ pomme de terre au four ½ tranche de pain aux noix 1 clémentine	125 ml (½ tasse) de concombre (AM) 2 galettes de riz brun (PM/soirée) 15 ml (1 c. à soupe) de fromage à la crème léger (PM/soirée) 1 galette de riz brun (PM/soirée) 15 ml (1 c. à soupe) de fromage à la crème léger (PM/soirée)
dimanche • jour 7	60 ml (¼ tasse) de ricotta allégée 80 ml (⅓ tasse) de yogourt nature 1 ou 2 % 60 ml (¼ tasse) de céréales de type granola légères 125 ml (½ tasse) de fraises 125 ml (½ tasse) de lait 1 % Café ou thé 80 ml (⅓ tasse) de yogourt nature 1 ou 2 % 30 ml (2 c. à soupe) de céréales de type granola légères 15 ml (1 c. à soupe) de graines de lin moulues 125 ml (½ tasse) de mangue	★ Soupe à la courge musquée, au cari et aux pommes (p. 59) ¼ de pita de blé entier Salade toute verte (p. 200) ½ pita de blé entier 30 ml (2 c. à soupe) de fruits séchés	★ Couscous royal au poulet (p. 60) ★ Pêches caramélisées (p. 61) 125 ml (½ tasse) de lait 1 %	125 ml (½ tasse) de poivron rouge (AM) 15 ml (1 c. à soupe) d'amandes (AM) 60 ml (¼ tasse) de cottage 1 % (PM/soirée) ¼ de pita de blé entier (PM/soirée) 125 ml (½ tasse) de céleri (PM/soirée)

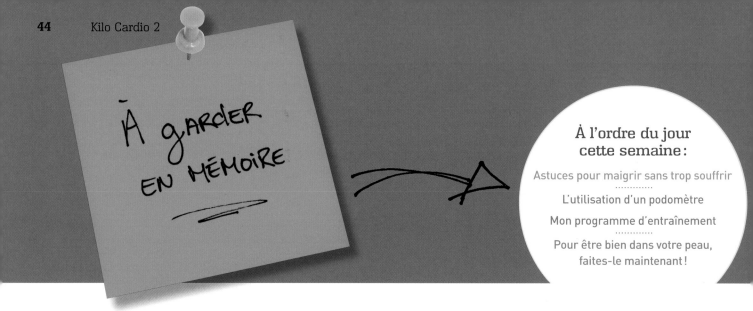

À garder en mémoire

À l'ordre du jour cette semaine :

Astuces pour maigrir sans trop souffrir
....
L'utilisation d'un podomètre
Mon programme d'entraînement
....
Pour être bien dans votre peau, faites-le maintenant !

Les conseils d'Isabelle

Astuces pour maigrir sans trop souffrir

Si près de la moitié des Québécois ont du poids à perdre, plusieurs hésitent à entreprendre un régime de peur d'avoir faim. Pour perdre du poids sans trop souffrir, on met en pratique des stratégies qui ont fait leurs preuves.

▶ **Limitez le gras,** qui contient 9 Calories par gramme et qui diminue très peu la faim. En en consommant trop, on favorise l'obésité. Limitez surtout les mauvais gras, comme ceux que l'on trouve dans les produits transformés tels que les croustilles, les frites, les biscuits et autres friandises.

▶ **Limitez l'alcool,** qui contient 7 Calories par gramme, ce qui s'ajoute aux calories du repas. De plus, en buvant de l'alcool, on a souvent tendance à manger davantage. Consommez donc au plus un verre par jour.

▶ **Augmentez les protéines,** qui rassasient rapidement. De plus, leur digestion entraîne une plus grande dépense d'énergie. Quand on intègre des protéines à chacun des repas, on limite l'ingestion de calories en trop. Un surplus de protéines ne semble pas causer de problèmes, à moins de souffrir d'insuffisance rénale.

Aliments qui apportent, par portion standard, 7 g et plus de protéines

Aliments	Portion standard
Amandes grillées non blanchies ou arachides	60 ml (¼ tasse)
Beurre d'arachide naturel	30 ml (2 c. à soupe)
Boisson de soya enrichie	250 ml (1 tasse)
Chili con carne avec haricots	250 ml (1 tasse)
Fromage allégé (cheddar, mozzarella, suisse et autres)	50 g (env. 2 oz)
Fromage cottage 1 % ou ricotta allégée	125 ml (½ tasse)
Fruits de mer (crevettes, homard, pétoncles et autres)	75 g (2 ½ oz)
Graines de citrouille et de courge séchées ou graines de lin	60 ml (¼ tasse)
Graines de sésame séchées ou graines de soya	60 ml (¼ tasse)
Lait	250 ml (1 tasse)
Légumineuses (haricots, lentilles, pois chiches et autres)	175 ml (¾ tasse)
Miso (soya fermenté)	175 ml (¾ tasse)
Œufs	2 petits
Poisson (aiglefin, morue, truite, saumon et autres)	75 g (2 ½ oz)
Saumon en conserve	125 ml (½ tasse)
Soupe aux pois	250 ml (1 tasse)
Tempeh (soya fermenté)	175 ml (¾ tasse)
Thon pâle en conserve	125 ml (½ tasse)
Tofu	100 g (3 ½ oz)
Viande maigre (agneau, bœuf, porc, veau et autres)	75 g (2 ½ oz)
Volaille (canard, dinde, poulet et autres)	75 g (2 ½ oz)
Yogourt : aux fruits, sans gras ; avec des fruits au fond 1 % ou moins ; nature 2 % ou moins	175 g (6 oz)

▶ **Augmentez les fibres.** Les aliments riches en fibres rassasient rapidement et pourraient diminuer l'apport calorique du repas. De plus, ils permettent de lutter contre la constipation, conséquence fréquente des régimes amaigrissants. Pour augmenter votre apport en fibres, consommez des céréales à grains entiers, des légumineuses, des crudités et des fruits frais.

Aliments qui apportent, par portion standard, 4 g et plus de fibres

Fibres (g)	Aliments	Portion standard
De 4 à 6	Amandes	60 ml (¼ tasse)
	Artichaut bouilli, égoutté	1 moyen
	Céréales : Bran Flakes, Raisin Bran ou Shredded Wheat	30 g (1 oz)
	Céréales chaudes instantanées	175 ml (¾ tasse)
	Craquelin de seigle	1 craquelin
	Framboises	125 ml (½ tasse)
	Goyave	125 ml (½ tasse)
	Graines de sésame séchées, décortiquées	60 ml (¼ tasse)
	Mûres	125 ml (½ tasse)
	Patate douce bouillie, sans la pelure, en purée	125 ml (½ tasse)
	Petits pois verts bouillis, égouttés	125 ml (½ tasse)
	Poire avec la pelure ou poire asiatique (pomme-poire)	1 moyenne
	Pois cassés ou pois chiches, bouillis	175 ml (¾ tasse)
	Pomme de terre, chair et pelure, cuite au four	1 moyenne
	Pruneaux en purée	125 ml (½ tasse)
	Pruneaux séchés, cuits, dénoyautés	75 ml (⅓ tasse)
	Fèves de soya fraîches (edamames), bouillies, égouttées	125 ml (½ tasse)
	Soupe aux pois	250 ml (1 tasse)
De 6 à 8	Avocat cru	½
	Gourganes bouillies	175 ml (¾ tasse)
	Graines de citrouille et de courge séchées ou graines de soya	60 ml (¼ tasse)
	Kaki	1
	Kumquats	5
	Lentilles bouillies	175 ml (¾ tasse)
	Miso (soya fermenté)	175 ml (¾ tasse)
8 et +	Céréales : All-Bran, All-Bran Buds ou Fibre 1	30 g (1 oz)
	Chili con carne avec haricots	250 ml (1 tasse)
	Doliques à œil noir bouillis	175 ml (¾ tasse)
	Graines de lin	60 ml (¼ tasse)
	Haricots blancs, haricots de Lima, haricots pinto ou haricots rouges, bouillis	175 ml (¾ tasse)

▶ **Buvez du thé vert.** En augmentant la dépense énergétique et le métabolisme du gras, la théine, combinée avec certaines autres composantes du thé, pourrait favoriser l'amaigrissement. Buvez au moins trois tasses de thé vert par jour.

▶ **Pimentez vos assiettes !** Selon une étude de l'Université Laval, un peu de piment de Cayenne dans une entrée réduit considérablement l'appétit. Mais attention, le piment peut être un irritant.

▶ **Préparez de belles assiettes remplies de légumes.** Vous risquez alors de consommer moins de calories, car le volume des aliments dans l'estomac contrôle l'appétit. En ajoutant des aliments peu caloriques, la faim s'atténue et l'apport calorique est moindre. De plus, on augmente la teneur en fibres du repas, autre élément qui favorise la satiété. En saison, privilégiez les légumes du Québec.

▶ **Prenez des collations.** Du moins l'avant-midi et l'après-midi. Elles vous permettront d'être plus sage aux repas, tout en apportant des éléments nutritifs. Les meilleures fournissent protéines et glucides, qui donnent de l'énergie rapidement, tout en nous soutenant pendant quelques heures.

Quelques idées de collations :
▶ Canneberges et graines de tournesol
▶ Craquelins de grains entiers et beurre d'arachide
▶ Crudités et noix
▶ Pomme et fromage
▶ Smoothie avec fruits et boisson de soya enrichie

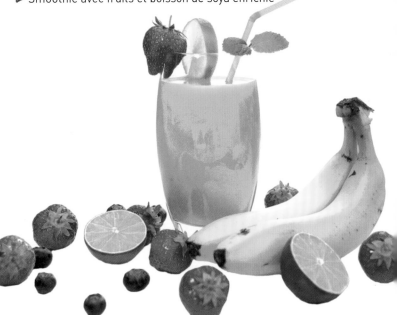

Les conseils de Josée

L'utilisation d'un podomètre

Le podomètre, c'est le nouveau gadget que je vous conseille pour vous inciter à marcher davantage !

Vérifiez bien la qualité de celui qui vous intéresse, car celle-ci varie grandement d'un appareil à l'autre. Les podomètres électroniques sont plus précis et mieux conçus. Il existe aussi des modèles plus sophistiqués qui peuvent estimer la distance parcourue, en plus de votre dépense énergétique.

Voici quelques statistiques[1] qui vous permettront de vous situer par rapport à la moyenne. Elles vous aideront aussi à vous motiver afin d'augmenter progressivement votre nombre de pas par jour.

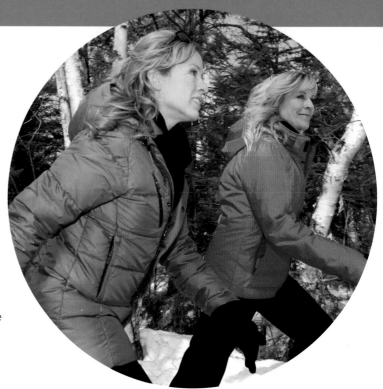

- ► Un adulte en bonne santé fait chaque jour de 7000 à 13 000 pas.
- ► Une journée sédentaire représente approximativement 7400 pas.
- ► Les individus totalement inactifs réussissent à se ménager au point de ne faire que de 2000 à 4000 pas par jour.

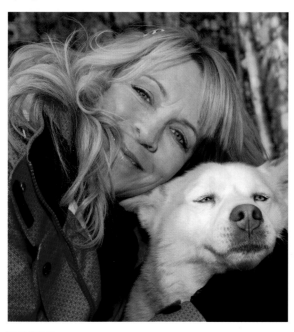

- ► Une marche d'une intensité moyenne (on est légèrement essoufflé) représente de 3000 à 4000 pas. Si on les additionne aux 7000 pas d'une journée ordinaire, on obtient facilement plus de 10 000 pas dans sa journée.
- ► Une cible de 10 000 pas par jour a été fixée, car il est démontré que les individus qui font au moins ce nombre de pas ont généralement un indice de masse corporelle (IMC) qui se situe dans les valeurs proposées.
- ► On suggère toutefois aux personnes qui ont un objectif de perte de poids important de viser de 15 000 à 18 000 pas par jour pour atteindre les résultats escomptés.

En résumé

- ► 5000 pas et moins par jour = mode de vie sédentaire
- ► De 5000 à 7500 pas = individu très peu actif (activité quotidienne normale)
- ► De 7500 à 10 000 pas = individu modérément actif (activité normale + activité physique légère)
- ► Plus de 10 000 pas = mode de vie actif
- ► Plus de 12 500 pas = mode de vie très actif
- ► **Les enfants** devraient faire **au moins** 10 000 pas par jour sans exception !
- ► Quant aux personnes âgées, elles devraient se donner un objectif de 3500 à 6500 pas par jour.

---

1. Sweetgall, Robert. *Pedometer Walking, A New look at Walking, longevity, Weight Management & Active Living*, Creative Walking Inc., 2001.

Mon programme d'entraînement semaine 2

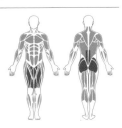

Établissez tout de suite **quatre** moments dans votre semaine. Vous avez un rendez-vous important avec votre santé !

L'entraînement cardiovasculaire

Le programme de marche

- ▼ **Fréquence :** 4 fois
- ▼ **Intensité :** Test de la voix et échelle de Borg
- ▼ **Sur l'échelle :** Intensité de 2 à 5
- ▼ **Temps :** 25 minutes (2 cycles de 10 minutes)
- ▼ **Cycles :** 8 minutes : marche à une intensité cible de 3 ou 4 sur l'échelle de Borg

  2 minutes : ralentissez la cadence à 2 sur l'échelle de Borg

Les **5 premières minutes** de chaque entraînement sont exclues des cycles : il s'agit de votre échauffement. Marchez d'un pas léger en augmentant progressivement votre cadence jusqu'à la 6e minute. Vous commencez alors le premier cycle.

Idéalement, prévoyez toujours **5 minutes** pour récupérer et marcher d'un pas léger à la fin de l'entraînement.

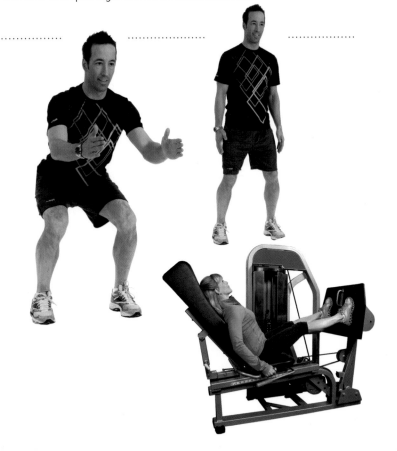

Les exercices musculaires

1. SQUAT

Position de départ : Placez les deux pieds parallèles, écartés à la largeur des hanches, et stabilisez le tronc en contractant les abdominaux.

Action : Descendez lentement jusqu'à ce que les genoux atteignent un angle d'environ 90°. Attention : gardez les genoux au-dessus des orteils. Retournez ensuite à la position initiale. Maintenez le dos droit en contractant les abdominaux.

Progression : Tenez des haltères ou des boîtes de conserve dans chacune des mains.

Principaux muscles sollicités : Quadriceps, fessiers, adducteurs de la hanche et extenseurs lombaires.

2. RAMEUR AU TRONC INCLINÉ

Position de départ : Placez les pieds l'un devant l'autre, écartés à la largeur des hanches, et fléchissez légèrement les genoux. Fléchissez ensuite légèrement les coudes de chaque côté du corps. Il est important d'incliner le tronc d'environ 45° vers l'avant. Prenez des haltères légers et contractez les abdominaux.

Action : Tirez les haltères jusqu'à votre poitrine tout en gardant les coudes le long du corps. Revenez à la position de départ sans relâcher complètement.

Principaux muscles sollicités :
Dorsaux, biceps et deltoïdes.

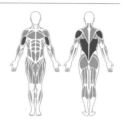

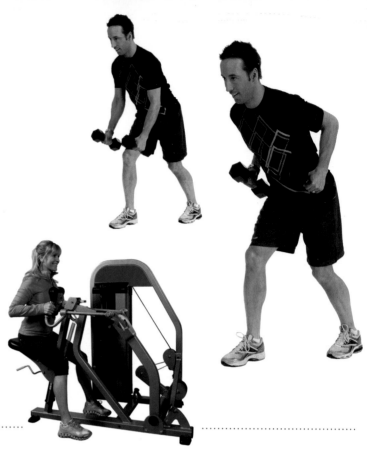

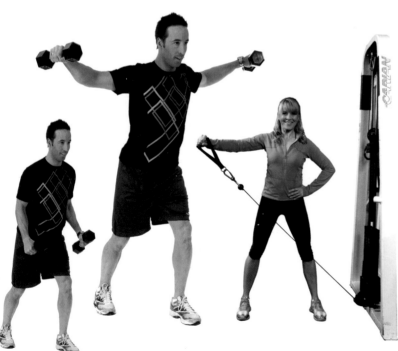

3. ABDUCTION À L'ÉPAULE

Position de départ : Placez les pieds l'un devant l'autre, écartés à la largeur des hanches, et fléchissez légèrement les genoux. Fléchissez ensuite légèrement les coudes. Il est important d'incliner le tronc d'environ 15° vers l'avant.

Action : Effectuez une abduction à l'épaule en soulevant les mains jusqu'à ce qu'elles soient à la hauteur des épaules.

Principaux muscles sollicités :
Deltoïdes.

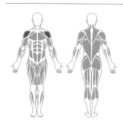

4. EXTENSION DU TRONC

Position de départ : Allongé au sol sur le ventre, placez les mains de chaque côté de la tête.

Action : Effectuez une extension du tronc en soulevant la tête et la cage thoracique vers le haut.

Principaux muscles sollicités :
Extenseurs lombaires.

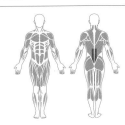

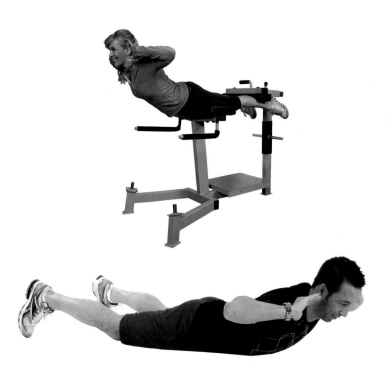

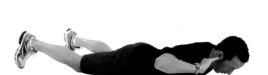

5. ENROULÉS

Position de départ : Allongé au sol sur le dos, fléchissez les genoux à 90°. Placez les mains de chaque côté de la tête pour la supporter, mais sans tirer dessus.

Action : Soulevez le haut du tronc jusqu'à ce que vous sentiez une bonne tension dans l'abdomen. Pensez à enrouler votre colonne vertébrale et pressez le dos contre le sol en même temps, en serrant le ventre.

Principaux muscles sollicités :
Grands droits de l'abdomen et obliques.

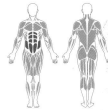

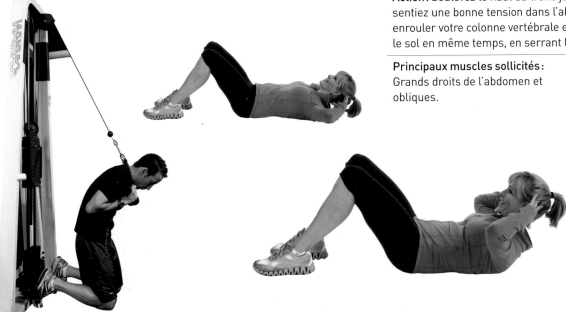

Les témoignages

Denise Gauvin

Perte de poids : 15 kg (34 lb) en 10 semaines

Depuis plusieurs années, j'ai essayé en vain de perdre du poids. J'ai donc décidé de faire appel à un entraîneur privé. Au même moment, je me suis inscrite au concours Défi Diète. Et j'ai réussi à perdre 15 kg (34 lb) en 10 semaines.

Je pense que j'ai obtenu ce résultat en partie parce que je me suis entraînée avec Isabelle, ma collègue de travail. Nous nous sommes motivées mutuellement.

J'ai également suivi le programme Kilo Cardio, qui m'a aidée à avoir une alimentation équilibrée. Je dois dire que ce livre est facile à utiliser et très flexible sur le plan des repas. Tout y est : listes d'épicerie, menus quotidiens, programme d'exercices, capsules de motivation, etc.

Je me sens maintenant en meilleure santé. Je m'alimente sainement et je continue de faire de l'exercice tous les jours.

Merci à mon entraîneuse, Karolyne Baril, qui a su me sortir de ma zone de confort et qui m'a amenée à me surpasser.

Denise Gauvin

Témoignage de son entraîneuse

Denise m'a fait part de ses tentatives infructueuses pour perdre du poids : diètes à répétition avec gains de poids par la suite, arrêts de l'entraînement à cause de blessures et de problèmes de santé…

Je lui ai proposé des entraînements deux fois par semaine, en plus de 30 minutes d'exercice cardiovasculaire chaque midi.

Sur le plan alimentaire, Denise a suivi le programme Kilo Cardio, qui a beaucoup contribué au succès de sa démarche. Nous avons d'abord évalué ses besoins énergétiques quotidiens et nous avons utilisé des tableaux d'équivalences pour ses choix de menus.

Autre clé de son succès : Denise a mis son entourage à profit. Ses collègues de travail et ses enfants l'ont soutenue et ont suivi ses progrès. Elle a maintenant intégré de saines habitudes de vie dans son quotidien et cela a eu des répercussions positives sur sa santé.

La tâche ne fut pas facile et Denise a redoublé d'efforts pour arriver à ses fins !

Karolyne Baril
B.Sc. Kinésiologie
Entraîneuse-chef,
Énergie Cardio Boucherville-Longueuil

Les conseils de Guy

Pour être bien dans votre peau, faites-le maintenant !

Michel a écrit : « Personnellement, j'ai perdu 25 kg (55 lb), passant de 107 à 82 kg (235 à 180 lb), ma femme est passée de 66 à 55 kg (145 à 122 lb), et mon fils de 29 ans, de 179 à 122 kg (395 à 270 lb)... Merci de tout cœur, vous avez changé notre vie. Nous faisons des activités qu'il nous était impossible de faire avant : grandes randonnées de bicyclette, kayak, canot, randonnées pédestres et d'autres encore. » Croyez-vous que Michel et sa famille, en plus d'avoir décuplé leur énergie, sont maintenant plus à l'aise dans leur corps et dans leur peau ? Absolument !

Voilà l'un des nombreux autres avantages à perdre du poids et à se mettre en forme. Être à l'aise partout et en toute circonstance. Pour ma part, j'éprouvais de la difficulté à attacher mes souliers le matin. J'en avais le souffle coupé et, comme plusieurs obèses, j'avais opté pour les souliers *loafers* et les espadrilles que je ne détachais jamais.

Ce n'est là qu'un petit exemple des contraintes et des inconforts que doivent subir ceux qui souffrent d'un excès de poids. Dans certains cas, le simple fait de s'asseoir dans un siège d'avion, d'autobus, de métro ou même de cinéma peut s'avérer un acte héroïque, sans compter les désagréments que l'on cause à ceux qui doivent s'asseoir à nos côtés. D'ailleurs, on le voit dans leur regard, ça les répugne de devoir nous toucher, surtout si l'on transpire un peu. Ouache !

Ajoutons à cela les inconvénients de devoir se glisser derrière un volant, de monter un escalier en groupe, de s'asseoir à la table d'un bon restaurant où il n'y a pas de fauteuil conçu pour nous, sans oublier la peur d'écraser la chaise de parterre du beau-frère ou de se retrouver à danser avec la plus belle fille du party, qui vous regarde en riant jaune.

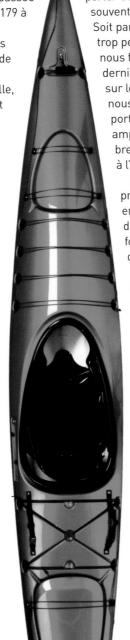

Il y a aussi le fait de porter des vêtements souvent inconfortables. Soit parce qu'ils sont trop petits (pourtant, ils nous faisaient la saison dernière) et nous pètent sur le corps, soit parce que nous sommes obligés de porter des vêtements tellement amples (pour cacher nos trop nombreux bourrelets) que nous ne sommes plus à l'aise dans nos mouvements.

Les gens sveltes ne peuvent s'imaginer tous les problèmes liés à l'inconfort que vivent les personnes bien enrobées. C'est pourquoi la plupart d'entre eux ont peu d'empathie et se passent souvent cette réflexion en leur for intérieur : « Qu'ils maigrissent donc, ils n'auront plus de problème ! »

Sincèrement, ils ont raison et je suis d'accord avec eux. Nous sommes les instigateurs de tous nos malheurs, nos malaises et nos inconforts. Nous, les enrobés, nous n'avons qu'à perdre du poids pour jouir enfin de la vie au maximum. Et je suis certain que c'est ce que vous avez entrepris si vous êtes en train de lire ces lignes.

Revenons aux avantages de la perte de poids. Vous ne pouvez pas vous imaginer le plaisir que je ressens maintenant à monter l'escalier sans essoufflement, à gambader comme un jeune lorsque je voyage, à attacher mes espadrilles debout sur une seule jambe, à faire 40 km (25 mi) de vélo le matin avant de déjeuner et à m'asseoir dans un siège d'avion en sachant que la ceinture de sécurité va enfin faire le tour de ma taille. C'est un bonheur incommensurable, croyez-moi.

Si vous éprouvez quelques-uns des désagréments évoqués précédemment, poursuivez le programme et vous n'en reviendrez pas comme vous vous sentirez bientôt à l'aise.

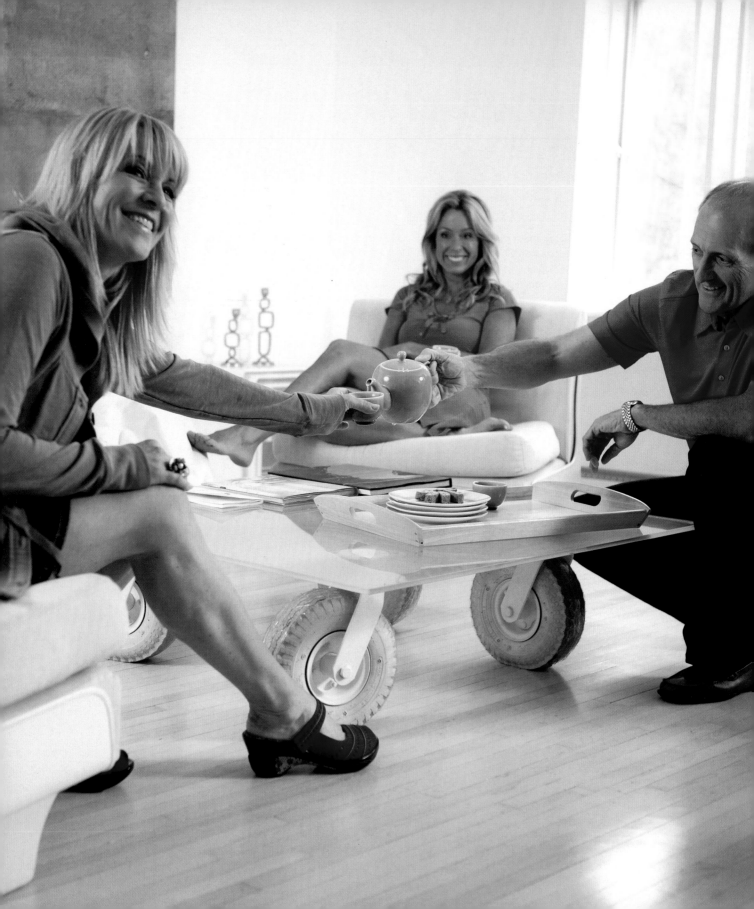

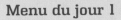
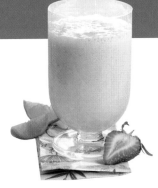
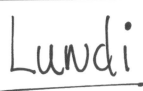

Valeur nutritive
calories : 140 kcal
lipides : 2,5 g
protéines : 9 g
glucides : 20 g
fibres : 1 g
équivalents : 0,5 LF •
1 LS

Lundi

★ Smoothie rose

Ingrédients

1 portion		2 portions	
205 ml	(¾ tasse + 2 c. à soupe) de lait 1 % ou de boisson de soya nature	410 ml	(1 ⅔ tasse) de lait 1 % ou de boisson de soya nature
60 ml	(¼ tasse) de fraises	125 ml	(½ tasse) de fraises
30 ml	(2 c. à soupe) de yogourt nature	60 ml	(¼ tasse) de yogourt nature
5 ml	(1 c. à thé) de sirop d'érable	10 ml	(2 c. à thé) de sirop d'érable

Préparation

- Liquéfier tous les ingrédients au mélangeur. Servir aussitôt.

Variante ◁

Vous pouvez remplacer les fraises
par un fruit de votre choix.

★ Saumon à la sauce vierge

Valeur nutritive
calories : 160 kcal
lipides : 10 g
protéines : 18 g
glucides : 0 g
fibres : 0 g
équivalents : 1 VS

Ingrédients

1 portion		2 portions	
90 g	(3 oz) de filet de saumon	180 g	(6 oz) de filet de saumon
Au goût	sel et poivre	Au goût	sel et poivre
15 ml	(1 c. à soupe) de chacune des fines herbes suivantes : persil et basilic, frais	30 ml	(2 c. à soupe) de chacune des fines herbes suivantes : persil et basilic, frais
½	gousse d'ail	1	gousse d'ail
5 ml	(1 c. à thé) de jus de citron	7,5 ml	(½ c. à soupe) de jus de citron
10 ml	(2 c. à thé) d'huile d'olive	20 ml	(4 c. à thé) d'huile d'olive
10	tomates cerises	20	tomates cerises

Préparation

- Préchauffer le four à 230 °C (450 °F).
- Déposer les filets de saumon sur une plaque à cuisson couverte de papier parchemin, saler et poivrer. Cuire de 13 à 15 minutes ou jusqu'à ce que la chair se défasse facilement à la fourchette.
- Entre-temps, préparer la sauce. Déposer tous les ingrédients qui restent dans le bol du mélangeur ou du robot culinaire et mélanger quelques secondes pour obtenir un concassé de tomates. Saler et poivrer.
- Au moment de servir, verser 30 ml (2 c. à soupe) de sauce sur le poisson et conserver : – Menu pour 1 personne : 125 ml (½ tasse) de sauce vierge pour le lendemain ;
  – Menu pour 2 personnes : 250 ml (1 tasse) de sauce vierge pour le lendemain.

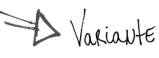

Variante

La sauce vierge est également
délicieuse avec de la volaille. Servez-la
avec des brochettes de poulet.

Note : Vous pouvez utiliser les tableaux
d'équivalences (p. 186) pour personnaliser votre
menu. Il est possible de remplacer l'accompagnement
de chou-fleur par des haricots verts.

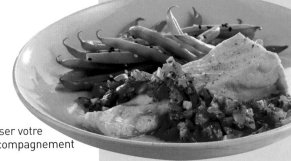

Menu du jour 1

Déjeuner

★ Smoothie rose

½ bagel de blé entier

15 ml (1 c. à soupe) de beurre d'amande

1 clémentine

Café ou thé

½ bagel de blé entier

5 ml (1 c. à thé) de beurre d'amande

Dîner

Taboulé aux lentilles (p. 199)

125 ml (½ tasse) de carottes

125 ml (½ tasse) de jus de légumes

1 petit yogourt de 100 g (3 ½ oz) 2 % ou moins

1 pomme

Souper

★ Saumon à la sauce vierge

125 ml (½ tasse) de riz brun cuit

250 ml (1 tasse) de chou-fleur cuit

125 ml (½ tasse) de riz brun cuit

125 ml (½ tasse) de bleuets

125 ml (½ tasse) de lait 1 %

Collations

1 pêche (AM)

30 ml (2 c. à soupe) d'amandes (AM)

125 ml (½ tasse) de cottage 1 % (PM/soirée)

Menu du jour 2

Déjeuner

175 ml (¾ tasse) de gruau préparé

15 ml (1 c. à soupe) de sirop d'érable

15 ml (1 c. à soupe) de graines de lin moulues

1 banane

250 ml (1 tasse) de lait 1 %

Café ou thé

1 rôtie de blé entier

5 ml (1 c. à thé) de margarine non hydrogénée

Dîner

125 ml (½ tasse) de sauce vierge (surplus de lundi, p. 53)

1 pita de blé entier

25 g (1 oz) de fromage allégé

30 ml (2 c. à soupe) d'amandes

125 ml (½ tasse) de concombre

25 g (1 oz) de fromage allégé

2 clémentines

Souper

★ Poulet aux arachides

125 ml (½ tasse) de nouilles de riz cuites

250 ml (1 tasse) de poivrons rouges sautés

125 ml (½ tasse) de nouilles de riz cuites

125 ml (½ tasse) de bleuets

125 ml (½ tasse) de lait 1 %

Collations

1 petit yogourt de 100 g (3 ½ oz) 2 % ou moins (AM)

1 pêche (PM/soirée)

125 ml (½ tasse) de carottes (PM/soirée)

Valeur nutritive
calories : 230 kcal
lipides : 13 g
protéines : 21 g
glucides : 6 g
fibres : 0 g
équivalents : 1,5 VS

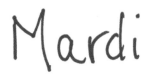

Mardi

★ Poulet aux arachides

Ingrédients

1 portion		2 portions	
½	gousse d'ail hachée finement	1	gousse d'ail hachée finement
2,5 ml	(½ c. à thé) de cumin ou de coriandre moulue	5 ml	(1 c. à thé) de cumin ou de coriandre moulue
1 ml	(¼ c. à thé) de curcuma	1 ml	(¼ c. à thé) de curcuma
2,5 ml	(½ c. à thé) d'huile de canola	5 ml	(1 c. à thé) d'huile de canola
	Jus de ¼ de citron		Jus de ½ citron
150 g	(5 oz) de hauts de cuisse de poulet désossés, sans la peau – cuire 60 g (2 oz) de poulet séparément sans marinade pour le dîner de mercredi	300 g	(10 oz) de hauts de cuisse de poulet désossés, sans la peau – cuire 120 g (4 oz) de poulet séparément sans marinade pour le dîner de mercredi
15 ml	(1 c. à soupe) de beurre d'arachide naturel	25 ml	(5 c. à thé) de beurre d'arachide naturel
1 ml	(¼ c. à thé) de miel	2,5 ml	(½ c. à thé) de miel
1 ml	(¼ c. à thé) de sauce soya	2,5 ml	(½ c. à thé) de sauce soya
Au goût	sambal œlek ou flocons de piment	Au goût	sambal œlek ou flocons de piment
25 ml	(5 c. à thé) d'eau	45 ml	(3 c. à soupe) d'eau

Préparation

- Dans un bol, mélanger les cinq premiers ingrédients, puis ajouter les hauts de cuisse. Laisser mariner au moins 6 heures.
- Préchauffer le four à 180 °C (350 °F).
- Faire la sauce en mélangeant les autres ingrédients. Chauffer au four à micro-ondes quelques secondes et fouetter jusqu'à ce que la préparation soit lisse. Réserver.
- Déposer les hauts de cuisse sur une plaque couverte de papier parchemin et cuire environ 30 minutes ou jusqu'à ce qu'un thermomètre à cuisson inséré au centre de la chair indique 82 °C (180 °F).
- Servir les hauts de cuisse nappés de sauce.

Note : Réfrigérez le poulet cuit séparément pour le dîner de mercredi.

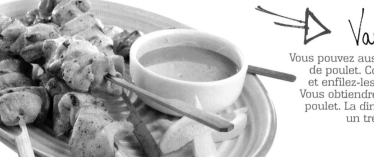

Variante

Vous pouvez aussi utiliser de la poitrine de poulet. Coupez-la en lanières et enfilez-les sur des brochettes. Vous obtiendrez ainsi des satays de poulet. La dinde serait également un très bon choix.

Valeur nutritive

calories : 280 kcal
lipides : 8 g
protéines : 19 g
glucides : 34 g
fibres : 6 g
équivalents : 0,5 LF
• 0,5 PC • 0,5 LS • 1 VS

Mercrédi

Variante

Vous pouvez remplacer l'orge
par du millet ou du quinoa.

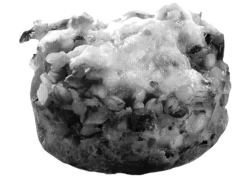

★ Minipains végés

Ingrédients

4 minipains (pour 1 personne)

45 ml	**(3 c. à soupe)** d'orge perlé
5 ml	**(1 c. à thé)** d'huile végétale
180 ml	**(¾ tasse)** de lentilles rincées et égouttées
1	œuf
15 ml	**(1 c. à soupe)** de graines de lin moulues
2,5 ml	**(½ c. à thé)** de sauce soya
1 ml	**(¼ c. à thé)** d'herbes de Provence
½	carotte râpée
¼	de poivron rouge haché
½	gousse d'ail hachée finement
45 g	**(1 ½ oz)** de fromage mozzarella allégé, râpé

8 minipains (pour 2 personnes)

80 ml	**(⅓ tasse)** d'orge perlé
10 ml	**(2 c. à thé)** d'huile végétale
375 ml	**(1 ½ tasse)** de lentilles rincées et égouttées
2	œufs
30 ml	**(2 c. à soupe)** de graines de lin moulues
5 ml	**(1 c. à thé)** de sauce soya
2,5 ml	**(½ c. à thé)** d'herbes de Provence
1	carotte râpée
½	poivron rouge haché
1	gousse d'ail hachée finement
90 g	**(3 oz)** de fromage mozzarella allégé, râpé

Préparation

• Préchauffer le four à 180 °C (350 °F).
• Cuire l'orge dans une casserole remplie d'eau bouillante environ 25 minutes ou jusqu'à ce qu'il soit tendre. Refroidir sous l'eau.
• Huiler légèrement quatre ou huit cavités d'un moule à muffins (selon le nombre de portions désirées).
• Dans un bol, mélanger tous les ingrédients (mais seulement la moitié du fromage).
• Répartir ce mélange dans les moules à muffins, puis répartir aussi le fromage qui reste sur le dessus. Cuire au four de 25 à 30 minutes ou jusqu'à ce que les pains soient cuits et gratinés (1 portion = 2 minipains).

Notes : • Une boîte de lentilles a déjà été ouverte le lundi pour le taboulé aux lentilles.
  • Conservez : - Menu pour 1 personne : 2 minipains pour le dîner de samedi ;
     - Menu pour 2 personnes : 4 minipains pour le dîner de samedi.

Menu du jour 3

Déjeuner

2 rôties de blé entier

25 g (1 oz) de fromage allégé

250 ml (1 tasse) de lait 1 %

½ banane

Café ou thé

½ banane

25 g (1 oz) de fromage allégé

Dîner

Salade César (p. 197)

1 galette aux bleuets et aux graines de lin
(portion congelée, p. 40)

½ pita de blé entier

1 pêche

Souper

★ Minipains végés

250 ml (1 tasse) de carottes cuites

175 ml (¾ tasse) de yogourt nature 1 ou 2 %

125 ml (½ tasse) de fraises

Collations

1 pomme (AM)

15 ml (1 c. à soupe) d'amandes (AM)

125 ml (½ tasse) de chou-fleur (PM/soirée)

30 ml (2 c. à soupe) d'amandes (PM/soirée)

Menu du jour 4

Déjeuner

2 rôties de blé entier

10 ml (2 c. à thé) de beurre d'amande

250 ml (1 tasse) de lait 1 %

½ pamplemousse

Café ou thé

5 ml (1 c. à thé) de beurre d'amande

Dîner

Pain aux noix pomme-ricotta (p. 201)

30 ml (2 c. à soupe) d'amandes

125 ml (½ tasse) de céleri

1 petit yogourt de 100 g (3 ½ oz) 2 % ou moins

125 ml (½ tasse) de mangue

30 ml (2 c. à soupe) d'amandes

Souper

★ Vivaneau en papillote

125 ml (½ tasse) d'orge cuit

125 ml (½ tasse) de jus de légumes

125 ml (½ tasse) d'orge cuit

125 ml (½ tasse) de lait 1 %

125 ml (½ tasse) de lait 1 %

125 ml (½ tasse) de fraises

Collations

2 clémentines (AM)

125 ml (½ tasse) de cottage 1 % (PM/soirée)

1 galette de riz brun (PM/soirée)

1 galette de riz brun (PM/soirée)

125 ml (½ tasse) de concombre (PM/soirée)

125 ml (½ tasse) de carottes (PM/soirée)

Valeur nutritive
calories : 210 kcal
lipides : 6 g
protéines : 30 g
glucides : 10 g
fibres : 2 g
équivalents : 2 LF
• 1,5 VS

Jeudi

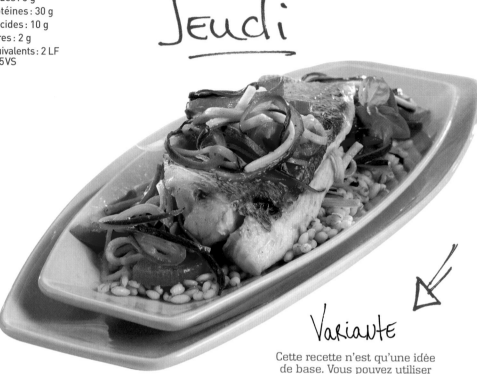

Variante

Cette recette n'est qu'une idée de base. Vous pouvez utiliser différents légumes et poissons pour faire de nouvelles papillotes.

★ Vivaneau en papillote

Ingrédients

1 portion		2 portions	
¼	d'oignon rouge tranché	½	oignon rouge tranché
¼	de courgette en julienne	½	courgette en julienne
¼	de poivron rouge en julienne	½	poivron rouge en julienne
½	tomate italienne en tranches	1	tomate italienne en tranches
Au goût	quelques feuilles de persil frais	Au goût	quelques feuilles de persil frais
1	feuille de basilic	2	feuilles de basilic
1	gousse d'ail entière	2	gousses d'ail entières
135 g	(4 ½ oz) de filet de vivaneau	270 g	(9 oz) de filet de vivaneau
5 ml	(1 c. à thé) d'huile d'olive	7,5 ml	(½ c. à soupe) d'huile d'olive
Au goût	sel et poivre	Au goût	sel et poivre

Préparation

• Préchauffer le four à 220 °C (425 °F).

• Répartir les légumes, les herbes fraîches et l'ail sur deux grandes feuilles de papier d'aluminium ou de papier parchemin. Déposer le poisson sur les légumes, huiler le tout, puis assaisonner. Refermer les papillotes hermétiquement, puis les déposer sur une plaque à cuisson.

• Cuire au four environ 15 minutes ou jusqu'à ce que la chair du poisson se défasse facilement à la fourchette.

Valeur nutritive
calories : 250 kcal
lipides : 18 g
protéines : 17 g
glucides : 5 g
fibres : 1 g
équivalents : 0,5 LS
• 1 VS

Vendredi

★ Omelette feta, olives noires et basilic

Ingrédients

1 portion			2 portions		
2	œufs		4	œufs	
30 ml	**(2 c. à soupe)** de lait 1 %		60 ml	**(¼ tasse)** de lait 1 %	
Au goût	sel et poivre		Au goût	sel et poivre	
60 ml	**(¼ tasse)** d'olives noires en tranches		125 ml	**(½ tasse)** d'olives noires en tranches	
25 g	**(1 oz)** de fromage feta		50 g	**(1 ⅔ oz)** de fromage feta	
2	feuilles de basilic hachées		3	feuilles de basilic hachées	

Préparation

• Battre les œufs et le lait, ajouter les légumes et les garnitures et cuire l'omelette dans une poêle antiadhésive.

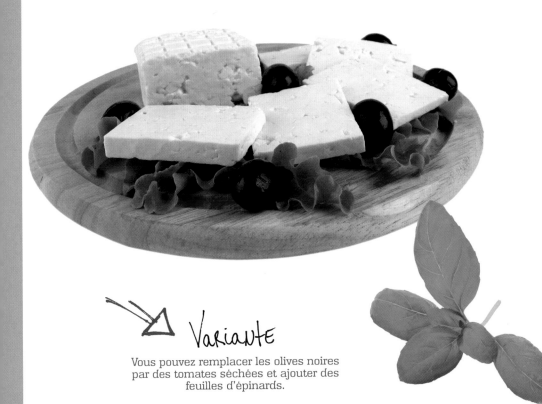

Variante

Vous pouvez remplacer les olives noires par des tomates séchées et ajouter des feuilles d'épinards.

Menu du jour 5

Déjeuner

250 ml (1 tasse) de céréales de blé filamenté

250 ml (1 tasse) de lait 1 %

125 ml (½ tasse) de mangue

Café ou thé

60 ml (¼ tasse) de granola léger

Dîner

Bagel au saumon fumé (p. 201)

Salade toute verte (p. 200)

125 ml (½ tasse) de jus de légumes

2 clémentines

125 ml (½ tasse) de jus de légumes

Souper

★ Omelette feta, olives noires et basilic

1 tranche de pain de blé entier

1 tomate

125 ml (½ tasse) de lait 1 %

1 tranche de pain de blé entier

5 ml (1 c. à thé) de margarine non hydrogénée

125 ml (½ tasse) de bleuets

Collations

175 ml (¾ tasse) de yogourt nature 1 ou 2 % (AM)

125 ml (½ tasse) de fraises (AM)

15 ml (1 c. à soupe) de graines de lin moulues (AM)

15 ml (1 c. à soupe) de sirop d'érable (AM)

125 ml (½ tasse) de poivron (PM/soirée)

Valeur nutritive
calories : 300 kcal
lipides : 7 g
protéines : 22 g
glucides : 36 g
fibres : 5 g
équivalents : 2,5 LF
• 1 VS

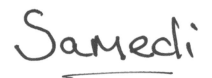

Menu du jour 6

Déjeuner

1 bagel de blé entier

25 g (1 oz) de fromage allégé

125 ml (½ tasse) de lait 1 %

125 ml (½ tasse) de fraises

Café ou thé

25 g (1 oz) de fromage allégé

125 ml (½ tasse) de lait 1 %

1 œuf

Dîner

Minipains végés
(portion supplémentaire, p. 55)

Salade d'épinards (option fraises) (p. 200)

80 ml (⅓ tasse) de yogourt nature 1 ou 2 %

125 ml (½ tasse) de fraises

Souper

★ Mijoté de bœuf aux bleuets

½ pomme de terre au four

½ tranche de pain aux noix

125 ml (½ tasse) de lait 1 %

½ pomme de terre au four

½ tranche de pain aux noix

1 clémentine

Collations

125 ml (½ tasse) de concombre (AM)

2 galettes de riz brun (PM/soirée)

15 ml (1 c. à soupe) de fromage à la crème léger (PM/soirée)

1 galette de riz brun (PM/soirée)

15 ml (1 c. à soupe) de fromage à la crème léger (PM/soirée)

Samedi

★ Mijoté de bœuf aux bleuets

Ingrédients

1 portion

90 g (3 oz) de cubes de bœuf à mijoter
125 ml (½ tasse) de bouillon de bœuf
125 ml (½ tasse) de bleuets
1 carotte pelée, en rondelles
½ branche de céleri en dés
7,5 ml (½ c. à soupe) de gingembre frais, râpé
15 ml (1 c. à soupe) de sirop d'érable
Au goût sel et poivre

2 portions

180 g (6 oz) de cubes de bœuf à mijoter
250 ml (1 tasse) de bouillon de bœuf
250 ml (1 tasse) de bleuets
2 carottes pelées, en rondelles
1 branche de céleri en dés
15 ml (1 c. à soupe) de gingembre frais, râpé
30 ml (2 c. à soupe) de sirop d'érable
Au goût sel et poivre

Préparation

• Préchauffer le four à 150 °C (300 °F).

• Au choix : mélanger tous les ingrédients soit dans un grand plat allant au four, soit faire dorer les cubes de bœuf dans une poêle antiadhésive, déglacer au bouillon et ajouter les autres ingrédients.

• Porter à ébullition, couvrir et baisser le feu. Laisser mijoter doucement environ 2 heures 45 ou jusqu'à ce que la viande soit très tendre.

Variante

Vous pouvez remplacer le bœuf par des cubes de porc à braiser, et les bleuets par des pommes ou des poires en petits cubes.

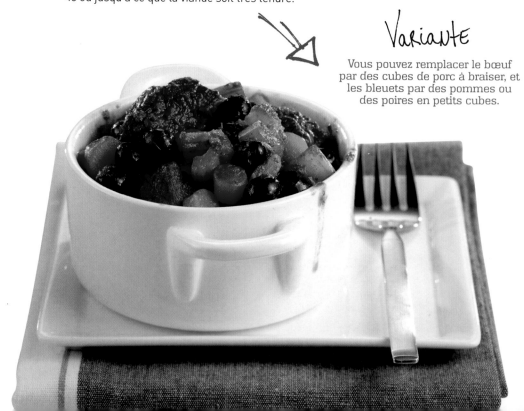

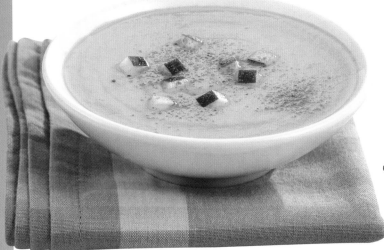

Dimanche

Valeur nutritive

calories : 90 kcal
lipides : 3 g
protéines : 2 g
glucides : 14 g
fibres : 4 g
équivalents : 3 LF

Variante

Tous les types de courge donnent de bons résultats dans cette recette : citrouille, courge poivrée et autres.

★ Soupe à la courge musquée, au cari et aux pommes

Ingrédients

4 portions

1	courge musquée *(butternut)* d'environ 700 g (1 ½ lb)
10 ml	**(2 c. à thé)** d'huile d'olive
Au goût	sel et poivre
½	oignon haché

1	gousse d'ail hachée
5 ml	**(1 c. à thé)** de poudre de cari
1	grosse pomme de type Cortland pelée et coupée en quartiers
750 ml	**(3 tasses)** d'eau

Préparation

• Préchauffer le four à 190 °C (375 °F).

• Couper la courge en deux dans le sens de la longueur, puis retirer les graines. Huiler la courge avec 5 ml (1 c. à thé) d'huile et assaisonner. Déposer les demi-courges sur une plaque à cuisson, le cœur contre le fond. Cuire au four environ 40 minutes ou jusqu'à ce qu'un couteau pénètre facilement dans la courge. Laisser tiédir, peler et couper la chair en gros cubes.

• Dans une casserole, chauffer le reste de l'huile et cuire l'oignon jusqu'à ce qu'il soit tendre. Ajouter la courge, l'ail, la poudre de cari et la pomme, puis remuer en laissant cuire quelques secondes. Ajouter l'eau et porter à ébullition. Baisser le feu et laisser mijoter environ 20 minutes, à découvert.

• Au mélangeur, réduire la soupe en purée lisse. Rectifier l'assaisonnement au besoin.

Note : Congelez individuellement les portions supplémentaires pour le dîner de mardi prochain et de futures utilisations.

Menu du jour 7

Déjeuner

60 ml (¼ tasse) de ricotta allégée

80 ml (⅓ tasse) de yogourt nature 1 ou 2 %

60 ml (¼ tasse) de céréales de type granola légères

125 ml (½ tasse) de fraises

125 ml (½ tasse) de lait 1 %

Café ou thé

80 ml (⅓ tasse) de yogourt nature 1 ou 2 %

30 ml (2 c. à soupe) de céréales de type granola légères

15 ml (1 c. à soupe) de graines de lin moulues

125 ml (½ tasse) de mangue

Dîner

★ Soupe à la courge musquée, au cari et aux pommes

¼ de pita de blé entier

Salade toute verte (p. 200)

½ pita de blé entier

30 ml (2 c. à soupe) de fruits séchés

Souper

★ Couscous royal au poulet (p. 60)

★ Pêches caramélisées (p. 61)

125 ml (½ tasse) de lait 1 %

Collations

125 ml (½ tasse) de poivron rouge (AM)

15 ml (1 c. à soupe) d'amandes (AM)

60 ml (¼ tasse) de cottage 1 % (PM/soirée)

¼ de pita de blé entier (PM/soirée)

125 ml (½ tasse) de céleri (PM/soirée)

Menu du jour 7

Déjeuner

60 ml (¼ tasse) de ricotta allégée

80 ml (⅓ tasse) de yogourt nature 1 ou 2 %

60 ml (¼ tasse) de céréales de type granola légères

125 ml (½ tasse) de fraises

125 ml (½ tasse) de lait 1 %

Café ou thé

80 ml (⅓ tasse) de yogourt nature 1 ou 2 %

30 ml (2 c. à soupe) de céréales de type granola légères

15 ml (1 c. à soupe) de graines de lin moulues

125 ml (½ tasse) de mangue

Dîner

★Soupe à la courge musquée, au cari et aux pommes (p. 59)

¼ de pita de blé entier

Salade toute verte (p. 200)

½ pita de blé entier

30 ml (2 c. à soupe) de fruits séchés

Souper

★ Couscous royal au poulet

★ Pêches caramélisées

125 ml (½ tasse) de lait 1 %

Collations

125 ml (½ tasse) de poivron rouge (AM)

15 ml (1 c. à soupe) d'amandes (AM)

60 ml (¼ tasse) de cottage 1 % (PM/soirée)

¼ de pita de blé entier (PM/soirée)

125 ml (½ tasse) de céleri (PM/soirée)

Valeur nutritive

calories : 560 kcal
lipides : 6 g
protéines : 38 g
glucides : 88 g
fibres : 9 g
équivalents : 2,5 LF
• 2 PC • 1,5 VS

suite...

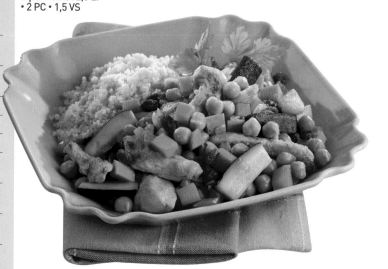

Variante

Si vous préférez un couscous végétarien, mettez toute la boîte de pois chiches au lieu du poulet.

★ Couscous royal au poulet

Ingrédients

1 portion		2 portions	
2,5 ml	(½ c. à thé) d'huile d'olive ou de canola	5 ml	(1 c. à thé) d'huile d'olive ou de canola
180 g	(6 oz) de poitrine de poulet désossée, sans la peau, en lanières – cuire au four **90 g (3 oz)** de poulet séparément pour le dîner de lundi	360 g	(12 oz) de poitrine de poulet désossée, sans la peau, en lanières – cuire au four **180 g (6 oz)** de poulet séparément pour le dîner de lundi
¼	d'oignon haché	½	oignon haché
½	gousse d'ail hachée	1	gousse d'ail hachée
7,5 ml	(½ c. à soupe) d'épices à couscous (ras-el-hanout*)	15 ml	(1 c. à soupe) d'épices à couscous (ras-el-hanout*)
5 ml	(1 c. à thé) de pâte de tomate	7,5 ml	(½ c. à soupe) de pâte de tomate
1	carotte pelée, en dés	2	carottes pelées, en dés
125 ml	(½ tasse) de bouillon de poulet	250 ml	(1 tasse) de bouillon de poulet
Au goût	sel et poivre	Au goût	sel et poivre
½	courgette en gros tronçons	1	courgette en gros tronçons
7,5 ml	(½ c. à soupe) de raisins secs	15 ml	(1 c. à soupe) de raisins secs
60 ml	(¼ tasse) de pois chiches rincés et égouttés (garder le reste de la boîte pour le souper de mardi prochain)	125 ml	(½ tasse) de pois chiches rincés et égouttés (garder le reste de la boîte pour le souper de mardi prochain)
155 ml	(½ tasse + 2 c. à soupe) d'eau	310 ml	(1 ¼ tasse) d'eau
70 g	(2 ⅓ oz) de couscous de blé entier	140 g	(4 ½ oz) de couscous de blé entier
Au goût	persil frais	Au goût	persil frais

* Si vous n'avez pas de ras-el-hanout, ajoutez 5 ml (1 c. à thé) de chacune des épices suivantes : cumin, coriandre et cannelle.

Préparation

- Dans une casserole, chauffer l'huile et y faire dorer les lanières de poulet de tous les côtés. Les retirer de la casserole et réserver.
- Dans la même casserole, mettre l'oignon et l'ail et poursuivre la cuisson 3 minutes, en brassant. Ajouter les épices à couscous, la pâte de tomate, les carottes et le poulet réservé, puis mélanger. Verser le bouillon de poulet, assaisonner et porter à ébullition. Baisser le feu et poursuivre la cuisson, à couvert, environ 15 minutes. Ajouter la courgette, les raisins secs, les pois chiches et poursuivre la cuisson environ 5 minutes ou jusqu'à ce que la courgette soit tendre, mais encore croquante.
- Entre-temps, dans une casserole, porter l'eau à ébullition. Retirer du feu et verser le couscous. Mélanger. Couvrir et laisser gonfler environ 5 minutes. Séparer les grains du couscous à la fourchette.
- Pour servir, déposer le couscous au fond d'une assiette creuse, puis garnir de poulet et de légumes. Arroser du bouillon et garnir de persil frais.

Note : On trouve maintenant de la pâte de tomate en tube. C'est super pratique, car on peut utiliser la quantité que l'on veut sans avoir à ouvrir de conserve.

★ Pêches caramélisées

Valeur nutritive
calories : 140 kcal
lipides : 3 g
protéines : 2 g
glucides : 25 g
fibres : 3 g
équivalents : 1 LF

Ingrédients

1 portion		2 portions	
1	pêche	2	pêches
10 ml	(2 c. à thé) de sirop d'érable	20 ml	(4 c. à thé) de sirop d'érable
7,5 ml	(½ c. à soupe) d'eau	15 ml	(1 c. à soupe) d'eau
7,5 ml	(½ c. à soupe) d'amandes ou de pacanes hachées grossièrement	15 ml	(1 c. à soupe) d'amandes ou de pacanes hachées grossièrement

Préparation

- Faire bouillir de l'eau dans une petite casserole. Blanchir les pêches environ 1 minute. Les égoutter et en retirer la pelure. Les couper en quartiers.
- Dans une petite poêle, chauffer le sirop d'érable et l'eau. Ajouter les quartiers de pêche et les faire caraméliser de 2 à 3 minutes de chaque côté.
- Servir les pêches nappées de sauce et garnir de noix.

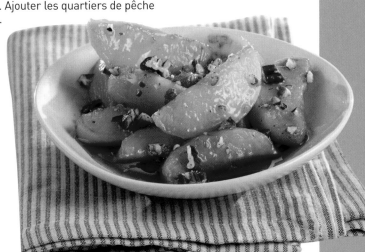

Variante

Vous pouvez remplacer les pêches par des poires et le sirop d'érable par du miel.

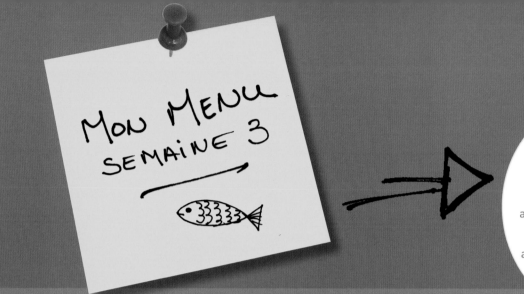

1300, 1500,
1800 Calories ?

Menu de base à
1300 Calories.
....
Menu à 1500 Calories,
ajouter ces aliments au menu de base.
....
Menu à 1800 Calories,
ajouter ces aliments au menu de base
ainsi qu'au menu à 1500 Calories.

	Déjeuner	Dîner	Souper	Collations
lundi • jour 1	2 rôties de blé entier	Ciabatta poulet-pesto (p. 201)	★ Escalopes de veau façon saltimbocca (p. 73)	15 ml (1 c. à soupe) de pistaches (AM)
	15 ml (1 c. à soupe) de beurre d'amande	125 ml (½ tasse) de radis	125 ml (½ tasse) d'orge cuit	15 ml (1 c. à soupe) de pistaches (AM)
	250 ml (1 tasse) de lait 1 %	125 ml (½ tasse) de céleri	250 ml (1 tasse) de brocoli cuit	15 ml (1 c. à soupe) de pistaches (AM)
	1 orange	1 banane	125 ml (½ tasse) d'orge cuit	125 ml (½ tasse) de carottes (A
	Café ou thé	25 g (1 oz) de fromage allégé	1 kiwi	175 ml (¾ tasse) de yogourt nature 1 ou 2 % (PM/soirée)
			125 ml (½ tasse) de lait 1 %	125 ml (½ tasse) de framboises (PM/soirée)
mardi • jour 2	1 galette aux bleuets et aux graines de lin (portion congelée, p. 40)	Soupe à la courge musquée, au cari et aux pommes (portion congelée, p. 59)	★ Aiglefin sur fenouil braisé (p. 74)	125 ml (½ tasse) de céleri (A
	125 ml (½ tasse) de cottage 1%	1 petite ciabatta de blé entier	Salade tiède de pois chiches (p. 200)	4 biscottes Melba (PM/soirée
	250 ml (1 tasse) de lait 1 %	3 sardines	125 ml (½ tasse) de lait 1 %	25 g (1 oz) de bocconcini (PM/soirée)
	125 ml (½ tasse) de cantaloup	Salade toute verte (p. 200)	125 ml (½ tasse) de framboises	25 g (1 oz) de bocconcini (PM/soirée)
	Café ou thé	1 kiwi		
	½ galette aux bleuets et aux graines de lin (portion congelée, p. 40)	1 petit yogourt de 100 g (3 ½ oz) 2 % ou moins		
	½ galette aux bleuets et aux graines de lin (portion congelée, p. 40)			
mercredi • jour 3	2 tranches de pain aux raisins	Salade saumon et pommes de terre (p. 199)	★ Quiche sans croûte jambon et asperges (p. 75)	1 petit yogourt de 100 g (3 ½ oz) 2 % ou moins (AM)
	10 ml (2 c. à thé) de beurre d'arachide	3 biscottes Melba	1 tranche de pain de blé entier	125 ml (½ tasse) de cantaloup
	250 ml (1 tasse) de lait 1 %	2 biscottes Melba	125 ml (½ tasse) de brocoli cuit	5 tomates cerises (PM/soirée
	½ kiwi	125 ml (½ tasse) de cottage 1%	125 ml (½ tasse) de jus de légumes	5 tomates cerises (PM/soiré
	Café ou thé		1 tranche de pain de blé entier	25 g (1 oz) de fromage allégé (PM/soirée)
	½ kiwi		5 ml (1 c. à thé) de margarine non hydrogénée	
	1 kiwi		125 ml (½ tasse) de brocoli cuit	
	5 ml (1 c. à thé) de beurre d'arachide		125 ml (½ tasse) de jus de légumes	

	Déjeuner	Dîner	Souper	Collations
jeudi • jour 4	175 ml (¾ tasse) de gruau préparé 15 ml (1 c. à soupe) de graines de lin moulues 10 ml (2 c. à thé) de sirop d'érable 125 ml (½ tasse) de cantaloup 250 ml (1 tasse) de lait 1 % Café ou thé 1 tranche de pain aux raisins 5 ml (1 c. à thé) de margarine non hydrogénée	Sandwich au prosciutto (p. 202) 125 ml (½ tasse) de concombre ½ banane ½ banane	★ Sole à l'orange (p. 76) 125 ml (½ tasse) de penne de blé entier cuits 250 ml (1 tasse) de petits pois cuits 125 ml (½ tasse) de lait 1 % 125 ml (½ tasse) de penne de blé entier cuits 125 ml (½ tasse) de framboises 80 ml (⅓ tasse) de yogourt nature 1 ou 2 %	125 ml (½ tasse) de carottes (AM) 125 ml (½ tasse) de céleri (AM) 30 ml (2 c. à soupe) de pistaches (AM) 1 petit yogourt de 100 g (3 ½ oz) 2 % ou moins (PM/soirée) 1 orange (PM/soirée)
vendredi • jour 5	175 ml (¾ tasse) de yogourt nature 1 ou 2 % 125 ml (½ tasse) de Müslix 15 ml (1 c. à soupe) de graines de lin moulues 125 ml (½ tasse) de lait 1 % 125 ml (½ tasse) de framboises Café ou thé 125 ml (½ tasse) de lait 1 % 15 ml (1 c. à soupe) de sirop d'érable 30 ml (2 c. à soupe) de pistaches	Sandwich aux œufs et aux petites feuilles de fenouil (p. 202) 1 orange 125 ml (½ tasse) de concombre 125 ml (½ tasse) de jus de légumes	★ Risotto d'orge au poulet et aux petits pois (p. 77) Salade de roquette (p. 200) 1 banane	25 g (1 oz) de fromage allégé (AM) 125 ml (½ tasse) de radis (AM) 2 biscottes Melba (AM) 2 biscottes Melba (AM) 125 ml (½ tasse) de cantaloup (PM/soirée) 1 petit yogourt de 100 g (3 ½ oz) 2 % ou moins (PM/soirée)
samedi • jour 6	1 morceau de baguette de blé entier de 60 g (2 oz) 1 œuf 25 g (1 oz) de fromage allégé 125 ml (½ tasse) de framboises 250 ml (1 tasse) de lait 1 % Café ou thé 1 œuf	Salade pâtes, tomates et olives noires (p. 198) 125 ml (½ tasse) de concombre 1 petit yogourt de 100 g (3 ½ oz) 2 % ou moins 1 orange	★ Jarret d'agneau (p. 78) 250 ml (1 tasse) d'asperges cuites 1 pomme de terre grelot bouillie 1 pomme de terre grelot bouillie 1 pomme de terre grelot bouillie 1 kiwi	125 ml (½ tasse) de brocoli (AM) 125 ml (½ tasse) de cantaloup (PM/soirée) 60 ml (¼ tasse) de cottage 1 % (PM/soirée) 1 tranche de pain aux raisins (PM/soirée) 60 ml (¼ tasse) de cottage 1% (PM/soirée)
dimanche • jour 7	125 ml (½ tasse) de Müslix 125 ml (½ tasse) de céréales de son 125 ml (½ tasse) de framboises 250 ml (1 tasse) de lait 1 % Café ou thé 125 ml (½ tasse) de Müslix 15 ml (1 c. à soupe) de graines de lin moulues	★ Soupe espagnole (p. 79) 25 g (1 oz) de fromage allégé 125 ml (½ tasse) de carottes ★ Granité au café (p. 80) 25 g (1 oz) de fromage allégé	★ Tournedos de pétoncles (p. 81) 125 ml (½ tasse) d'orge cuit 250 ml (1 tasse) de courgettes cuites Salade de roquette (p. 200) 125 ml (½ tasse) d'orge cuit	80 ml (⅓ tasse) de yogourt nature 1 ou 2 % (AM) ½ banane (AM) 80 ml (⅓ tasse) de yogourt nature 1 ou 2 % (AM) 15 ml (1 c. à soupe) de sirop d'érable (AM) ★ 1 muffin à la courgette et au citron (p. 80) (PM/soirée)

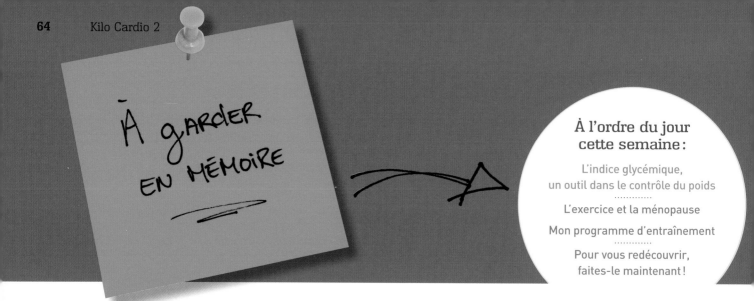

À l'ordre du jour
cette semaine :

L'indice glycémique,
un outil dans le contrôle du poids
....
L'exercice et la ménopause
....
Mon programme d'entraînement
....
Pour vous redécouvrir,
faites-le maintenant !

Les conseils d'Isabelle

L'indice glycémique, un outil dans le contrôle du poids

S'il est connu des personnes diabétiques, l'indice glycémique (IG) pourrait aussi servir à ceux qui désirent contrôler leur poids. C'est un système de classification des aliments qui reflète la vitesse d'augmentation de la glycémie ou du niveau de sucre dans le sang à la suite de la consommation d'un aliment.

Cet indice varie d'un aliment à l'autre et aussi pour le même aliment. La cuisson et l'état (liquide ou solide) d'un aliment peuvent modifier son pouvoir glycémiant. Les protéines, les matières grasses et les fibres contenues dans un aliment diminuent l'IG et la charge glycémique. Cette charge glycémique permet de compléter l'information donnée par l'indice glycémique et d'avoir une meilleure idée de l'effet de l'aliment sur les niveaux de glucose sanguin.

Les aliments qui ont un indice glycémique élevé sont-ils mauvais pour la santé ?

Plusieurs études s'intéressent au rôle des aliments dont l'indice glycémique est faible dans la perte de poids et la prévention de l'obésité et des problèmes de santé liés à celle-ci. Une alimentation riche en aliments dont l'IG est élevé serait associée à un risque accru d'être atteint d'une maladie cardiovasculaire, d'un diabète de type 2 ou encore d'obésité.

Les effets sur la perte de poids : des données probantes

Concernant la perte de poids, plusieurs études ont obtenu des résultats positifs. L'une d'entre elles[1] a été réalisée auprès de femmes obèses qu'on a divisées en deux groupes. Pendant 12 semaines, elles ont suivi une diète réduite en énergie. L'un des groupes consommait des aliments à indice glycémique élevé et l'autre, des aliments à indice glycémique faible. Après 12 semaines, celles qui avaient une diète réduite en énergie, comprenant des aliments à indice glycémique faible, avaient perdu plus de poids (60 % de plus) que celles de l'autre groupe.

Selon cette étude, deux facteurs peuvent expliquer cet effet. D'abord, les aliments à indice glycémique faible favoriseraient davantage la satiété, comparativement aux aliments à indice glycémique élevé. Ces aliments se digèrent plus lentement et prennent plus de temps à être absorbés dans les intestins. Ensuite, un apport élevé en aliments à haut indice glycémique freinerait l'utilisation des lipides, ce qui favoriserait leur accumulation. Des taux réduits d'utilisation des lipides seraient alors liés à un gain de poids plus élevé.

Une deuxième étude[2], réalisée auprès d'environ 4000 jeunes femmes japonaises, s'est penchée sur l'effet de l'indice glycémique et de la consommation de fibres sur l'indice de masse corporelle (IMC). On a pu en conclure que la consommation de fibres alimentaires était essentielle aux effets observés sur l'IMC dans un régime contenant des aliments à indice glycémique faible. En fait, la consommation d'aliments à indice glycémique faible n'entraînait pas nécessairement d'effet sur l'indice de masse corporelle. L'ajout de fibres au régime devient donc primordial.

1. Brand-Miller, J. C., S. H. A. Holt, D. B. Pawlak et J. McMillan. «Glycemic Index and Obesity», *The American Journal of Clinical Nutrition*, vol. 76 (suppl.), 2002, p. 281S-285S.

2. Murakami K., S. Sasaki, H. Okubo, Y. Takahashi, Y. Hosoi et M. Itabashi. «Dietary fiber intake, dietary glycemic index and load, and body mass index: a cross-sectional study of 3931 Japanese women aged 18-20 years», *European Journal of Clinical Nutrition*, vol. 61, 2007, p. 986-995.

Les limites

Lorsqu'on prend un repas, on mange des d'aliments qui ont des indices glycémiques différents, ce qui peut influencer le niveau final de sucre dans le sang. Ainsi, si l'on consomme un aliment à indice glycémique élevé avec un aliment riche en fibres, en protéines ou en matières grasses, il n'agira pas de la même façon sur la glycémie.

De plus, il est difficile de suivre, au quotidien, un régime basé sur l'indice glycémique. Aucune donnée concernant l'IG ne figure dans les tableaux de valeur nutritive des aliments.

Et comment calculer l'IG d'une recette comprenant plusieurs ingrédients ?

Finalement, la majorité des études réalisées à ce sujet s'intéressaient surtout à des individus obèses ou souffrant de maladies chroniques. Les répercussions d'un régime à indice glycémique faible dans une population en santé sont moins connues. Des études devront être faites pour déterminer si les effets observés dans les autres populations sont aussi bénéfiques chez les individus en santé.

Classement des aliments selon leur indice glycémique

INDICE GLYCÉMIQUE		
Faible (≤ 55)	Modéré (de 56 à 69)	Élevé (≥ 70)
Produits céréaliers		
Céréales		
All-Bran	Crème de blé	Cheerios
All-Bran Buds avec psyllium	Gruau	Corn Flakes
Céréales au son d'avoine	Gruau à cuisson rapide	Crème de blé instantanée
	Shredded Wheat	Crispix
		Céréales de maïs
		Céréales de son
		Rice Krispies
Pains		
Pain à grains entiers	Pain à hamburger	Bagel blanc
Pain pumpernickel	Pain de blé entier	Pain baguette
	Pain de seigle	Pain blanc
	Pain pita	Petit pain empereur (kaiser)
Autres		
Boulgour	Couscous	Biscottes Melba
Orge perlé	Craquelins de seigle	Craquelins
Pâtes alimentaires	Riz basmati	Galettes de riz
Riz à grains longs	Riz brun	Millet
Riz étuvé		Riz calrose
Riz instantané		
Fruits		
Abricots secs	Ananas	Melon d'eau
Cerises	Bananes	
Jus d'orange		
Jus de pomme		
Kiwis		
Mangues		
Oranges		
Pamplemousses		
Pêches		
Poires		
Pommes		
Raisins		
Smoothies		

INDICE GLYCÉMIQUE		
Faible (≤ 55)	Modéré (de 56 à 69)	Élevé (≥ 70)
Légumes cuits		
Igname	Betteraves	Carottes
Patate douce	Maïs sucré	Panais
Pois verts	Pommes de terre au four ou bouillies	Pommes de terre en purée, instantanées
Soupe aux tomates	Pommes de terre en purée	Pommes de terre frites
		Rutabagas
Viandes et substituts		
Arachides	Soupe aux pois	
Fèves au lard		
Haricots de soya		
Haricots rouges		
Lentilles		
Noix de cajou		
Pois cassés		
Pois chiches		
Lait et substituts		
Boisson de soya		
Lait écrémé		
Lait entier		
Yogourt aux fruits		
Sucres concentrés		
Fructose		Glucose
Lactose		Miel
		Sucre blanc
Autres		
Chocolat noir	Biscuits à l'avoine	Biscuits Graham
Crème glacée	Biscuits Digestive	Bretzel
Croustilles de pommes de terre	Maïs soufflé	Croustilles de maïs
Pouding	Muffins	Gaufres surgelées
	Pizza au fromage	

Source : Foster-Powell, K., S. H. A. Holt et J. C. Brand-Miller. « International table of glycemic index and glycemic load values », *The American Journal of Clinical Nutrition*, vol. 76, 2002, p. 5-56. Les valeurs canadiennes ont été retenues.

Les conseils de Josée

L'exercice et la ménopause[1]

Si vous êtes dans votre ménopause, vous êtes peut-être aux prises avec des désagréments liés à une prise de poids, des bouffées de chaleur et de la fatigue, par exemple.

Mais la bonne nouvelle, c'est que l'exercice peut améliorer votre qualité de vie en réduisant ces symptômes.

L'activité aérobie a un impact certain sur le tour de taille des femmes ménopausées et post-ménopausées. Plusieurs études qui n'utilisaient qu'un simple programme de marche et un podomètre l'ont démontré. Dans l'une de ces études, des femmes de 55 à 66 ans ont porté des podomètres pendant 14 jours. Conclusion ? Les femmes qui avaient fait au moins 7500 pas par jour avaient une meilleure composition corporelle : diminution de leur pourcentage de gras, amélioration de leur indice de masse corporelle (IMC) et diminution de leur tour de taille et de leur tour de hanches. Et ce, en comparaison avec des femmes qui marchaient moins.

Si un surplus de poids vous inquiète, soyez consciente que votre métabolisme ralentit pendant la ménopause et ce, de 100 Calories par jour. Ce qu'il faut faire ? Bouger, bouger, bouger ! Et adapter quelque peu son alimentation, bien entendu !

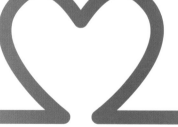

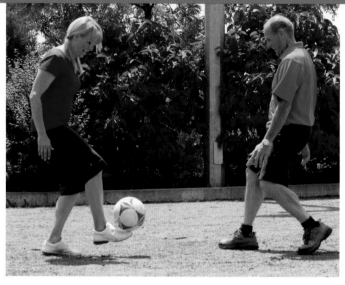

Pour le cardio

Choisissez une activité qui fait grimper votre fréquence cardiaque, donc qui vous essouffle. La marche, la danse et les cours en groupe sont de bons exemples. Idéalement, vous feriez une telle activité de deux à quatre fois par semaine. Cela vous permettra de brûler jusqu'à 300 Calories de plus dans votre journée !

Souvenez-vous aussi qu'un entraînement en musculation aura un effet très favorable sur votre métabolisme de base.

De plus, avec l'arrivée de la ménopause, l'augmentation de la densité osseuse est un objectif important. Seuls les os que l'on fait travailler verront leur densité osseuse améliorée avec le temps[2]. C'est donc dire qu'il est primordial de faire travailler les zones plus à risques, comme les muscles autour de la hanche, les extenseurs du dos et les muscles des bras. Idéalement, la fréquence d'un programme d'entraînement musculaire devrait être de trois fois par semaine.

1. North American Menopause Society. « Management of osteoporosis in postmenopausal women : 2006 position statement of The North American Menopause Society », *Menopause,* n° 13, 2006, p. 340-369.
2. Comité scientifique de Kino-Québec. *L'activité physique, déterminant de la qualité de vie des personnes de 65 ans et plus,* Secrétariat au loisir et au sport, gouvernement du Québec, 2002, 59 pages.

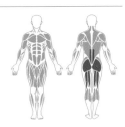

MON PROGRAMME
D'ENTRAÎNEMENT
SEMAINE 3

Établissez tout de suite **quatre** moments dans votre semaine. Vous avez un rendez-vous important avec votre santé !

L'entraînement cardiovasculaire

Le programme de marche

▼ **Fréquence :**	4 fois	
▼ **Intensité :**	Test de la voix et échelle de Borg	
▼ **Sur l'échelle :**	Intensité de 2 à 5	
▼ **Temps :**	30 minutes en 5 cycles (5 cycles de 5 minutes)	
▼ **Cycles :**	2 minutes à une intensité de 4	
	1 minute à une intensité de 2	
	1 minute à une intensité de 5	
	1 minute à une intensité de 2	

Les **5 premières minutes** de chaque entraînement sont exclues des cycles : il s'agit de votre échauffement. Marchez d'un pas léger en augmentant progressivement votre cadence jusqu'à la 6e minute. Vous commencez alors le premier cycle.

Idéalement, prévoyez toujours **5 minutes** pour récupérer et marcher d'un pas léger à la fin de l'entraînement.

Les exercices musculaires

1. EXTENSION DE LA HANCHE AU SOL

Position de départ : Allongé sur le dos, placez les pieds au sol, les genoux à 90° et allongez les bras de chaque côté de votre corps.

Action : Soulevez les hanches vers le haut, entre 15 et 20 cm (6 et 8 po) au-dessus du sol, puis redescendez lentement sans que les fesses touchent le sol.

Progression : De la même position de départ, soulevez une jambe et les hanches en vous soutenant seulement sur une jambe.

Principaux muscles sollicités : Ischio-jambiers, extenseurs lombaires et fessiers.

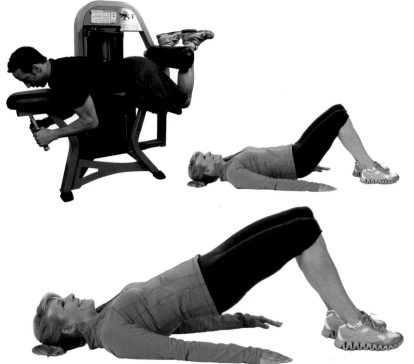

2. PUSH-UP (PROGRESSION)

Position de départ : Placez les mains au sol, directement sous les épaules, et les genoux au sol. Stabilisez le tronc en contractant les abdominaux.

Action : Laissez-vous descendre vers le sol jusqu'à ce que l'angle de votre coude atteigne 90°. Contractez les muscles afin de revenir à la position de départ. Attention : ne bloquez pas les coudes à la fin du mouvement.

Alternative moins intense : Debout face à un mur, appuyez les mains sur celui-ci, directement en avant des épaules. Stabilisez le tronc en contractant les abdominaux.

Action : Laissez-vous descendre vers le mur jusqu'à ce que l'angle de votre coude atteigne 90°. Contractez les muscles afin de revenir à la position de départ. Attention : ne bloquez pas les coudes à la fin du mouvement.

Principaux muscles sollicités :
Pectoraux, deltoïdes et triceps.

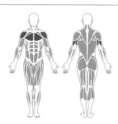

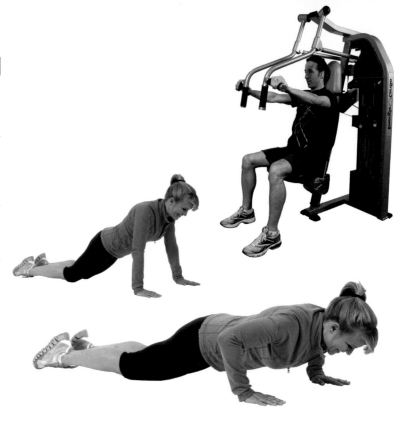

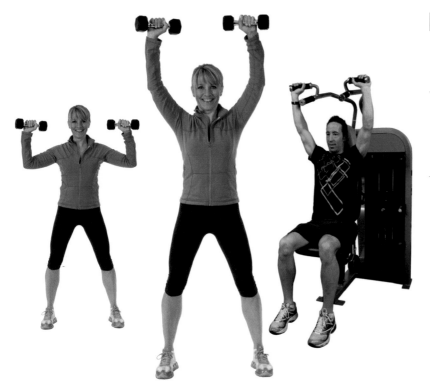

3. DÉVELOPPÉ AU-DESSUS DE LA TÊTE

Position de départ : Placez les pieds écartés à la largeur des hanches et fléchissez légèrement les genoux. Fléchissez ensuite légèrement les coudes.

Action : Poussez les mains au-dessus de la tête, en maintenant les paumes tournées vers l'avant. Ne bloquez pas les coudes lors de l'extension et restez dans une ligne verticale, juste devant les épaules, afin d'éviter une surcharge inutile sur les épaules.

Principaux muscles sollicités :
Deltoïdes et trapèzes supérieurs.

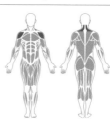

4. EXTENSION COMPLÈTE DU TRONC

Position de départ : Allongé sur le ventre, la tête légèrement surélevée et dans le prolongement du tronc. Les fessiers sont contractés et les bras sont le long du corps.

Action : Soulevez le tronc en pensant à vous allonger, puis ouvrez les bras pour les amener lentement au-dessus de votre tête. Revenez ensuite à la position de départ et abaissez le tronc.

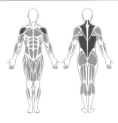

Principaux muscles sollicités : Trapèzes, dorsaux et deltoïdes.

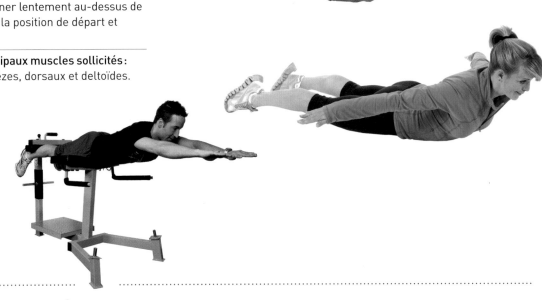

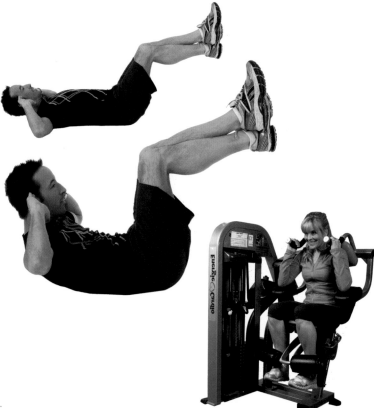

5. ENROULÉS COMPLETS

Position de départ : Allongé sur le sol, les mains à la hauteur de la nuque et les chevilles croisées au-dessus des hanches.

Action : Soulevez le haut du tronc en contractant les abdominaux. Ne tirez pas sur la tête, soutenez-la simplement. En même temps, rapprochez les jambes du tronc en poussant le dos contre le plancher. Concentrez-vous sur la profonde contraction des abdominaux. Pensez à enrouler et à dérouler votre colonne vertébrale et évitez de faire des mouvements brusques.

Principaux muscles sollicités : Grands droits de l'abdomen et obliques.

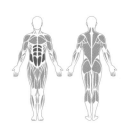

Les témoignages

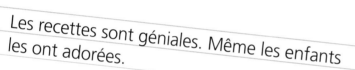

La beauté de Kilo Cardio, c'est que ce n'est pas un régime. C'est plutôt un mode de vie : on mange à sa faim, on bouge, on mesure les résultats au jour le jour et on revit littéralement.

Jean Leclerc

Les recettes sont géniales. Même les enfants les ont adorées.

Martin Chouinard

Le programme Kilo Cardio a été une planche de salut, car j'avais essayé toutes les diètes miracles… et le miracle ne s'était jamais produit.

Jocelyne Leduc

J'ai perdu 10 kg (23 lb) et je maintiens mon poids depuis un mois. Je poursuis mes exercices tous les jours et je mange bien. Pour moi, Kilo Cardio, ce n'est pas un régime, c'est une façon de manger santé.

Diane Caron

Ce livre nous a appris à bien manger !

Julie Bourget

Les conseils de Guy

Pour vous redécouvrir,
faites-le maintenant !

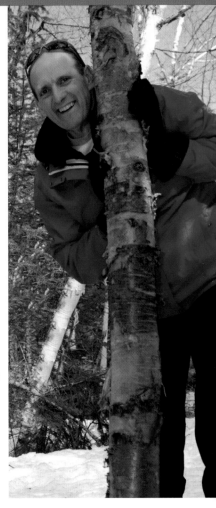

Vous avez déjà rêvé de changer de vie, n'est-ce pas ? Il n'y a pas de honte à ça. C'est un fantasme bien légitime. Un employé rêve de devenir le patron de son patron, une vedette rêve de retomber dans l'anonymat… Nous aimerions tous, à un moment ou à un autre, pouvoir vivre une existence qui n'est pas la nôtre.

Eh bien, croyez-le ou non, vous pouvez donner vie à ce fantasme ! Sans blague, c'est peut-être le seul avantage à être « gros », celui de pouvoir se métamorphoser au point que même les gens qui nous connaissent bien ne nous reconnaissent plus. Plus fantastique encore, c'est lorsque vous-même, vous ne vous reconnaissez plus en vous regardant dans le miroir. Wow, quel plaisir ! Je vous souhaite de vivre cela.

Vous n'avez pas idée du nombre de fois où je me suis regardé dans le miroir pendant la période où je perdais du poids. Encore aujourd'hui, lorsque je me vois sur d'anciennes photos, je suis estomaqué du changement et je ne comprends pas pourquoi je ne me suis pas décidé avant. Même ceux qui ont 9 kg (20 lb) à perdre voient la différence dans leur apparence et leurs vêtements.

Au risque de passer pour un narcissique, il y a eu un temps où j'ai dû apprivoiser mon nouveau corps. Comme je l'ai mentionné dans le premier tome, devant le miroir, je regardais mon double menton qui devenait de moins en moins double, je regardais mes yeux qui étaient de moins en moins enfouis dans la graisse de mes joues. Je voyais apparaître de nouveaux muscles (eh, j'avais des muscles, pour un homme, c'est très important !) sur mes jambes et mes cuisses et de nouvelles veines sur mes mains.

Se métamorphoser est un privilège qui n'est pas à la portée de tous. Ah, il y a bien ceux qui participent à des émissions de transformation extrême en se faisant refaire le nez, le menton, la bouche ou les dents, ou encore ceux qui ont recours à la chirurgie esthétique, mais j'imagine qu'à l'instar de l'obèse, qui perd beaucoup de poids, ces gens goûtent un plaisir spécial.

Si vous éprouvez des difficultés en ce moment et que votre motivation en subit les contrecoups, misez sur une transformation extrême de votre silhouette par vos efforts et votre ténacité, vous en retirerez une fierté incomparable.

De plus, si votre corps change, c'est inévitable, le regard des gens qui vous entourent changera aussi. Vous gagnerez leur respect. Votre personnalité sera plus attirante et vous aurez plus de charisme. Vous gagnerez aussi en assurance sur plusieurs aspects, tant personnels que professionnels. Vous vous tiendrez de plus en plus droit. Vous ne serez plus porté à cacher votre ventre avec vos bras. Vous, les hommes, vous pourrez raser la barbe qui vous servait si bien pour cacher votre *babyface*. Votre carrière pourrait même en bénéficier (mon Dieu, j'ai l'impression d'être un astrologue qui vous prédit l'avenir), parce que votre employeur va reconnaître en vous une personne qui a du caractère et qui est capable de relever des défis. N'est-ce pas ça qu'on appelle devenir une nouvelle personne ?

Vous pensez que j'exagère ? Je vous jure que non. Demandez à ceux qui ont perdu du poids et qui le maintiennent, ils vous diront tous la même chose que moi.

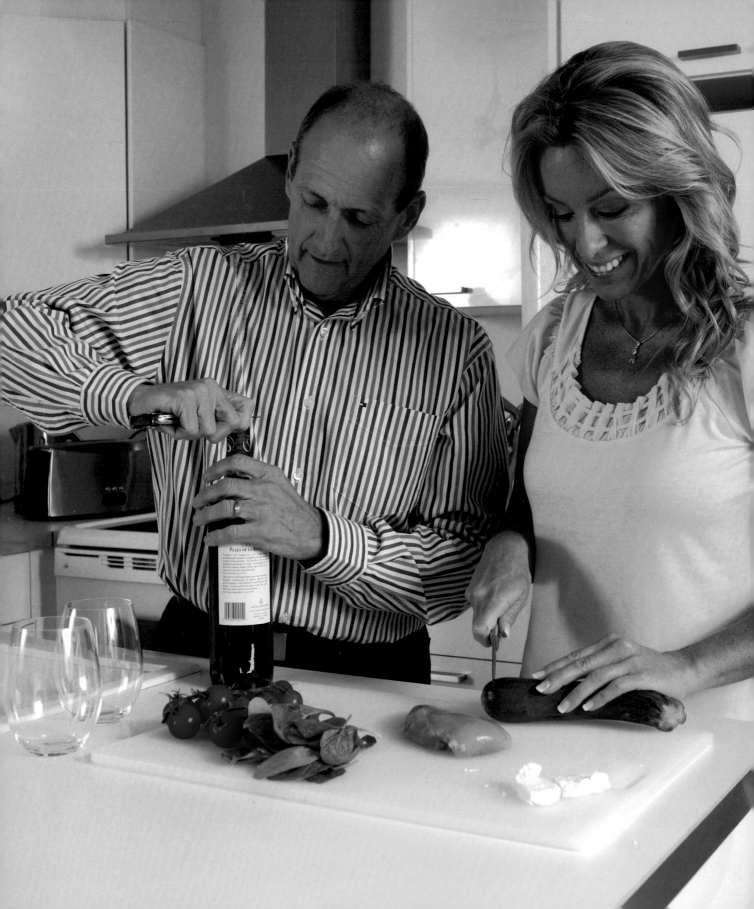

Valeur nutritive

calories : 130 kcal
lipides : 5 g
protéines : 22 g
glucides : 0 g
fibres : 0 g
équivalents : 1 VS

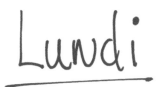

Lundi

★ Escalopes de veau façon saltimbocca

Ingrédients

1 portion		2 portions	
Au goût	poivre	Au goût	poivre
1	escalope de veau de **80 g (2 ⅔ oz)**	2	escalopes de veau de **80 g (2 ⅔ oz)** chacune
1	tranche mince de prosciutto d'environ **15 g (½ oz)**	2	tranches minces de prosciutto d'environ **15 g (½ oz)** chacune
1	feuille de sauge fraîche	2	feuilles de sauge fraîche
2,5 ml	(**½ c. à thé**) d'huile de canola	5 ml	(**1 c. à thé**) d'huile de canola
45 ml	(**3 c. à soupe**) de bouillon de poulet	80 ml	(**⅓ tasse**) de bouillon de poulet

Préparation

- Poivrer le veau (ne pas saler, car le prosciutto est très salé).
- Disposer une tranche de prosciutto et une feuille de sauge sur chacune des escalopes, puis fixer le tout à l'aide d'un cure-dent.
- Dans une poêle antiadhésive, chauffer l'huile à feu vif et y saisir les saltimboccas environ 1 minute de chaque côté pour faire dorer la viande.
- Déglacer la poêle au bouillon de poulet et poursuivre la cuisson 1 minute.

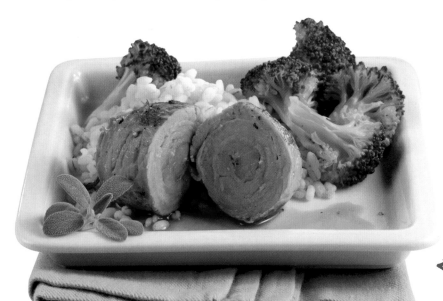

Menu du jour 1

Déjeuner

2 rôties de blé entier

15 ml (1 c. à soupe) de beurre d'amande

250 ml (1 tasse) de lait 1 %

1 orange

Café ou thé

Dîner

Ciabatta poulet-pesto (p. 201)

125 ml (½ tasse) de radis

125 ml (½ tasse) de céleri

1 banane

25 g (1 oz) de fromage allégé

Souper

★ Escalopes de veau façon saltimbocca

125 ml (½ tasse) d'orge cuit

250 ml (1 tasse) de brocoli cuit

125 ml (½ tasse) d'orge cuit

1 kiwi

125 ml (½ tasse) de lait 1 %

Collations

15 ml (1 c. à soupe) de pistaches (AM)

15 ml (1 c. à soupe) de pistaches (AM)

15 ml (1 c. à soupe) de pistaches (AM)

125 ml (½ tasse) de carottes (AM)

175 ml (¾ tasse) de yogourt nature 1 ou 2 % (PM/soirée)

125 ml (½ tasse) de framboises (PM/soirée)

Variante

Vous pouvez remplacer les escalopes de veau par des escalopes de dindon. Vous pouvez aussi remplacer une partie du bouillon de poulet par du vin blanc.

Valeur nutritive
calories : 190 kcal
lipides : 4 g
protéines : 28 g
glucides : 10 g
fibres : 4 g
équivalents : 2,5 LF
• 1,5 VS

Mardi

Menu du jour 2

Déjeuner

1 galette aux bleuets et aux graines de lin (portion congelée, p. 40)

125 ml (½ tasse) de cottage 1 %

250 ml (1 tasse) de lait 1 %

125 ml (½ tasse) de cantaloup

Café ou thé

½ galette aux bleuets et aux graines de lin (portion congelée, p. 40)

½ galette aux bleuets et aux graines de lin (portion congelée, p. 40)

Dîner

Soupe à la courge musquée, au cari et aux pommes (portion congelée, p. 59)

1 petite ciabatta de blé entier

3 sardines

Salade toute verte (p. 200)

1 kiwi

1 petit yogourt de 100 g (3 ½ oz) 2 % ou moins

Souper

★ Aiglefin sur fenouil braisé

Salade tiède de pois chiches (p. 200)

125 ml (½ tasse) de lait 1 %

125 ml (½ tasse) de framboises

Collations

125 ml (½ tasse) de céleri (AM)

4 biscottes Melba (PM/soirée)

25 g (1 oz) de bocconcini (PM/soirée)

25 g (1 oz) de bocconcini (PM/soirée)

★ Aiglefin sur fenouil braisé

Ingrédients

1 portion		2 portions	
½	bulbe de fenouil coupé en quatre quartiers	1	bulbe de fenouil coupé en huit quartiers
60 ml	(¼ tasse) de bouillon de poulet ou de légumes	125 ml	(½ tasse) de bouillon de poulet ou de légumes
2,5 ml	(½ c. à thé) d'huile d'olive zeste de ½ orange	5 ml	(1 c. à thé) d'huile d'olive zeste de 1 orange
Au goût	Sel et poivre	Au goût	sel et poivre
1	brin de thym frais ou 1 ml (¼ c. à thé) de thym séché	1	brin de thym frais ou 1 ml (¼ c. à thé) de thym séché
135 g	(4 ½ oz) de filet d'aiglefin	270 g	(9 oz) de filet d'aiglefin

Préparation

- Déposer le fenouil dans une poêle à bord élevé. Ajouter le bouillon de poulet, l'huile, le zeste d'orange, le sel, le poivre et le thym. Porter à ébullition, puis baisser le feu, couvrir et laisser mijoter environ 20 minutes.
- Déposer le poisson sur le fenouil et poursuivre la cuisson de 10 à 12 minutes ou jusqu'à ce que la chair du poisson se défasse facilement à la fourchette.

Note : Conservez les petites feuilles du fenouil pour le sandwich de vendredi midi.

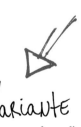

Variante

Vous pouvez remplacer l'aiglefin par un autre poisson blanc comme la sole ou le tilapia. Pour une soirée spéciale, remplacez une partie du bouillon par du vin blanc.

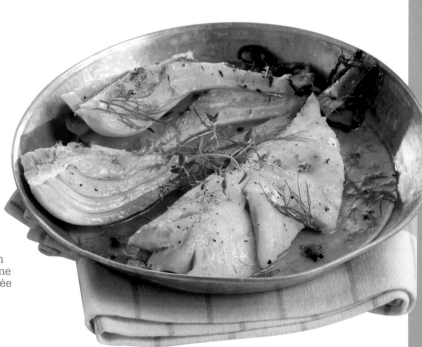

Valeur nutritive

calories : 230 kcal
lipides : 13 g
protéines : 18 g
glucides : 10 g
fibres : 1 g
équivalents : 0,5 LF
• 0,25 PC • 0,5 LS
• 1 VS

Mercredi

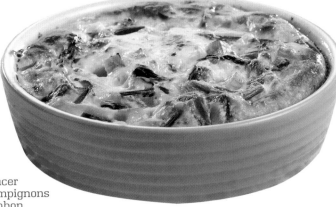

Variante

Vous pouvez remplacer
les asperges par des champignons
en tranches et le jambon
par du poulet coupé en dés.

★ Quiche sans croûte jambon et asperges

Ingrédients

1 portion		**2 portions**	
60 ml	(¼ **tasse**) d'asperges en tronçons	125 ml	(½ **tasse**) d'asperges en tronçons
1	œuf	2	œufs
45 ml	(3 **c. à soupe**) de lait 1 %	90 ml	(6 **c. à soupe**) de lait 1 %
Au goût	sel et poivre	**Au goût**	Sel et poivre
10 ml	(2 **c. à thé**) de farine tout usage	20 ml	(4 **c. à thé**) de farine tout usage
40 g	(1 ⅓ **oz**) de jambon blanc en dés	75 g	(2 ½ **oz**) de jambon blanc en dés
15 g	(½ **oz**) de fromage allégé, râpé (mozzarella, suisse, cheddar ou autre)	25 g	(1 **oz**) de fromage allégé, râpé (mozzarella, suisse, cheddar ou autre)

Préparation

- Dans une casserole d'eau bouillante, cuire les tronçons d'asperge jusqu'à ce qu'ils soient tendres, mais encore croquants. Égoutter et refroidir sous l'eau froide.
- Préchauffer le four à 190 ºC (375 ºF).
- Beurrer un ramequin de 250 ml (1 tasse) pour une portion ou deux pareils pour deux portions.
- Dans un bol, battre les œufs avec le lait. Assaisonner, puis ajouter la farine en pluie légère pour éviter de faire des grumeaux. Au besoin, passer la préparation au tamis. Incorporer ensuite le jambon et les asperges refroidies.
- Verser le mélange dans les ramequins et garnir de fromage.
- Cuire au four de 20 à 25 minutes ou jusqu'à ce qu'un cure-dent inséré au centre de la quiche en ressorte propre et que le dessus de la quiche soit doré. Au besoin, terminer la cuisson sous le gril du four *(broil)*, pour que le dessus de la quiche soit bien gratiné.

Menu du jour 3

Déjeuner

2 tranches de pain aux raisins

10 ml (2 c. à thé) de beurre d'arachide

250 ml (1 tasse) de lait 1 %

½ kiwi

Café ou thé

½ kiwi

1 kiwi

5 ml (1 c. à thé) de beurre d'arachide

Dîner

Salade saumon et pommes de terre (p. 199)

3 biscottes Melba

2 biscottes Melba

125 ml (½ tasse) de cottage 1 %

Souper

★ Quiche sans croûte jambon et asperges

1 tranche de pain de blé entier

125 ml (½ tasse) de brocoli cuit

125 ml (½ tasse) de jus de légumes

1 tranche de pain de blé entier

5 ml (1 c. à thé) de margarine non hydrogénée

125 ml (½ tasse) de brocoli cuit

125 ml (½ tasse) de jus de légumes

Collations

1 petit yogourt de 100 g (3 ½ oz) 2 % ou moins (AM)

125 ml (½ tasse) de cantaloup (AM)

5 tomates cerises (PM/soirée)

5 tomates cerises (PM/soirée)

25 g (1 oz) de fromage allégé (PM/soirée)

Menu du jour 4

Déjeuner

175 ml (¾ tasse) de gruau préparé

15 ml (1 c. à soupe) de graines de lin moulues

10 ml (2 c. à thé) de sirop d'érable

125 ml (½ tasse) de cantaloup

250 ml (1 tasse) de lait 1 %

Café ou thé

1 tranche de pain aux raisins

5 ml (1 c. à thé) de margarine non hydrogénée

Dîner

Sandwich au prosciutto (p. 202)

125 ml (½ tasse) de concombre

½ banane

½ banane

Souper

⭐ Sole à l'orange

125 ml (½ tasse) de penne de blé entier cuits

250 ml (1 tasse) de petits pois cuits

125 ml (½ tasse) de lait 1 %

125 ml (½ tasse) de penne de blé entier cuits

125 ml (½ tasse) de framboises

80 ml (⅓ tasse) de yogourt nature 1 ou 2 %

Collations

125 ml (½ tasse) de carottes (AM)

125 ml (½ tasse) de céleri (AM)

30 ml (2 c. à soupe) de pistaches (AM)

1 petit yogourt de 100 g (3 ½ oz) 2 % ou moins (PM/soirée)

1 orange (PM/soirée)

Valeur nutritive
calories : 180 kcal
lipides : 5 g
protéines : 26 g
glucides : 7 g
fibres : 0 g
équivalents : 0,25 LF
• 1,5 VS

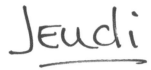

Jeudi

Variante

Vous pouvez utiliser d'autres types de poisson blanc comme le tilapia ou l'aiglefin. Vous pouvez aussi remplacer le jus d'orange par du jus de pamplemousse ou de citron.

★ Sole à l'orange

Ingrédients

1 portion		2 portions	
135 g	(4 ½ oz) de filet de sole	270 g	(9 oz) de filet de sole
5 ml	(1 c. à thé) d'huile d'olive	7,5 ml	(½ c. à soupe) d'huile d'olive
Au goût	sel et poivre	Au goût	sel et poivre
30 ml	(2 c. à soupe) de jus d'orange fraîchement pressé (½ orange)	60 ml	(¼ tasse) de jus d'orange fraîchement pressé (1 orange)
2,5 ml	(½ c. à thé) de chacun des ingrédients suivants : sauce soya, fécule de maïs et sirop d'érable	5 ml	(1 c. à thé) de chacun des ingrédients suivants : sauce soya, fécule de maïs et sirop d'érable
1 ml	(¼ c. à thé) de gingembre frais, râpé	1 ml	(¼ c. à thé) de gingembre frais, râpé

Préparation

- Préchauffer le four à 230 °C (450 °F).
- Badigeonner d'huile les filets de poisson, puis les assaisonner. Déposer les filets sur une plaque à cuisson couverte de papier parchemin. Cuire environ 10 minutes ou jusqu'à ce que la chair du poisson se défasse facilement à la fourchette.
- Entre-temps, faire la sauce. Dans un petit bol allant au four à micro-ondes, mélanger les autres ingrédients jusqu'à ce que la fécule de maïs soit bien délayée. Chauffer à puissance moyenne 45 secondes, en brassant toutes les 15 secondes ou jusqu'à ce que la sauce soit légèrement épaisse.
- Pour servir, napper le poisson de sauce.

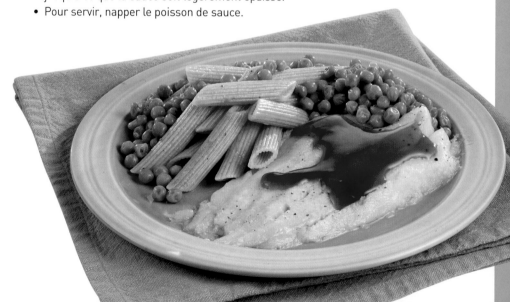

Valeur nutritive

calories : 370 kcal
lipides : 9 g
protéines : 32 g
glucides : 39 g
fibres : 6 g
équivalents : 1,5 LF
• 1,5 PC • 1 VS

Vendredi

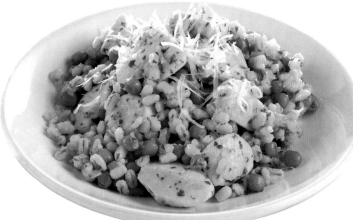

★ Risotto d'orge au poulet et aux petits pois

Ingrédients

1 portion

5 ml	**(1 c. à thé)** d'huile d'olive ou de canola
90 g	**(3 oz)** de poitrine de poulet désossée, sans la peau, en cubes
Au goût	sel et poivre
¼	d'oignon haché finement
½	gousse d'ail hachée finement
45 ml	**(3 c. à soupe)** d'orge perlé
155 ml	**(½ tasse + 2 c. à soupe)** de bouillon de poulet
90 ml	**(6 c. à soupe)** de petits pois verts surgelés
30 ml	**(2 c. à soupe)** de persil frais, haché
7 g	**(¼ oz)** de parmesan râpé

2 portions

10 ml	**(2 c. à thé)** d'huile d'olive ou de canola
180 g	**(6 oz)** de poitrine de poulet désossée, sans la peau, en cubes
Au goût	sel et poivre
½	oignon haché finement
1	gousse d'ail hachée finement
80 ml	**(⅓ tasse)** d'orge perlé
310 ml	**(1 ¼ tasse)** de bouillon de poulet
180 ml	**(¾ tasse)** de petits pois verts surgelés
60 ml	**(¼ tasse)** de persil frais, haché
15 g	**(½ oz)** de parmesan râpé

Préparation

- Dans une poêle antiadhésive, chauffer la moitié de l'huile et y faire dorer les cubes de poulet de tous les côtés, jusqu'à ce qu'ils soient cuits. Assaisonner et réserver.
- Dans une casserole à fond épais, chauffer le reste de l'huile. Faire revenir l'oignon et l'ail. Ajouter l'orge et bien remuer.
- À feu moyen, verser d'abord la moitié du bouillon de poulet. Lorsqu'il ne reste plus de liquide, ajouter le reste du bouillon. Remuer et poursuivre la cuisson environ 15 minutes jusqu'à ce que l'orge soit al dente. Cinq minutes avant la fin de la cuisson, ajouter les petits pois verts.
- Ajouter finalement le persil, le poulet réservé et le parmesan râpé. Mélanger.

Note : Congelez le reste du bouillon de poulet pour une utilisation ultérieure.

Menu du jour 5

Déjeuner

175 ml (¾ tasse) de yogourt nature 1 ou 2 %

125 ml (½ tasse) de Müslix

15 ml (1 c. à soupe) de graines de lin moulues

125 ml (½ tasse) de lait 1 %

125 ml (½ tasse) de framboises

Café ou thé

125 ml (½ tasse) de lait 1 %

15 ml (1 c. à soupe) de sirop d'érable

30 ml (2 c. à soupe) de pistaches

Dîner

Sandwich aux œufs et aux petites feuilles de fenouil (p. 202)

1 orange

125 ml (½ tasse) de concombre

125 ml (½ tasse) de jus de légumes

Souper

★ Risotto d'orge au poulet et aux petits pois

Salade de roquette (p. 200)

1 banane

Collations

25 g (1 oz) de fromage allégé (AM)

125 ml (½ tasse) de radis (AM)

2 biscottes Melba (AM)

2 biscottes Melba (AM)

125 ml (½ tasse) de cantaloup (PM/soirée)

1 petit yogourt de 100 g (3 ½ oz) 2 % ou moins (PM/soirée)

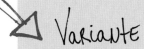

Variante

Vous pouvez remplacer l'orge par du riz italien de type arborio. Le temps de cuisson sera semblable. Vous pouvez aussi remplacer les pois par des pointes d'asperge.

Menu du jour 6

Déjeuner

1 morceau de baguette de blé entier de 60 g (2 oz)

1 œuf

25 g (1 oz) de fromage allégé

125 ml (½ tasse) de framboises

250 ml (1 tasse) de lait 1 %

Café ou thé

1 œuf

Dîner

Salade pâtes, tomates et olives noires (p. 198)

125 ml (½ tasse) de concombre

1 petit yogourt de 100 g (3 ½ oz) 2 % ou moins

1 orange

Souper

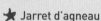 Jarret d'agneau

250 ml (1 tasse) d'asperges cuites

1 pomme de terre grelot bouillie

1 pomme de terre grelot bouillie

1 pomme de terre grelot bouillie

1 kiwi

Collations

125 ml (½ tasse) de brocoli (AM)

125 ml (½ tasse) de cantaloup (PM/soirée)

60 ml (¼ tasse) de cottage 1 % (PM/soirée)

1 tranche de pain aux raisins (PM/soirée)

60 ml (¼ tasse) de cottage 1 % (PM/soirée)

Valeur nutritive
calories : 350 kcal
lipides : 19 g
protéines : 31 g
glucides : 14 g
fibres : 3 g
équivalents : 0,5 PC
• 2 VS

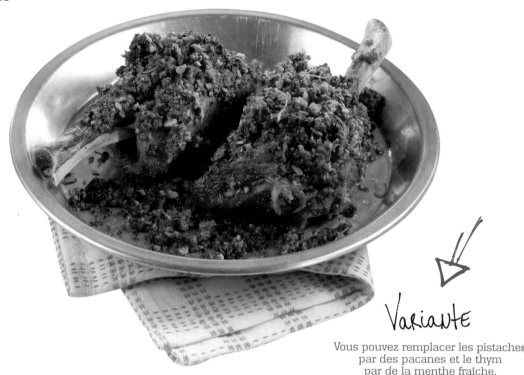

Samedi

Variante

Vous pouvez remplacer les pistaches par des pacanes et le thym par de la menthe fraîche.

★ Jarret d'agneau

Ingrédients

1 portion		2 portions	
45 ml	(3 c. à soupe) de pistaches décortiquées, non salées	80 ml	(⅓ tasse) de pistaches décortiquées, non salées
½	tranche de pain de blé entier grillée	1	tranche de pain de blé entier grillée
1	branche de thym frais	2	branches de thym frais
½	gousse d'ail hachée	1	gousse d'ail hachée
5 ml	(1 c. à thé) d'huile d'olive	10 ml	(2 c. à thé) d'huile d'olive
½	oignon vert haché	1	oignon vert haché
1	jarret d'agneau de 120 g (4 oz)	2	jarrets d'agneau de 120 g (4 oz) chacun

Préparation

- Préchauffer le four à 190 ºC (375 ºF).
- Mettre les pistaches, le pain, le thym, l'ail, l'huile et l'oignon vert dans un mélangeur et réduire le tout en chapelure.
- Couvrir les jarrets de cette chapelure et presser pour bien la faire adhérer à la viande.
- Déposer les jarrets dans un plat allant au four et cuire environ 1 heure ou jusqu'à ce que la viande se détache facilement de l'os.

Valeur nutritive
calories : 220 kcal
lipides : 3,5 g
protéines : 9 g
glucides : 39 g
fibres : 6 g
équivalents : 1,5 LF
• 0,25 PC • 0,75 VS

Dimanche

★ Soupe espagnole

Ingrédients

4 portions

5 ml	(1 c. à thé) d'huile d'olive
1	gousse d'ail hachée finement
1	boîte de **796 ml (28 oz)** de tomates en dés
375 ml	(1 ½ tasse) d'eau
1	boîte de **540 ml (19 oz)** de pois chiches rincés et égouttés

5 ml	(1 c. à thé) de tabasco ou de sambal œlek (facultatif)
30 g	(1 oz) de pâtes longues de blé entier concassées (ex. : spaghettis, linguines)
Au goût	sel et poivre

Préparation

- Dans une casserole, chauffer l'huile. Cuire l'ail quelques secondes seulement pour éviter qu'il ne brûle. Ajouter les tomates, l'eau, les pois chiches et le tabasco (si désiré), puis porter à ébullition.
- Baisser le feu et laisser mijoter environ 15 minutes. Ajouter les pâtes et poursuivre la cuisson environ 5 minutes ou jusqu'à ce que les pâtes soient cuites. Ajouter un peu d'eau au besoin.
- Assaisonner si nécessaire.

Note : Congelez individuellement les deux ou trois portions de soupe espagnole supplémentaires pour la prochaine fois qu'elle apparaîtra au menu.

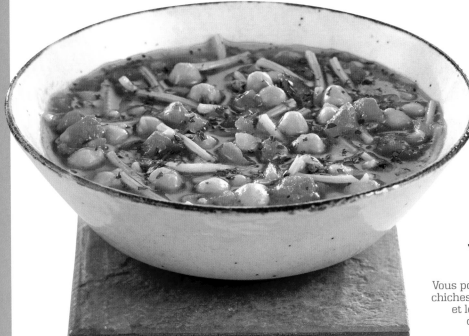

Menu du jour 7

Déjeuner

125 ml (½ tasse) de Müslix

125 ml (½ tasse) de céréales de son

125 ml (½ tasse) de framboises

250 ml (1 tasse) de lait 1 %

Café ou thé

125 ml (½ tasse) de Müslix

15 ml (1 c. à soupe) de graines de lin moulues

Dîner

★ Soupe espagnole

25 g (1 oz) de fromage allégé

125 ml (½ tasse) de carottes

★ Granité au café (p. 80)

25 g (1 oz) de fromage allégé

Souper

★ Tournedos de pétoncles (p. 81)

125 ml (½ tasse) d'orge cuit

250 ml (1 tasse) de courgettes cuites

Salade de roquette (p. 200)

125 ml (½ tasse) d'orge cuit

Collations

80 ml (⅓ tasse) de yogourt nature 1 ou 2 % (AM)

½ banane (AM)

80 ml (⅓ tasse) de yogourt nature 1 ou 2 % (AM)

15 ml (1 c. à soupe) de sirop d'érable (AM)

★ 1 muffin à la courgette et au citron (p. 80) (PM/soirée)

Variante

Vous pouvez remplacer les pois chiches par des haricots blancs et les pâtes longues par des pâtes courtes.

Menu du jour 7

Déjeuner

125 ml (½ tasse) de Müslix

125 ml (½ tasse) de céréales de son

125 ml (½ tasse) de framboises

250 ml (1 tasse) de lait 1 %

Café ou thé

125 ml (½ tasse) de Müslix

15 ml (1 c. à soupe) de graines de lin moulues

Dîner

★ Soupe espagnole (p. 79)

25 g (1 oz) de fromage allégé

125 ml (½ tasse) de carottes

★ Granité au café

25 g (1 oz) de fromage allégé

Souper

★ Tournedos de pétoncles

125 ml (½ tasse) d'orge cuit

250 ml (1 tasse) de courgettes cuites

Salade de roquette (p. 200)

125 ml (½ tasse) d'orge cuite

Collations

80 ml (⅓ tasse) de yogourt nature 1 ou 2 % (AM)

½ banane (AM)

80 ml (⅓ tasse) de yogourt nature 1 ou 2 % (AM)

15 ml (1 c. à soupe) de sirop d'érable (AM)

★ 1 muffin à la courgette et au citron (PM/soirée)

Valeur nutritive

calories : 50 kcal
lipides : 1 g
protéines : 0 g
glucides : 10 g
fibres : 0 g
équivalents : aucun

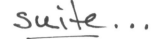

suite... *Variante*

Le principe du granité reste le même pour toutes les associations de saveurs. Vous pouvez aussi utiliser des jus de fruits sans sucre ajouté. Délicieux par temps chaud!

★ Granité au café

Ingrédients

1 portion	
125 ml	(½ tasse) de café fort ou d'expresso chaud
10 ml	(2 c. à thé) de sucre
5 ml	(1 c. à thé) de Baileys ou de liqueur de café

2 portions	
250 ml	(1 tasse) de café fort ou d'expresso chaud
20 ml	(4 c. à thé) de sucre
10 ml	(2 c. à thé) de Baileys ou de liqueur de café

Préparation

- Verser le café dans un plat en pyrex. Ajouter le sucre et mélanger jusqu'à ce qu'il soit dissous. Ajouter l'alcool et mélanger. Déposer à plat au congélateur et laisser prendre environ 40 minutes.
- À l'aide d'une fourchette, gratter la surface de la préparation afin d'obtenir de petits cristaux. Remettre au congélateur et répéter l'opération à quelques reprises.
- Servir dans de jolies coupes.

Note : Il est possible de substituer quelques framboises du déjeuner pour garnir le granité du dîner.

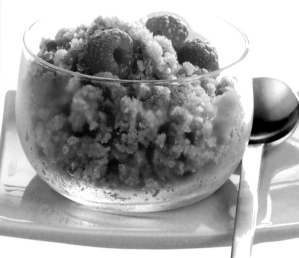

★ Muffins à la courgette et au citron

Ingrédients

8 portions	
125 ml	(½ tasse) de farine tout usage
125 ml	(½ tasse) de farine de blé entier
1 ml	(¼ c. à thé) de sel
2,5 ml	(½ c. à thé) de bicarbonate de soude
1 ml	(¼ c. à thé) de levure chimique (poudre à pâte)

10 ml	(2 c. à thé) de zeste de citron
250 ml	(1 tasse) de courgette râpée
30 ml	(2 c. à soupe) d'huile de canola
30 ml	(2 c. à soupe) de lait 1 %
60 ml	(¼ tasse) de miel
1	œuf
2,5 ml	(½ c. à thé) de vanille

Valeur nutritive

calories : 140 kcal
lipides : 4,5 g
protéines : 3 g
glucides : 22 g
fibres : 1 g
équivalents : 0,25 LF
• 0,75 PC

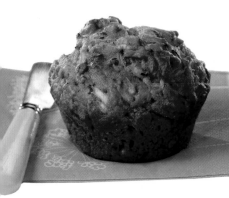

Préparation

- Préchauffer le four à 180 ºC (350 ºF).
- Dans un bol, mélanger les farines, le sel, le bicarbonate de soude et la levure chimique.
- Dans un autre bol, mélanger le zeste de citron, la courgette, l'huile, le lait, le miel, l'œuf et la vanille.
- Verser les ingrédients liquides sur les ingrédients secs et mélanger jusqu'à ce que la pâte soit homogène, sans plus.
- Répartir la pâte entre huit moules à muffins légèrement huilés ou tapissés de moules en papier.
- Cuire environ 17 minutes ou jusqu'à ce qu'un cure-dent inséré au centre des muffins en ressorte propre.

Note : Conservez une portion pour la collation de lundi et congelez individuellement les portions supplémentaires pour une utilisation ultérieure.

Variante

Vous pouvez remplacer la courgette par des carottes et le zeste de citron par de la cannelle. Pour la cannelle, 5 ml (1 c. à thé) suffiront.

★ Tournedos de pétoncles

Valeur nutritive
calories : 190 kcal
lipides : 8 g
protéines : 27 g
glucides : 3 g
fibres : 0 g
équivalents : 1,75 VS

Ingrédients

1 portion		2 portions	
1	tranche mince de prosciutto d'environ **15 g (½ oz)**	2	tranches minces de prosciutto d'environ **15 g (½ oz)** chacune
135 g	**(4 ½ oz)** de pétoncles	270 g	**(9 oz)** de pétoncles
5 ml	**(1 c. à thé)** d'huile d'olive zeste de ½ citron	10 ml	**(2 c. à thé)** d'huile d'olive zeste de **1** citron

Préparation

- Faire tremper des brochettes de bois dans l'eau quelques minutes.
- Couper le prosciutto en lanières aussi larges que l'épaisseur des pétoncles, puis enrouler les lanières autour des mollusques.
- Enfiler les pétoncles sur les brochettes de bois.
- Dans une poêle antiadhésive, chauffer l'huile. Y déposer les brochettes de pétoncles et les faire dorer des deux côtés.
- Terminer la cuisson sous le gril du four *(broil)*. Calculer environ 5 minutes pour les petits pétoncles et 7 pour les gros.
- Garnir de zeste de citron avant de servir.

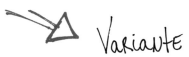

Variante

Vous pouvez remplacer les pétoncles par des cubes de poulet. Le temps de cuisson sera alors légèrement prolongé.

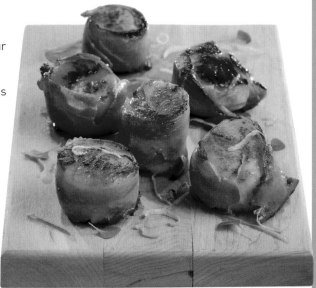

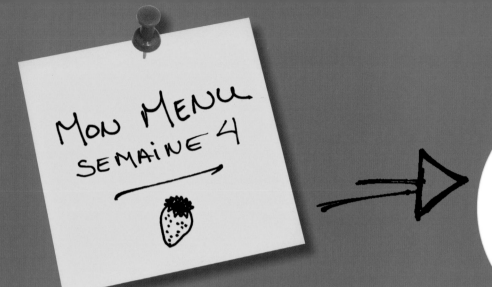

1300, 1500, 1800 Calories ?

Menu de base à 1300 Calories.

....

Menu à 1500 Calories, ajouter ces aliments au menu de base.

....

Menu à 1800 Calories, ajouter ces aliments au menu de base ainsi qu'au menu à 1500 Calories.

	Déjeuner	Dîner	Souper	Collations
lundi • jour 1	2 rôties de pain de blé entier	Pita moyen-oriental (p. 201)	★ Poulet façon tandoori (p. 93)	1 muffin courgette et citron (portion supplémentaire, p. 8
	15 ml (1 c. à soupe) de beurre d'arachide	125 ml (½ tasse) de céleri	125 ml (½ tasse) de riz brun cuit	1 prune (AM)
	250 ml (1 tasse) de lait 1 %	1 petit yogourt de 100 g (3 ½ oz) 2 % ou moins	250 ml (1 tasse) de chou-fleur cuit	15 ml (1 c. à soupe) de graines de tournesol (PM/soirée)
	½ pamplemousse	125 ml (½ tasse) d'ananas	1 clémentine	125 ml (½ tasse) de poivron (PM/soirée)
	Café ou thé	250 ml (1 tasse) de jus de légumes	125 ml (½ tasse) de riz brun cuit	15 ml (1 c. à soupe) de graines de tournesol (PM/soirée)
			1 clémentine	30 ml (2 c. à soupe) de graines de tournesol (PM/soirée)
			250 ml (1 tasse) de lait 1 %	
mardi • jour 2	175 ml (¾ tasse) de gruau préparé	Coleslaw au poulet (p. 197)	★ Saumon en croûte de sésame (p. 94)	125 ml (½ tasse) de chou-fleur (AM)
	10 ml (2 c. à thé) de sirop d'érable	2 craquelins de seigle	125 ml (½ tasse) de couscous de blé entier cuit	45 ml (3 c. à soupe) de hoummos (AM)
	250 ml (1 tasse) de lait 1 %	1 prune	250 ml (1 tasse) d'asperges cuites	½ pita de blé entier (PM/soirée)
	125 ml (½ tasse) de fraises	50 g (1 ½ oz) de fromage allégé	125 ml (½ tasse) de couscous de blé entier cuit	125 ml (½ tasse) de cottage 1 % (PM/soirée)
	1 petit yogourt de 100 g (3 ½ oz) 2 % ou moins		Salade d'épinards (option fraises) (p. 200)	
	Café ou thé		125 ml (½ tasse) d'ananas	
	15 ml (1 c. à soupe) de graines de lin moulues			
	1 tranche de pain aux raisins			
	5 ml (1 c. à thé) de margarine non hydrogénée			
mercredi • jour 3	1 muffin courgette et citron (portion congelée, p. 80)	Salade arc-en-ciel (p. 197)	★ Crevettes marinées au lait de coco (p. 95)	3 craquelins de seigle (AM)
	250 ml (1 tasse) de lait 1 %	½ pita de blé entier	125 ml (½ tasse) de nouilles de riz cuites	25 ml (5 c. à thé) de hoummos (AM)
	1 prune	60 ml (¼ tasse) de fraises	250 ml (1 tasse) de poivrons cuits	25 ml (5 c. à thé) de hoummos (AM)
	1 œuf	½ pita de blé entier	125 ml (½ tasse) de lait 1 %	30 ml (2 c. à soupe) de graines de tournesol (PM/soirée)
	Café ou thé	125 ml (½ tasse) de fraises	125 ml (½ tasse) de nouilles de riz cuites	125 ml (½ tasse) de concombre (PM/soirée)
	1 œuf		1 petit yogourt de 100 g (3 ½ oz) 2 % ou moins	1 clémentine (PM/soirée)

	Déjeuner	Dîner	Souper	Collations
jeudi • jour 4	250 ml (1 tasse) de céréales de blé filamenté 250 ml (1 tasse) de lait 1 % 125 ml (½ tasse) d'ananas 15 ml (1 c. à soupe) de graines de lin moulues Café ou thé 125 ml (½ tasse) de céréales de maïs	Salade de la mer (p. 198) 80 ml (⅓ tasse) de yogourt nature 1 ou 2 % 125 ml (½ tasse) de fraises 7,5 ml (½ c. à soupe) de sirop d'érable 80 ml (⅓ tasse) de yogourt nature 1 ou 2 % 2 craquelins de seigle 2 craquelins de seigle	★ Galette complète (p. 96) Salade toute verte (p. 200) 125 ml (½ tasse) de jus de légumes 250 ml (1 tasse) de lait 1 % 1 pomme	30 ml (2 c. à soupe) de graines de tournesol (AM) 2 clémentines (AM) 15 ml (1 c. à soupe) de graines de tournesol (AM) 1 tranche de pain aux raisins (PM/soirée) 125 ml (½ tasse) de cottage 1 % (PM/soirée) 125 ml (½ tasse) de céleri (PM/soirée)
vendredi • jour 5	2 rôties de pain de blé entier 15 ml (1 c. à soupe) de beurre d'amande 250 ml (1 tasse) de lait 1 % ½ pamplemousse Café ou thé	Minestrone (portion congelée, p. 38) ½ pita de blé entier 25 g (1 oz) de fromage allégé 1 prune 1 galette aux bleuets et aux graines de lin (portion congelée, p. 40) 25 g (1 oz) de fromage allégé ½ pita de blé entier	★ Morue aux olives (p. 97) 125 ml (½ tasse) de quinoa cuit Salade d'épinards (option fraises) (p. 200) 125 ml (½ tasse) de quinoa cuit 125 ml (½ tasse) de lait 1 %	125 ml (½ tasse) de fenouil (AM) 45 ml (3 c. à soupe) de hoummos (AM) 125 ml (½ tasse) de carottes (AM) 1 petit yogourt de 100 g (3 ½ oz) 2 % ou moins (PM/soirée) 1 pomme (PM/soirée)
samedi • jour 6	1 muffin anglais de blé entier 2 œufs 25 g (1 oz) de fromage allégé 250 ml (1 tasse) de lait 1 % Café ou thé 125 ml (½ tasse) de fraises	★ Galette forestière (p. 98) 2 craquelins de seigle 125 ml (½ tasse) de jus de légumes 1 petit yogourt de 100 g (3 ½ oz) 2 % ou moins	★ Magret de canard à l'orange (p. 99) ½ pomme de terre au four 125 ml (½ tasse) d'asperges cuites ½ pomme de terre au four 125 ml (½ tasse) d'asperges cuites 1 prune	125 ml (½ tasse) de céleri (AM) ½ tranche de pain aux raisins (AM) ½ tranche de pain aux raisins (AM) 125 ml (½ tasse) de cottage 1 % (AM) ★ Salade orangée (p. 100) (PM/soirée)
dimanche • jour 7	1 tranche de pain aux raisins 5 ml (1 c. à thé) de margarine non hydrogénée 175 ml (¾ tasse) de gruau préparé 250 ml (1 tasse) de lait 1 % 125 ml (½ tasse) de fraises Café ou thé 15 ml (1 c. à soupe) de graines de lin moulues 15 ml (1 c. à soupe) de sirop d'érable	Salade crevettes et ananas (p. 197) 2 craquelins de seigle 25 g (1 oz) de fromage allégé 1 orange	★ Pilons de poulet aux herbes (p. 101) Salade de chou crémeuse (p. 199) 125 ml (½ tasse) de lait 1 % Salade orangée (portion supplémentaire, p. 100)	80 ml (⅓ tasse) de yogourt nature 1 ou 2 % (AM) 125 ml (½ tasse) de mangue (AM) 80 ml (⅓ tasse) de yogourt nature 1 ou 2 % (AM) 125 ml (½ tasse) de concombre (PM/soirée) 125 ml (½ tasse) de chou-fleur (PM/soirée) 45 ml (3 c. à soupe) de hoummos (PM/soirée)

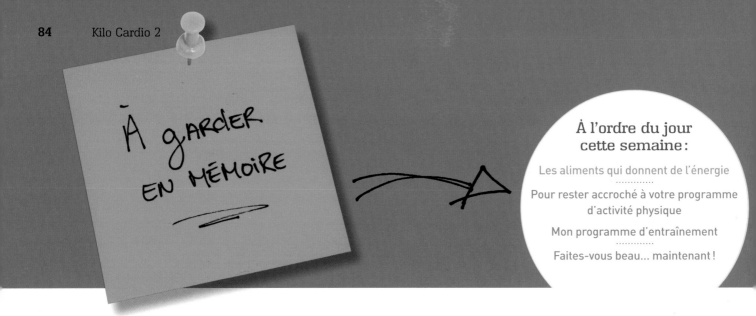

À garder EN MÉMOIRE

À l'ordre du jour cette semaine :

Les aliments qui donnent de l'énergie

Pour rester accroché à votre programme d'activité physique

Mon programme d'entraînement

Faites-vous beau... maintenant !

Les conseils d'Isabelle

Les aliments qui donnent de l'énergie

Plusieurs personnes manquent d'énergie, surtout l'hiver. Si c'est votre cas, cela peut nuire à votre entraînement. Pour retrouver votre vitalité, les bons choix alimentaires s'imposent.

▶ **Les fruits d'abord !** Mangez de 2 à 5 fruits par jour. Les plus riches en vitamine C (agrumes, kiwis et fraises) aideront votre système immunitaire à fonctionner de façon optimale. Ils remplaceront les desserts sucrés qui minent l'énergie.

▶ **Les probiotiques au quotidien.** Rien ne gruge plus d'énergie que d'être malade. Pour éviter rhume, grippe et autres infections, prenez des probiotiques tous les jours. Boisson, lait, yogourt et jus enrichis en ces bonnes bactéries sont d'excellents achats.

▶ **Ne surchargez pas votre estomac.** Prenez de petits repas, ni trop gras ni trop sucrés. Vous éviterez ainsi que toute votre énergie serve à la digestion. Mieux vaut manger des collations que d'alourdir les repas.

▶ **Buvez de l'eau et du thé.** Le café a un effet énergisant temporaire. Après le premier regain d'énergie, on retombe à plat. Moins riche en caféine, le thé stimule aussi

l'activité cérébrale et active le métabolisme. C'est une boisson de choix. Buvez aussi suffisamment d'eau. Après les repas, vous pouvez boire un verre d'eau minérale pour faciliter la digestion.

▶ **Misez sur les grains entiers.** Les farines raffinées fournissent des glucides qui s'absorbent rapidement. Pour stabiliser votre niveau d'énergie, misez sur les grains entiers (riz brun, quinoa et blé entier, par exemple).

▶ **Viandes maigres et poisson au menu.** Le gras ralentit la digestion et donne une impression de lourdeur. Pour avoir une vitalité optimale, choisissez poisson et viandes maigres. Si vous avez tendance à faire de l'anémie, ne négligez pas la viande rouge et les abats. Mangez-en une fois par semaine.

La carence en fer : l'une des principales causes de fatigue

Chez 40 % des femmes, les réserves en fer sont insuffisantes. L'anémie par déficience en fer est la carence la plus répandue dans le monde. Pas étonnant que les symptômes de fatigue soient aussi fréquents.

Les sources de fer

Le corps ne peut synthétiser de fer, vous devez donc aller le chercher dans les aliments. Abats, viandes rouges, volaille, poissons et fruits de mer sont riches en fer hémique (animal), le mieux absorbé. Légumineuses, tofu, grains entiers, céréales enrichies et certains légumes (surtout les vert foncé) sont les meilleures sources de fer non hémique (végétal).

Les facteurs qui entravent l'absorption du fer

En moyenne, l'adulte absorbe 18 % du fer consommé. L'absorption du fer compris dans un repas ou une collation peut varier entre 3 et 35 %. Les polyphénols du thé, du café et du chocolat comptent parmi les principaux composés qui entravent

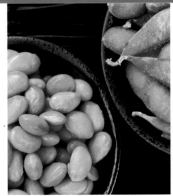
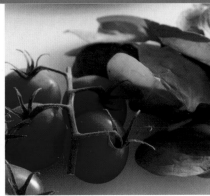

l'absorption du fer, la diminution de l'absorption allant jusqu'à 70 %. Les phytates (contenus dans certains produits céréaliers) nuisent aussi à son absorption, tout comme le calcium.

Les facteurs qui facilitent l'absorption du fer

La vitamine C favorise l'absorption du fer non hémique. Ajoutez des mandarines aux salades d'épinards, prenez un jus d'orange avec les céréales de son et mettez du poivron rouge dans les salades de légumineuses. L'ajout d'un peu de viande (dans un chili con carne, par exemple) augmente aussi l'absorption du fer non hémique.

Les meilleures sources de fer

Sources animales

Abats, viande rouge, viande chevaline, volaille, fruits de mer et poisson

Aliment	Quantité	Fer (mg)
Palourdes en conserve	100 g (3 ½ oz)	28
Foie de porc	100 g (3 ½ oz)	18
Rognons d'agneau	100 g (3 ½ oz)	12
Foie de poulet	100 g (3 ½ oz)	8-11
Huîtres	100 g (3 ½ oz)	5-9
Abats de volaille	100 g (3 ½ oz)	6-8
Foie de bœuf	100 g (3 ½ oz)	6-7
Boudin	100 g (3 ½ oz)	6
Cheval	100 g (3 ½ oz)	5
Foie de veau	100 g (3 ½ oz)	5
Bœuf (rôti de palette)	100 g (3 ½ oz)	4
Crevettes	100 g (3 ½ oz)	2-3

Sources végétales

Fruits séchés, légumineuses, graines, légumes vert foncé (épinards, laitue romaine et autres), farines, pains et céréales

Aliment	Quantité	Fer (mg)
Haricots de soya	250 ml (1 tasse)	9
Haricots blancs	250 ml (1 tasse)	8
Lentilles	250 ml (1 tasse)	7
Haricots rouges, pois chiches, haricots de Lima	250 ml (1 tasse)	3-5
Mélasse	15 ml (1 c. à soupe)	5
Tofu	100 g (3 ½ oz)	5
Graines de citrouille déshydratées	60 ml (¼ tasse)	5
Céréales à déjeuner	30 g (1 oz)	4
Tomates broyées en conserve	250 ml (1 tasse)	4
Épinards	125 ml (½ tasse)	3

Exemple de menu énergisant

Déjeuner

1 boisson probiotique

250 ml (1 tasse) de salade d'agrumes (orange et pamplemousse)

1 tranche de pain de seigle tartinée de 30 ml (2 c. à soupe) fromage cottage crémeux (ou de fromage à la crème léger)

250 ml (1 tasse) de thé noir

Collation avant-midi

8 amandes + 2 kiwis

Dîner

250 ml (1 tasse) de jus de légumes

Salade de jeunes pousses d'épinards au poulet grillé et mangue

4 craquelins de blé entier tartinés de purée de pois chiches (hoummos)

125 g (4 ½ oz) de yogourt nature accompagné de 15 ml (1 c. à soupe) de canneberges séchées

250 ml (1 tasse) de thé vert

Collation après-midi

250 ml (1 tasse) de boisson de soya fouettée avec 30 ml (2 c. à soupe) de germe de blé, 15 ml (1 c. à soupe) de graines de lin moulues et 125 ml (½ tasse) de bleuets frais ou surgelés

250 ml (1 tasse) de thé vert

Souper

120 g (4 oz) de morue grillée

375 ml (1 ½ tasse) de ratatouille (aubergine, courgette, poivron, oignon, ail, tomate et huile d'olive)

180 ml (¾ tasse) de quinoa

Collation soirée ou dessert

125 g (4 ½ oz) de yogourt nature, 4 noix de Grenoble et 5 ml (1 c. à thé) de miel

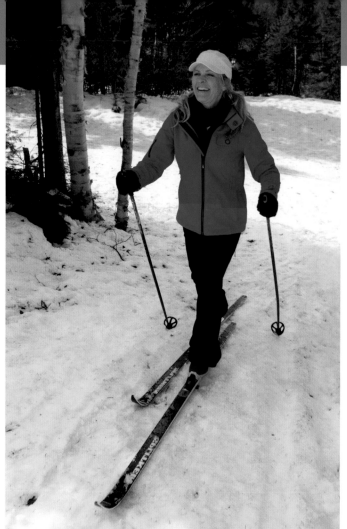

Les conseils de Josée

Pour rester accroché à votre programme d'activité physique

Vous manquez de motivation et vous cherchez la perle rare en termes d'activité physique ? Vous n'êtes pas seul ! Mais il n'y a malheureusement pas de recette miracle. Au fil des années et à force de discuter avec les gens, j'ai compris que c'est le plaisir qui est à la base de cette motivation. Il est primordial que vous dénichiez un élément agréable dans votre programme d'exercice. Comment ? **MAGASINEZ, VISITEZ, ESSAYEZ, PLACOTEZ** et **QUESTIONNEZ !** Vous le faites pour votre voiture, vous le faites quand il s'agit de vos enfants ou de vos proches, faites-le pour votre santé !

Si l'idée de faire une activité de groupe vous plaît, foncez ! Il y a là un aspect extrêmement motivant, et il existe une multitude de cours pour tous les goûts. Il vous faudra planifier des visites et des essais. Je vous suggère de vous faire un horaire de deux ou trois semaines. Pendant cette période d'essai, assistez à différents cours chez Énergie Cardio, qui pourraient convenir à vos goûts, à votre emploi du temps et à votre budget. Vous ne pouvez pas mettre votre santé et votre condition physique entre les mains d'un individu que vous n'avez jamais vu.

Qu'aimiez-vous faire lorsque vous étiez aux études ? En fait, à quoi aimiez-vous JOUER ? On peut encore *jouer,* vous savez ! Les expressions *jouer au badminton, jouer à la pétanque* ou *jouer au hockey* comportent un caractère ludique fondamental indissociable de l'activité. Étiez-vous fervent de natation ? Faisiez-vous partie de l'équipe de volley-ball ? Cherchiez-vous constamment de grands murs vides pour frapper des balles de tennis ? Voilà des indices précieux qui pourraient vous ramener vers « votre » sport ou « votre » type d'activité.

Un jour, j'ai rencontré un couple. Les deux me racontaient qu'ils avaient renoué avec leur premier amour, la natation. Ils se sont connus, il y a de cela 20 ans, au sein de l'équipe de natation d'un collège. Avec le boulot, les enfants et le temps qui passe, ils ont cessé de faire toute forme d'activité physique. Ils cherchaient depuis trois ans à bouger plus et à se remettre en forme. Ils me racontaient qu'ils avaient pratiquement tout essayé. Un jour, en lisant un journal, éclair de génie : et si l'on nageait, comme avant ? Depuis, tous les éléments sont là : la régularité, les résultats, le bien-être et, caché derrière tout ça, discret mais essentiel, le plaisir. Quand ils se dirigent vers la piscine, ils ne s'en vont pas brûler les calories de leur dessert, non, ils s'en vont *jouer* dans l'eau.

Faites-vous d'abord une réflexion du même genre et cherchez à trouver votre propre élément clé. Si, comme seule réponse, vous vous trouvez devant un grand vide, je vous suggère de renouer avec l'activité physique qui est la plus naturelle et la plus spontanée : la marche. Les petites marches, les longues marches, les marches rapides ou lentes. Peu importe, pour commencer, il faut marcher !

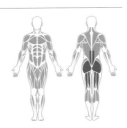

Mon programme d'entraînement semaine 4

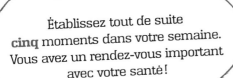

Établissez tout de suite **cinq** moments dans votre semaine. Vous avez un rendez-vous important avec votre santé!

L'entraînement cardiovasculaire

Le programme de marche

- ▶ **Fréquence :**   5 fois
- ▶ **Intensité :**   Test de la voix et échelle de Borg
- ▶ **Sur l'échelle :** Intensité de 2 à 5
- ▶ **Temps :**   35 minutes en 5 cycles (5 cycles de 6 minutes)
- ▶ **Cycles :**   2 minutes à une intensité de 4
    1 minute à une intensité de 2
    2 minutes à une intensité de 5
    1 minute à une intensité de 3

Les **5 premières minutes** de chaque entraînement sont exclues des cycles : il s'agit de votre échauffement. Marchez d'un pas léger en augmentant progressivement votre cadence jusqu'à la 6e minute. Vous commencez alors le premier cycle.

Idéalement, prévoyez toujours **5 minutes** pour récupérer et marcher d'un pas léger à la fin de l'entraînement.

Les exercices musculaires

1. EXTENSION DE LA HANCHE AU SOL

Position de départ : Allongé sur le dos, placez les pieds au sol, les genoux à 90° et allongez les bras de chaque côté de votre corps.

Action : Soulevez les hanches vers le haut, entre 15 et 20 cm (6 et 8 po) au-dessus du sol, puis redescendez lentement sans que les fesses touchent le sol.

Progression : De la même position de départ, soulevez une jambe et les hanches en vous soutenant seulement sur une jambe.

Principaux muscles sollicités : Ischio-jambiers, extenseurs lombaires et fessiers.

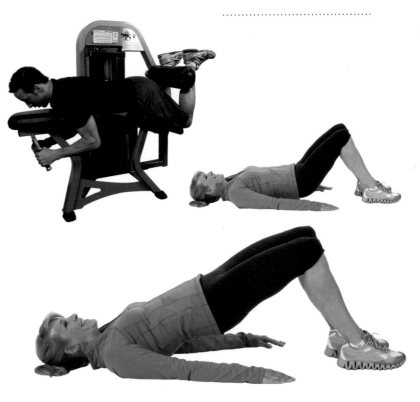

2. PUSH-UP (PROGRESSION)

Position de départ: Placez les mains au sol, directement sous les épaules, et les genoux au sol. Stabilisez le tronc en contractant les abdominaux.

Action: Laissez-vous descendre vers le sol jusqu'à ce que l'angle de votre coude atteigne 90°. Contractez les muscles afin de revenir à la position de départ. Attention: ne bloquez pas les coudes à la fin du mouvement.

Alternative moins intense: Debout face à un mur, appuyez les mains sur celui-ci, directement en avant des épaules. Stabilisez le tronc en contractant les abdominaux.

Action: Laissez-vous descendre vers le mur jusqu'à ce que l'angle de votre coude atteigne 90°. Contractez les muscles afin de revenir à la position de départ. Attention: ne bloquez pas les coudes à la fin du mouvement.

Principaux muscles sollicités:
Pectoraux, deltoïdes et triceps.

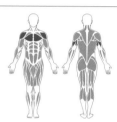

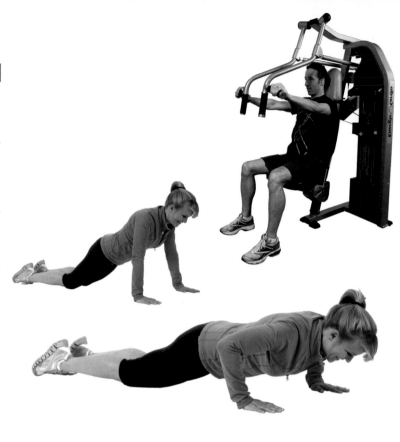

3. DÉVELOPPÉ AU-DESSUS DE LA TÊTE

Position de départ: Placez les pieds écartés à la largeur des hanches et fléchissez légèrement les genoux. Fléchissez ensuite légèrement les coudes.

Action: Poussez les mains au-dessus de la tête, en maintenant les paumes tournées vers l'avant. Ne bloquez pas les coudes lors de l'extension et restez dans une ligne verticale, juste devant les épaules, afin d'éviter une surcharge inutile sur les épaules.

Principaux muscles sollicités:
Deltoïdes et trapèzes supérieurs.

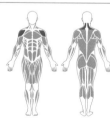

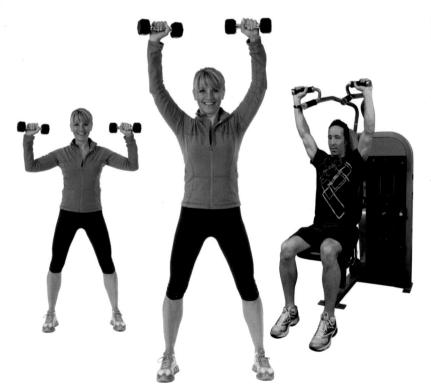

4. EXTENSION COMPLÈTE DU TRONC

Position de départ : Allongé sur le ventre, la tête légèrement surélevée et dans le prolongement du tronc. Les fessiers sont contractés et les bras sont le long du corps.

Action : Soulevez le tronc en pensant à vous allonger, puis ouvrez les bras pour les amener lentement au-dessus de votre tête. Revenez ensuite à la position de départ et abaissez le tronc.

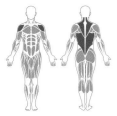

Principaux muscles sollicités :
Dorsaux, trapèzes et deltoïdes.

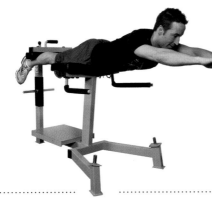

5. ENROULÉS COMPLETS

Position de départ : Allongé sur le sol, les mains à la hauteur de la nuque et les chevilles croisées au-dessus des hanches.

Action : Soulevez le haut du tronc en contractant les abdominaux. Ne tirez pas sur la tête, soutenez-la simplement. En même temps, rapprochez les jambes du tronc en poussant le dos contre le plancher et en rentrant le ventre. Concentrez-vous sur la profonde contraction des abdominaux. Pensez à enrouler et à dérouler votre colonne vertébrale et évitez de faire des mouvements brusques.

Principaux muscles sollicités :
Grands droits de l'abdomen et obliques.

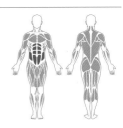

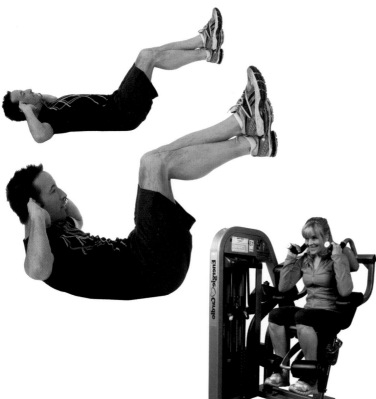

Les témoignages

Chantal Chevrier

Perte de poids : 16 kg (36 lb) en 10 semaines

À l'approche de la cinquantaine, je me suis rendu compte que je n'étais pas en bonne condition physique. Je ne faisais jamais d'exercice. Je ne bougeais pas beaucoup et j'avais de plus en plus de douleurs aux genoux et au dos.

Un jour, je me suis décidée à aller dans un centre Énergie Cardio où j'ai choisi de m'abonner au programme Kilo Cardio. Le livre a été un outil indispensable. J'y ai trouvé plusieurs conseils et trucs pratiques pour me guider dans ma nouvelle façon de vivre.

Audrey, mon entraîneuse, m'a continuellement encouragée dans mes démarches pour retrouver la forme.

Aujourd'hui, quand je mange, je veux consommer des aliments santé de façon modérée et ne plus me gaver pour remplir un manque émotionnel. Ce nouveau style de vie fait maintenant partie de mon quotidien. Merci à Énergie Cardio de m'avoir donné le goût de recommencer à bouger.

Chantal Chevrier

Témoignage de son entraîneuse

Chantal a obtenu d'excellents résultats grâce au programme Kilo Cardio. Elle a également réussi à diminuer son âge physiologique de 6 ans.

Sa réussite est attribuable à la pratique régulière d'activité physique et à l'adoption d'habitudes alimentaires plus saines. Le livre *Kilo Cardio* a été un outil indispensable, car il a appris à Chantal à faire de bons choix alimentaires, tant à la maison qu'au restaurant. La détermination et la persévérance de Chantal ont contribué à l'obtention de ces résultats remarquables. Au fil des semaines, Chantal n'a jamais cessé de perdre du poids.

Nous avons choisi de planifier deux séances d'entraînement privé par semaine, ce qui a contribué à maintenir le haut niveau de motivation de Chantal. Elle a si bien réussi à intégrer l'activité physique à son quotidien que je la vois souvent au centre en dehors de ses entraînements privés. Que demander de mieux ?

Audrey Jacques
B.Sc Kinésiologie
Entraîneuse,
Énergie Cardio Drummondville

Les conseils de Guy

Faites-vous beau... maintenant !

Il serait illusoire de croire que nous perdons du poids et que nous voulons obtenir une silhouette mince uniquement pour nous. L'apparence physique et surtout l'image que nous projetons de nous-même sont des préoccupations constantes chez les Occidentaux.

Cette recherche d'une belle apparence fait même vivre toute une industrie qui est de plus en plus florissante. Quand on suit la mode, qu'on utilise des crèmes, que l'on se fait faire un *lifting*, que l'on se fait injecter du Botox ou que l'on se fait faire une liposuccion, c'est beaucoup plus par souci de bien paraître que par désir d'être en santé. Ces deux aspects sont parfois même en contradiction dans la recherche de la « beauté ».

Alors, parlons-en de la beauté ! Je sais qu'ici je vais « brasser » des tabous sur le dilemme beauté-laideur, mais c'est ce que je pense et surtout, c'est ce que j'ai vécu. Nous, les obèses, faisons rarement partie des canons de beauté. Je sais que nous avons la plupart du temps de beaux traits de visage et que notre sourire est souvent radieux, mais le fait d'avoir quelques kilos en trop, peu importe le nombre, nous classe automatiquement dans les « gens sympathiques », plutôt que dans les « pétards ». Avouons-le, lorsque nous sommes bien en chair, nous sommes désavantagés de ce côté et, automatiquement, nous essayons de compenser par d'autres aspects de notre personnalité.

Quoi qu'on en dise, à compétences égales, les belles personnes ont beaucoup plus de chances que les autres de « faire partie de la gang » et d'être choisies pour un emploi, à la direction d'une association ou dans une équipe sportive.

Pour se convaincre qu'ils sont « beaux », plusieurs iront jusqu'à affirmer qu'ils aiment leurs rondeurs et qu'il est possible de se trouver beau tout en étant plus en chair. Mais on se ment : « Je m'aime quand même et mon conjoint m'accepte comme je suis. » Il vous accepte, soit, mais je ne pense pas qu'il verrait d'un mauvais œil le fait que vous perdiez du poids.

Revenons aux avantages de la perte de poids. La beauté physique est un passeport vers le succès, c'est indéniable. Lorsque vous aurez atteint votre poids santé, je vous jure que vous serez plus beau. Les gens vous le diront et vous le feront sentir. Évidemment, ça va changer votre démarche et votre posture, vous deviendrez automatiquement plus sûr de vous et vous dégagerez cette nouvelle confiance. Lorsque des inconnus vous adresseront la parole lors d'une rencontre mondaine, vous goûterez le plaisir immense de plaire aux autres.

Avec des kilos en moins, vous serez plus beau, je vous le jure. Et l'un des avantages les plus intéressants de la perte de poids est le fait d'acquérir une personnalité qui attire les autres. Mais si vous êtes une personne frustrée et bourrue, vous auriez quand même avantage à changer votre attitude envers vous et envers les autres.

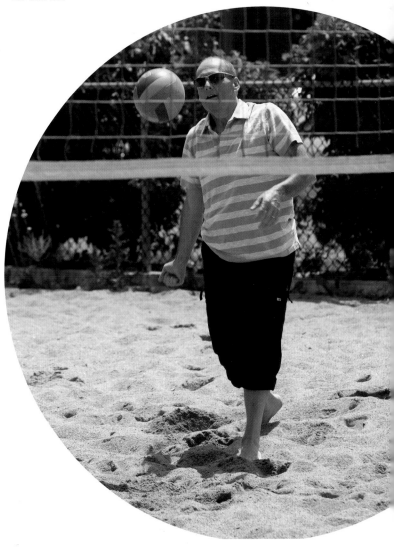

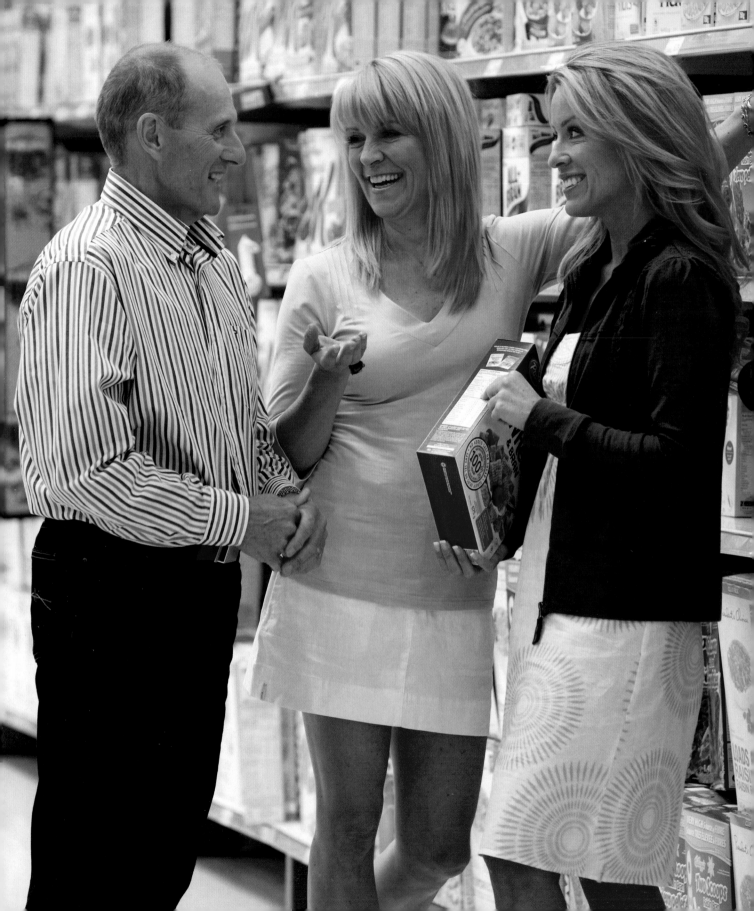

Valeur nutritive

calories : 160 kcal
lipides : 3,5 g
protéines : 24 g
glucides : 7 g
fibres : 1 g
équivalents : 0,25 LS
• 1 VS

Lundi

Variante

Vous pouvez aussi faire mariner des crevettes dans la préparation au yogourt. Servez-les alors avec du riz basmati. En saison, essayez les têtes-de-violon en légume d'accompagnement au lieu du chou-fleur.

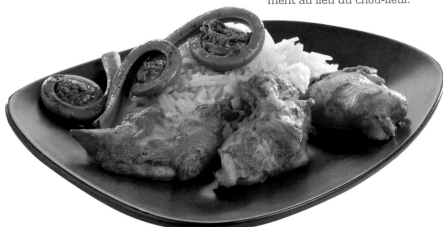

★ Poulet façon tandoori

Ingrédients

1 portion		2 portions	
60 ml	**(¼ tasse)** de yogourt nature 1 ou 2%	125 ml	**(½ tasse)** de yogourt nature 1 ou 2%
7,5 ml	**(½ c. à soupe)** de chacun des assaisonnements suivants : pâte de cari rouge et paprika	15 ml	**(1 c. à soupe)** de chacun des assaisonnements suivants : pâte de cari rouge et paprika
½	gousse d'ail hachée finement	1	gousse d'ail hachée finement
150 g	**(5 oz)** de poitrine de poulet — cuire **60 g (2 oz)** de poulet séparément sans marinade pour le dîner de mardi	300 g	**(10 oz)** de poitrine de poulet — cuire **120 g (4 oz)** de poulet séparément sans marinade pour le dîner de mardi

Préparation

- Dans un bol, mélanger le yogourt, la pâte de cari, le paprika et l'ail. Y mettre le poulet et laisser mariner au moins 6 heures.
- Préchauffer le four à 190 °C (375 °F).
- Déposer le poulet sur une plaque à cuisson couverte de papier parchemin. Cuire environ 40 minutes ou jusqu'à ce qu'un thermomètre à cuisson inséré au centre de la chair indique 82 °C (180 °F).

Menu du jour 1

Déjeuner

2 rôties de pain de blé entier

15 ml (1 c. à soupe) de beurre d'arachide

250 ml (1 tasse) de lait 1 %

½ pamplemousse

Café ou thé

Dîner

Pita moyen-oriental (p. 201)

125 ml (½ tasse) de céleri

1 petit yogourt de 100 g (3 ½ oz) 2 % ou moins

125 ml (½ tasse) d'ananas

250 ml (1 tasse) de jus de légumes

Souper

★ Poulet façon tandoori

125 ml (½ tasse) de riz brun cuit

250 ml (1 tasse) de chou-fleur cuit

1 clémentine

125 ml (½ tasse) de riz brun cuit

1 clémentine

250 ml (1 tasse) de lait 1 %

Collations

1 muffin courgette et citron (portion supplémentaire, p. 80) (AM)

1 prune (AM)

15 ml (1 c. à soupe) de graines de tournesol (PM/soirée)

125 ml (½ tasse) de poivron (PM/soirée)

15 ml (1 c. à soupe) de graines de tournesol (PM/soirée)

30 ml (2 c. à soupe) de graines de tournesol (PM/soirée)

Menu du jour 2

Déjeuner

175 ml (¾ tasse) de gruau préparé

10 ml (2 c. à thé) de sirop d'érable

250 ml (1 tasse) de lait 1 %

125 ml (½ tasse) de fraises

1 petit yogourt de 100 g (3 ½ oz) 2 % ou moins

Café ou thé

15 ml (1 c. à soupe) de graines de lin moulues

1 tranche de pain aux raisins

5 ml (1 c. à thé) de margarine non hydrogénée

Dîner

Coleslaw au poulet (p. 197)

2 craquelins de seigle

1 prune

50 g (1 ½ oz) de fromage allégé

Souper

★ Saumon en croûte de sésame

125 ml (½ tasse) de couscous de blé entier cuit

250 ml (1 tasse) d'asperges cuites

125 ml (½ tasse) de couscous de blé entier cuit

Salade d'épinards (option fraises) (p. 200)

125 ml (½ tasse) d'ananas

Collations

125 ml (½ tasse) de chou-fleur (AM)

45 ml (3 c. à soupe) de hummos (AM)

½ pita de blé entier (PM/soirée)

125 ml (½ tasse) de cottage 1 % (PM/soirée)

Valeur nutritive
calories : 200 kcal
lipides : 12 g
protéines : 18 g
glucides : 5 g
fibres : 0 g
équivalents : 1 VS

Mardi

★ Saumon en croûte de sésame

Ingrédients

1 portion		2 portions	
5 ml	(1 c. à thé) de miel	7,5 ml	(½ c. à soupe) de miel
1 ml	(¼ c. à thé) d'huile de sésame (facultatif)	1 ml	(¼ c. à thé) d'huile de sésame (facultatif)
5 ml	(1 c. à thé) de graines de sésame	10 ml	(2 c. à thé) de graines de sésame
1 ml	(¼ c. à thé) de cumin	1 ml	(¼ c. à thé) de cumin
Au goût	sel et poivre	Au goût	sel et poivre
140 g	(4 ⅔ oz) de filet de saumon — cuire 50 g (1 ⅔ oz) de saumon séparément sans marinade pour le dîner de jeudi	280 g	(9 oz) de filet de saumon — cuire 100 g (3 ⅓ oz) de saumon séparément sans marinade pour le dîner de jeudi

Préparation

- Préchauffer le four à 230 ºC (450 ºF).
- Dans un petit bol, mélanger le miel et l'huile de sésame.
- Dans un autre petit bol, mélanger les graines de sésame, le cumin, le sel et le poivre.
- Déposer le poisson sur une plaque à cuisson couverte de papier parchemin. Badigeonner le saumon de la préparation de miel, puis le saupoudrer de la préparation de graines de sésame.
- Cuire au four de 10 à 12 minutes ou jusqu'à ce que le dessus soit doré et que l'intérieur soit légèrement humide.

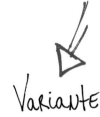

Variante

Vous pouvez remplacer le saumon par de la truite ou encore par de la volaille. Le temps de cuisson sera alors légèrement prolongé.

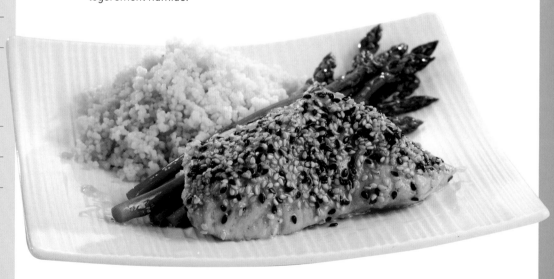

Valeur nutritive
calories : 160 kcal
lipides : 10 g
protéines : 10 g
glucides : 5 g
fibres : 1 g
équivalents : 0,5 VS

Mercredi

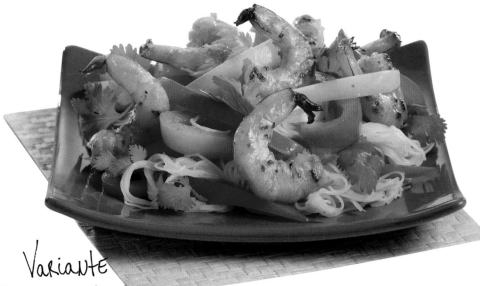

Variante

Vous pouvez remplacer les crevettes par des cubes de poulet. Le temps de cuisson sera alors légèrement prolongé.

★ Crevettes marinées au lait de coco

Ingrédients

1 portion		2 portions	
60 ml	(¼ tasse) de lait de coco allégé	125 ml	(½ tasse) de lait de coco allégé
10 ml	(2 c. à thé) de sauce soya	20 ml	(4 c. à thé) de sauce soya
1	pincée de flocons de piment (facultatif)	1	pincée de flocons de piment (facultatif)
½	gousse d'ail hachée finement	1	gousse d'ail hachée finement
6	petites crevettes crues, décortiquées — environ **7 g** (**¼ oz**) chacune	12	petites crevettes crues, décortiquées — environ **7 g** (**¼ oz**) chacune
2,5 ml	(½ c. à thé) d'huile de canola	5 ml	(1 c. à thé) d'huile de canola
Au goût	coriandre fraîche	**Au goût**	coriandre fraîche

Préparation

- Dans un bol, mélanger le lait de coco, la sauce soya, les flocons de piment et l'ail. Ajouter les crevettes et laisser mariner au moins 30 minutes.
- Bien égoutter les crevettes, puis les piquer sur des brochettes de bois.
- Dans une poêle antiadhésive, chauffer l'huile. Cuire les brochettes de crevettes environ 3 minutes en les retournant à mi-cuisson, jusqu'à ce que les crevettes deviennent roses. Pour servir, garnir de coriandre.

Menu du jour 3

Déjeuner

1 muffin courgette et citron (portion congelée, p. 80)

250 ml (1 tasse) de lait 1 %

1 prune

1 œuf

Café ou thé

1 œuf

Dîner

Salade arc-en-ciel (p. 197)

½ pita de blé entier

60 ml (¼ tasse) de fraises

½ pita de blé entier

125 ml (½ tasse) de fraises

Souper

★ Crevettes marinées au lait de coco

125 ml (½ tasse) de nouilles de riz cuites

250 ml (1 tasse) de poivrons cuits

125 ml (½ tasse) de lait 1 %

125 ml (½ tasse) de nouilles de riz cuites

1 petit yogourt de 100 g (3 ½ oz) 2 % ou moins

Collations

3 craquelins de seigle (AM)

25 ml (5 c. à thé) de hoummos (AM)

25 ml (5 c. à thé) de hoummos (AM)

30 ml (2 c. à soupe) de graines de tournesol (PM/soirée)

125 ml (½ tasse) de concombre (PM/soirée)

1 clémentine (PM/soirée)

Menu du jour 4

Déjeuner

250 ml (1 tasse) de céréales de blé filamenté

250 ml (1 tasse) de lait 1 %

125 ml (½ tasse) d'ananas

15 ml (1 c. à soupe) de graines de lin moulues

Café ou thé

125 ml (½ tasse) de céréales de maïs

Dîner

Salade de la mer (p. 198)

80 ml (⅓ tasse) de yogourt nature 1 ou 2 %

125 ml (½ tasse) de fraises

7,5 ml (½ c. à soupe) de sirop d'érable

80 ml (⅓ tasse) de yogourt nature 1 ou 2 %

2 craquelins de seigle

2 craquelins de seigle

Souper

★ Galette complète

Salade toute verte (p. 200)

125 ml (½ tasse) de jus de légumes

250 ml (1 tasse) de lait 1 %

1 pomme

Collations

30 ml (2 c. à soupe) de graines de tournesol (AM)

2 clémentines (AM)

15 ml (1 c. à soupe) de graines de tournesol (AM)

1 tranche de pain aux raisins (PM/soirée)

125 ml (½ tasse) de cottage 1 % (PM/soirée)

125 ml (½ tasse) de céleri (PM/soirée)

Valeur nutritive
calories : 180 kcal
lipides : 10 g
protéines : 11 g
glucides : 12 g
fibres : 1 g
équivalents : 1 PC
• 0,5 VS

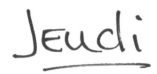

Jeudi

★ Galette complète

Ingrédients

4 galettes

125 ml	(½ tasse) de farine de sarrasin	10 ml	(2 c. à thé) de beurre ou de margarine non hydrogénée, fondus
2,5 ml	(½ c. à thé) de sel		
1	œuf		
160 ml	(⅔ tasse) d'eau		

Garniture

1　　　　œuf par portion

Au goût　poivre (facultatif)

Préparation

- Dans un bol, mélanger la farine et le sel et y faire un puits.
- Dans un autre bol, fouetter l'œuf, l'eau et le beurre fondu, puis verser ce mélange au centre du puits. Fouetter le mélange afin d'obtenir une pâte lisse et homogène.
- Laisser reposer quelques minutes.
- Cuire les galettes dans une grande poêle antiadhésive légèrement beurrée. Les déposer dans une assiette (voir note).
- Remettre une galette à la fois dans la poêle, la réchauffer 30 secondes d'un côté, puis la retourner. Casser un œuf au centre en répartissant délicatement le blanc sur la surface de la galette (attention de ne pas briser le jaune). Poivrer si désiré. Ramener les quatre bords de la galette afin de former un carré autour de l'œuf. Servir aussitôt.

Note : Si vous faites le menu pour une personne, mangez une galette, conservez-en une au réfrigérateur pour le dîner de samedi et congelez les deux dernières pour une utilisation ultérieure. Si vous faites le menu pour deux personnes, mangez chacun une galette et gardez les deux autres au réfrigérateur pour le dîner de samedi.

Variante

La galette en elle-même peut servir de base à une multitude de recettes comme celle de samedi prochain (p. 98). Laissez-vous inspirer!

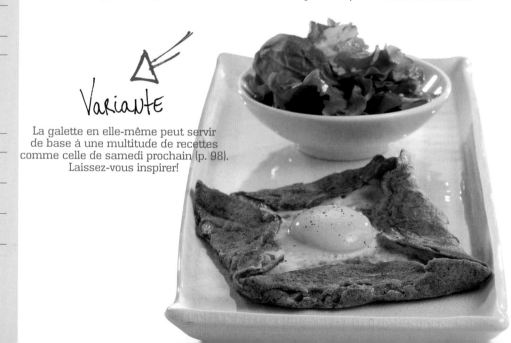

Valeur nutritive

calories : 190 kcal
lipides : 5 g
protéines : 26 g
glucides : 9 g
fibres : 2 g
équivalents : 2 LF
• 1,5 VS

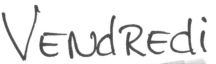

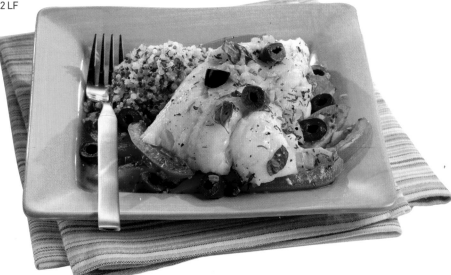

★ Morue aux olives

Ingrédients

1 portion		2 portions	
135 g	**(4 ½ oz)** de filet de morue	270 g	**(9 oz)** de filet de morue
2,5 ml	**(½ c. à thé)** d'huile d'olive	5 ml	**(1 c. à thé)** d'huile d'olive
¼	d'oignon haché	½	oignon haché
1 ½	tomate italienne coupée en quartiers	3	tomates italiennes coupées en quartiers
½	gousse d'ail hachée	1	gousse d'ail hachée
1 ml	**(¼ c. à thé)** d'herbes de Provence	2,5 ml	**(½ c. à thé)** d'herbes de Provence
45 ml	**(3 c. à soupe)** d'olives noires dénoyautées, coupées en deux	80 ml	**(⅓ tasse)** d'olives noires dénoyautées, coupées en deux
Au goût	sel et poivre	**Au goût**	sel et poivre
Au goût	basilic frais (facultatif)	**Au goût**	basilic frais (facultatif)

Préparation

- Préchauffer le four à 230 ºC (450 ºF).
- Bien éponger le poisson.
- Dans une poêle antiadhésive allant au four, chauffer l'huile. Cuire l'oignon jusqu'à ce qu'il soit tendre. Ajouter les tomates, l'ail, les herbes de Provence et les olives. Assaisonner légèrement (ne pas trop saler, car les olives contiennent passablement de sel) et poursuivre la cuisson quelques secondes.
- Déposer les filets de morue sur la garniture.
- Cuire au four de 10 à 15 minutes ou jusqu'à ce que la chair du poisson se défasse facilement à la fourchette.
- Garnir de basilic frais si désiré.

Menu du jour 5

Déjeuner

2 rôties de pain de blé entier

15 ml (1 c. à soupe) de beurre d'amande

250 ml (1 tasse) de lait 1 %

½ pamplemousse

Café ou thé

Dîner

Minestrone (portion congelée, p. 38)

½ pita de blé entier

25 g (1 oz) de fromage allégé

1 prune

1 galette aux bleuets et aux graines de lin (portion congelée, p. 40)

25 g (1 oz) de fromage allégé

½ pita de blé entier

Souper

★ Morue aux olives

125 ml (½ tasse) de quinoa cuit

Salade d'épinards (option fraises) (p. 200)

125 ml (½ tasse) de quinoa cuit

125 ml (½ tasse) de lait 1 %

Collations

125 ml (½ tasse) de fenouil (AM)

45 ml (3 c. à soupe) de hoummos (AM)

125 ml (½ tasse) de carottes (AM)

1 petit yogourt de 100 g (3 ½ oz) 2 % ou moins (PM/soirée)

1 pomme (PM/soirée)

Variante

Vous pouvez remplacer la morue par des poitrines ou des hauts de cuisse de poulet désossés. Le temps de cuisson sera alors légèrement prolongé. Vous pouvez aussi remplacer les olives noires par un mélange d'olives vertes et noires.

Menu du jour 6

Déjeuner

1 muffin anglais de blé entier

2 œufs

25 g (1 oz) de fromage allégé

250 ml (1 tasse) de lait 1 %

Café ou thé

125 ml (½ tasse) de fraises

Dîner

★ Galette forestière

2 craquelins de seigle

125 ml (½ tasse) de jus de légumes

1 petit yogourt de 100 g (3 ½ oz) 2 % ou moins

Souper

★ Magret de canard à l'orange

½ pomme de terre au four

125 ml (½ tasse) d'asperges cuites

½ pomme de terre au four

125 ml (½ tasse) d'asperges cuites

1 prune

Collations

125 ml (½ tasse) de céleri (AM)

½ tranche de pain aux raisins (AM)

½ tranche de pain aux raisins (AM)

125 ml (½ tasse) de cottage 1 % (AM)

★ Salade orangée (p. 100) (PM/soirée)

Valeur nutritive
calories : 270 kcal
lipides : 14 g
protéines : 16 g
glucides : 19 g
fibres : 3 g
équivalents : 2 LF
• 1 PC • 0,5 LS
• 0,25 VS

Samedi

Variante

Pour faire une galette provençale, vous pouvez remplacer les champignons par des poivrons, des tomates ou des courgettes.

★ Galette forestière

Ingrédients

1 portion		2 portions	
150 g	(5 oz) de champignons mélangés (Paris, café, girolles, portobellos et autres)	300 g	(10 oz) de champignons mélangés (Paris, café, girolles, portobellos et autres)
⅛	d'oignon haché finement	¼	d'oignon haché finement
½	gousse d'ail hachée finement	1	gousse d'ail hachée finement
Au goût	basilic frais	Au goût	basilic frais
Au goût	sel et poivre	Au goût	sel et poivre
1	galette de sarrasin (préparée jeudi, p. 96)	2	galettes de sarrasin (préparées jeudi, p. 96)
25 g	(1 oz) de fromage allégé, râpé (mozzarella, suisse, cheddar ou autre)	50 g	(1 ⅔ oz) de fromage allégé, râpé (mozzarella, suisse, cheddar ou autre)

Préparation

- Cuire les champignons dans une poêle antiadhésive jusqu'à ce qu'il n'y ait plus de liquide. Ajouter l'oignon et l'ail et poursuivre la cuisson environ 3 minutes ou jusqu'à ce que l'oignon soit cuit. Ajouter le basilic, saler et poivrer. Réserver.
- Réchauffer les galettes et les garnir du mélange de champignons et de fromage râpé. Pour servir, les plier en deux ou en rectangle.

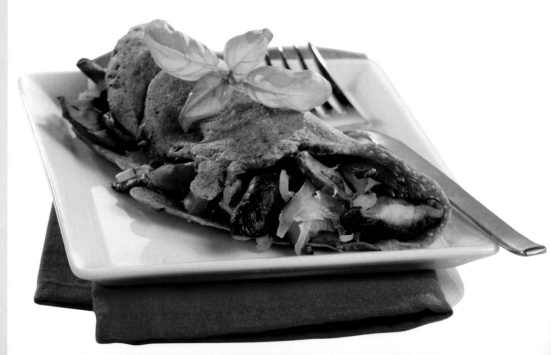

Valeur nutritive

calories : 300 kcal
lipides : 12 g
protéines : 38 g
glucides : 9 g
fibres : 0 g
équivalents : 1 VS

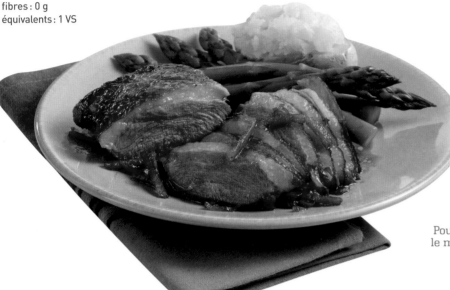

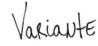

Variante

Pour un jour de semaine, remplacez
le magret de canard par une poitrine
de poulet.

★ Magret de canard à l'orange

Ingrédients

1 portion		2 portions	
Au goût	poivre du moulin	**Au goût**	poivre du moulin
1	petit magret ou ½ gros magret de canard, soit environ **200 g (7 oz)**	1	gros magret de canard, soit environ **400 g (14 oz)**
30 ml	**(2 c. à soupe)** de bouillon de poulet	60 ml	**(¼ tasse)** de bouillon de poulet
5 ml	**(1 c. à thé)** d'échalote française hachée finement	10 ml	**(2 c. à thé)** d'échalote française hachée finement
½	gousse d'ail hachée finement	1	gousse d'ail hachée finement
30 ml	**(2 c. à soupe)** de jus d'orange fraîchement pressé	60 ml	**(¼ tasse)** de jus d'orange fraîchement pressé
15 ml	**(1 c. à soupe)** de vin blanc	30 ml	**(2 c. à soupe)** de vin blanc
2,5 ml	**(½ c. à thé)** de vinaigre balsamique	5 ml	**(1 c. à thé)** de vinaigre balsamique
5 ml	**(1 c. à thé)** de marmelade d'orange	10 ml	**(2 c. à thé)** de marmelade d'orange

Préparation

- Préchauffer le four à 180 ºC (350 ºF).
- Poivrer les magrets de canard. Dans une poêle, les faire dorer des deux côtés. Déposer les magrets dans un plat allant au four.
- Ajouter le reste des ingrédients dans le plat de cuisson. Couvrir et cuire de 10 à 15 minutes pour obtenir une chair rosée.

Note : Si vous faites cuire le canard avec la peau et le gras, prenez soin de les retirer au moment de la consommation.

Menu du jour 6

Déjeuner

1 muffin anglais de blé entier

2 œufs

25 g (1 oz) de fromage allégé

250 ml (1 tasse) de lait 1 %

Café ou thé

125 ml (½ tasse) de fraises

Dîner

★ Galette forestière (p. 98)

2 craquelins de seigle

125 ml (½ tasse) de jus
de légumes

1 petit yogourt de 100 g
(3 ½ oz) 2 % ou moins

Souper

★ Magret de canard à l'orange
(p. 99)

½ pomme de terre au four

125 ml (½ tasse) d'asperges
cuites

½ pomme de terre au four

125 ml (½ tasse) d'asperges
cuites

1 prune

Collations

125 ml (½ tasse) de céleri (AM)

½ tranche de pain
aux raisins (AM)

½ tranche de pain
aux raisins (AM)

125 ml (½ tasse) de cottage 1 %
(AM)

★ Salade orangée (PM/soirée)

Valeur nutritive
calories : 140 kcal
lipides : 0 g
protéines : 2 g
glucides : 32 g
fibres : 4 g
équivalents : 3 LF

suite...

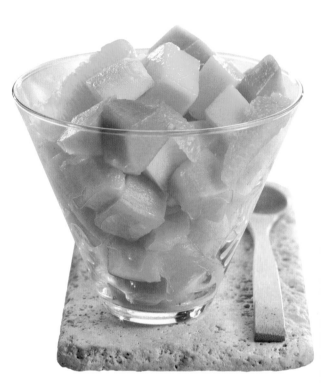

Variante

Cette recette ne constitue
qu'une idée. Laissez
vagabonder votre imagination
afin de combiner des saveurs
de fruits exquises !

★ Salade orangée

Ingrédients

1 personne (2 portions)		2 personnes (4 portions)	
½	orange en suprêmes	1	orange en suprêmes
½	mangue en dés	1	mangue en dés
½	petite papaye en dés	1	petite papaye en dés
¼	d'ananas en dés	½	ananas en dés
	jus de ½ lime		jus de 1 lime

Préparation

• Dans un bol, mélanger tous les ingrédients. Réfrigérer.

Note : Conservez les portions supplémentaires pour le lendemain.

Dimanche

★ Pilons de poulet aux herbes

Ingrédients

1 portion

25 ml	(5 c. à thé) de basilic et de coriandre, frais, hachés, ou de toute autre herbe fraîche au choix (persil, ciboulette, sauge ou autre)
5 ml	(1 c. à thé) de beurre ou de margarine non hydrogénée à la température de la pièce
Au goût	sel et poivre
4	pilons de poulet avec la peau – cuire 2 pilons sans fines herbes et les désosser pour le dîner de lundi

2 portions

45 ml	(3 c. à soupe) de basilic et de coriandre, frais, hachés, ou de toute autre herbe fraîche au choix (persil, ciboulette, sauge ou autre)
10 ml	(2 c. à thé) de beurre ou de margarine non hydrogénée à la température de la pièce
Au goût	sel et poivre
8	pilons de poulet avec la peau – cuire 4 pilons sans fines herbes et les désosser pour le dîner de lundi

Préparation

- Préchauffer le four à 180 °C (350 °F).
- Mélanger les fines herbes avec le beurre, le sel et le poivre. Insérer cette préparation entre la peau et la viande des pilons de poulet.
- Déposer les pilons sur une plaque à cuisson couverte de papier parchemin. Cuire au four environ 20 minutes ou jusqu'à ce qu'un thermomètre inséré au centre d'un pilon indique 77 °C (170 °F).
- Servir deux pilons par personne. Ne pas manger la peau, la chair du poulet est extrêmement savoureuse.

Variante

Si vous êtes amateur de plats piquants, ajoutez au mélange d'herbes du piment fort, frais, comme le jalapeño, ou du piment en flocons, au goût! Le zeste de citron donne aussi une saveur intéressante à cette recette.

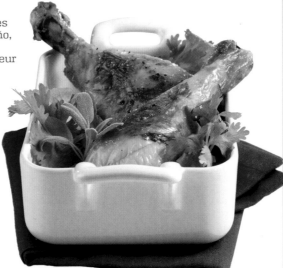

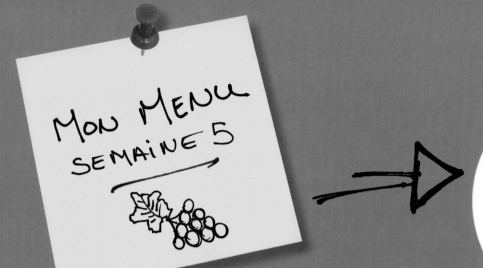

Mon Menu
semaine 5

1300, 1500,
1800 Calories ?

Menu de base à
1300 Calories.
....
Menu à 1500 Calories,
ajouter ces aliments au menu de base.
....
Menu à 1800 Calories,
ajouter ces aliments au menu de base
ainsi qu'au menu à 1500 Calories.

	Déjeuner	Dîner	Souper	Collations
lundi • jour 1	1 muffin à la courgette et au citron (portion congelée, p. 80) 175 ml (¾ tasse) de yogourt nature 1 ou 2 % 125 ml (½ tasse) de bleuets 30 ml (2 c. à soupe) de céréales de type granola légères 250 ml (1 tasse) de lait 1 % Café ou thé 30 ml (2 c. à soupe) de céréales de type granola légères	Sandwich poulet-raisins (p. 202) 125 ml (½ tasse) de poivron 125 ml (½ tasse) de jus de légumes 125 ml (½ tasse) de compote de pommes 25 g (1 oz) de fromage allégé	★ Kefta de veau (p. 113) Salade toute verte (p. 200) 1 banane 125 ml (½ tasse) de lait 1 %	2 clémentines (AM) 30 ml (2 c. à soupe) de noix de Grenoble (AM) 1 clémentine (AM) 1 yogourt à boire de 200 ml (7 oz) (PM/soirée) 125 ml (½ tasse) de carottes (PM/soirée)
mardi • jour 2	250 ml (1 tasse) de céréales de son 30 ml (2 c. à soupe) de céréales de type granola légères 250 ml (1 tasse) de lait 1 % 125 ml (½ tasse) de melon miel Café ou thé 30 ml (2 c. à soupe) de céréales de type granola légères 15 ml (1 c. à soupe) de graines de lin moulues	Salade prosciutto, laitue, tomates (p. 198) 2 galettes de riz brun 1 yogourt à boire de 200 ml (7 oz) 125 ml (½ tasse) de compote de pommes	★ Chaudrée de poisson (p. 114) 1 tranche de pain de blé entier 5 ml (1 c. à thé) de margarine non hydrogénée 125 ml (½ tasse) de jus de légumes 25 g (1 oz) de fromage allégé 125 ml (½ tasse) de jus de légumes 125 ml (½ tasse) de bleuets	125 ml (½ tasse) de concombre (AM) 125 ml (½ tasse) de poivron rouge (AM) 30 ml (2 c. à soupe) de noix de Grenoble (PM/soirée) 1 clémentine (PM/soirée) 30 ml (2 c. à soupe) de noix de Grenoble (PM/soirée)
mercredi • jour 3	2 rôties de pain de blé entier 10 ml (2 c. à thé) de beurre d'arachide 125 ml (½ tasse) de compote de pommes 250 ml (1 tasse) de lait 1 % Café ou thé 5 ml (1 c. à thé) de beurre d'arachide	Soupe espagnole (portion congelée, p. 179) ½ pita de blé entier ½ pita de blé entier 25 g (1 oz) de fromage allégé 125 ml (½ tasse) de jus de légumes 2 clémentines	★ Dindon burger (p. 115) Salade d'épinards (option raisins) (p. 200) 125 ml (½ tasse) de bleuets 250 ml (1 tasse) de lait 1 %	1 yogourt à boire de 200 ml (7 oz) (AM) 125 ml (½ tasse) de céleri (PM/soirée) 10 tomates cerises (PM/soirée) 30 ml (2 c. à soupe) de noix de Grenoble (PM/soirée)

	Déjeuner	Dîner	Souper	Collations
jeudi · jour 4	175 ml (¾ tasse) de gruau préparé 60 ml (¼ tasse) de bleuets 7,5 ml (½ c. à soupe) de sirop d'érable 7,5 ml (½ c. à soupe) de graines de lin moulues 250 ml (1 tasse) de lait 1 % Café ou thé 1 rôtie de blé entier 5 ml (1 c. à thé) de margarine non hydrogénée	Wrap thon et avocat (p. 202) 125 ml (½ tasse) de melon miel 125 ml (½ tasse) de concombre 25 g (1 oz) de fromage allégé	★ Tofu mariné aux tomates (p. 116) 125 ml (½ tasse) de nouilles de riz cuites 250 ml (1 tasse) de pak-choï (bok choy) cuits 125 ml (½ tasse) de nouilles de riz cuites 5 raisins	80 ml (⅓ tasse) de yogourt nature 1 ou 2 % (AM) 30 ml (2 c. à soupe) de céréales de type granola légères (AM) 80 ml (⅓ tasse) de yogourt nature 1 ou 2 % (AM) 30 ml (2 c. à soupe) de céréales de type granola légères (AM) 1 galette de riz brun (PM/soirée) 125 ml (½ tasse) de poivron (PM/soirée) ½ banane (PM/soirée)
vendredi · jour 5	175 ml (¾ tasse) de céréales de son 30 ml (2 c. à soupe) de céréales de type granola légères 15 ml (1 c. à soupe) de graines de lin moulues 250 ml (1 tasse) de lait 1 % ½ banane Café ou thé 60 ml (¼ tasse) de céréales de son 30 ml (2 c. à soupe) de céréales de type granola légères	Sandwich à la garniture de tofu (p. 201) 125 ml (½ tasse) de céleri 5 raisins 10 raisins 125 ml (½ tasse) de jus de légumes	★ Fajitas de poulet en feuilles de laitue (p. 117) 1 tortilla de blé entier 125 ml (½ tasse) de bleuets 250 ml (1 tasse) de lait 1 %	1 yogourt à boire de 200 ml (7 oz) (AM) 1 clémentine (AM) 1 clémentine (AM) 125 ml (½ tasse) de melon miel (PM/soirée) 30 ml (2 c. à soupe) de noix de Grenoble (PM/soirée)
samedi · jour 6	1 petit pain empereur (kaiser) de blé entier 10 ml (2 c. à thé) de beurre d'amande 250 ml (1 tasse) de lait 1 % ½ pamplemousse Café ou thé 5 ml (1 c. à thé) de beurre d'amande	Salade César (p. 197) 1 galette de riz brun 1 galette de riz brun 125 ml (½ tasse) de melon miel 1 yogourt à boire de 200 ml (7 oz)	★ Pâté chinois revisité (p. 118) 125 ml (½ tasse) de jus de légumes ½ pita de blé entier Salade d'épinards (option raisins) (p. 200) ½ pita de blé entier 125 ml (½ tasse) de compote de pommes	30 ml (2 c. à soupe) de noix de Grenoble (AM) 125 ml (½ tasse) de carottes (AM) 175 ml (¾ tasse) de yogourt nature 1 ou 2 % (PM/soirée) 125 ml (½ tasse) de bleuets (PM/soirée) 7,5 ml (½ c. à soupe) de sirop d'érable (PM/soirée)
dimanche · jour 7	★ 1 gaufre aux bananes et au beurre d'arachide (p. 119) 250 ml (1 tasse) de lait 1 % Café ou thé ½ pamplemousse	Pâté chinois revisité (portion supplémentaire, p. 118) ½ petit pain empereur (kaiser) de blé entier 125 ml (½ tasse) de concombre ½ petit pain empereur (kaiser) de blé entier 20 raisins	★ Tilapia cajun (p. 120) 250 ml (1 tasse) de pak-choï (bok choy) cuits 125 ml (½ tasse) de riz brun cuit ★ Tapio-choco (p. 121) 125 ml (½ tasse) de bleuets 125 ml (½ tasse) de riz brun cuit	125 ml (½ tasse) de melon miel (AM) 1 yogourt à boire de 200 ml (7 oz) (AM) ★ 1 muffin aux bananes (p. 121) (PM/soirée) 125 ml (½ tasse) de lait 1 % (PM/soirée)

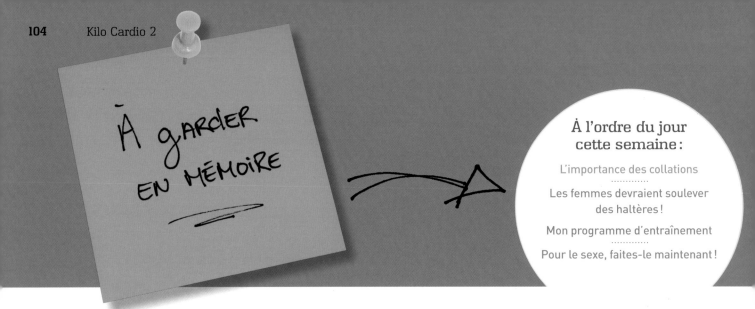

À garder en mémoire

À l'ordre du jour
cette semaine :

L'importance des collations
....
Les femmes devraient soulever
des haltères !
....
Mon programme d'entraînement
....
Pour le sexe, faites-le maintenant !

Les conseils d'Isabelle

L'importance des collations

Selon un sondage IPSOS Reid, 80 % des Canadiens prennent régulièrement des collations. Si elles peuvent nous donner un regain d'énergie l'avant-midi et l'après-midi, c'est en soirée qu'on grignote le plus. Selon le sondage, croustilles, chocolat et biscuits sont souvent consommés comme collations.

Trois bonnes raisons pour prendre des collations

▶ Elles permettent de contrôler les fringales. Ainsi, de saines collations peuvent nous aider à contrôler notre poids.
▶ Elles peuvent pallier les coups de fatigue de la journée.
▶ Elles nous permettent de mieux répondre à nos besoins en vitamines et en minéraux.

Les collations idéales

Les meilleures collations apportent à la fois glucides et protéines afin de nous rassasier plus longtemps. Idéalement, elles sont prises au milieu de l'avant-midi et de l'après-midi.

En soirée, vous pouvez prendre une collation si vous avez mangé tôt ou après une activité physique.

Quelques collations qui apportent glucides et protéines

▶ Fruit et fromage cottage
▶ Yogourt et quelques flocons de céréales
▶ Jus de légumes et morceau de fromage allégé
▶ Noix et fruits séchés
▶ Muffin maison et boisson de soya enrichie

Des collations appropriées pour tous

▶ **Pour les enfants :** un fruit et un produit laitier sont les meilleurs choix de collation, car ce sont les deux groupes alimentaires qui font défaut dans leurs menus quotidiens.
▶ **Pour les gens qui manquent d'énergie :** un smoothie (lait, fruit et germe de blé) ou un thé avec des craquelins de grains entiers tartinés de beurre de noix.
▶ **Pour les gens qui sont souvent malades :** une boisson probiotique.
▶ **Pour les gens qui s'entraînent :** une barre tendre faible en gras ou une barre de fruits séchés.
▶ **Pour les gens qui ont le moral à plat :** définitivement, le chocolat !
▶ **Pour les gens qui souffrent d'insomnie :** des glucides en soirée favorisent le sommeil. Ces personnes profiteront donc d'un bol de céréales arrosées de lait avant d'aller se coucher.

Les collations pour maximiser la performance sportive

L'activité physique contribue au contrôle du poids, à la normalisation du cholestérol sanguin et à la gestion du taux de sucre dans le sang, sans compter le bien-être qu'elle génère. Bonne pour le corps, elle l'est aussi pour l'esprit ! Pour maximiser les avantages de l'exercice, une alimentation adéquate s'impose.

Avant un entraînement : les glucides d'abord

Il faut avoir assez d'énergie pour en profiter pleinement. Au début d'un entraînement, l'organisme utilise surtout le glucose stocké dans les muscles et dans le foie sous forme de glycogène. La consommation de glucides (produits céréaliers et fruits, par exemple) saura maximiser les réserves de glycogène. Plus l'exercice se prolonge, plus ces réserves diminuent. C'est à partir de ce stade que l'organisme puisera l'énergie dont il a besoin dans les réserves de graisse.

Les personnes qui s'entraînent avant le dîner ou le souper devraient prendre une collation une à deux heures avant. La collation devra apporter des glucides qui fourniront de l'énergie rapidement. On évitera les collations trop riches en gras (beignes, muffins du commerce et chocolat) qui, digérées lentement, pourraient nuire à l'entraînement. Afin d'éviter certains inconforts intestinaux, les repas ou collations qui précèdent l'exercice ne devraient pas contenir de mets trop épicés, d'aliments pouvant causer des gaz (légumineuses ou chou, par exemple), de boissons pétillantes et d'alcool. Mais le seuil de tolérance à ces aliments est personnel, il s'agit de se connaître. Dans le doute, on choisit des aliments familiers. L'hydratation, avant l'entraînement, est aussi primordiale.

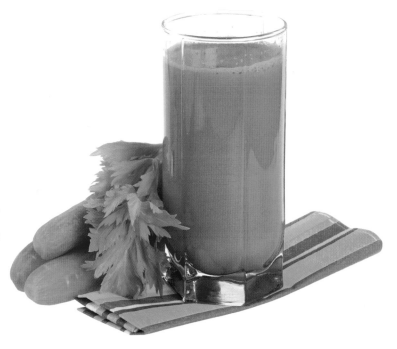

Quelques idées de collations pré-entraînement
- ▶ Banane
- ▶ Barre de fruits séchés
- ▶ Barre tendre faible en gras
- ▶ Jus de fruits
- ▶ Rôtie et confiture de fruits

Pendant l'entraînement, l'eau d'abord

En deçà d'une heure, l'eau seule suffit. Mais il ne faut pas attendre d'avoir soif pour s'hydrater, car la soif nous indique qu'un déficit hydrique est présent. Il est recommandé de boire de 150 à 350 ml (5 à 12 oz) d'eau toutes les 15 à 20 minutes.

Pour les activités plus longues, une boisson qui contient de 50 à 80 g de glucides par litre peut donner un regain d'énergie. Si elle contient trop de sucre, elle pourrait entraîner crampes, flatulences et irritation gastrique.

Pour remplacer les boissons du commerce pour sportifs, du jus dilué dans de l'eau suffit généralement. Voici une recette maison : 300 ml (10 oz) de jus pour 200 ml (7 oz) d'eau.

Si la sudation est importante ou que l'activité est pratiquée dans des conditions chaudes et humides, les boissons pour sportifs sont appropriées. En plus des glucides, elles contiennent souvent des électrolytes, qui compensent les pertes causées par la sueur. On peut aussi utiliser la recette maison en y ajoutant 0,5 ml (⅛ c. à thé) de sel.

Après un entraînement : combinaison de glucides et de protéines

Il faut d'abord remplacer les liquides perdus en buvant de l'eau ou du jus (du vrai, pas des cocktails de fruits qui contiennent du sucre ajouté). Ensuite, il faut refaire ses réserves de glycogène en buvant ou en mangeant des glucides. Les premières heures après l'entraînement sont idéales pour refaire ses réserves. Une collation riche en glucides (jus, fruits, bagel ou céréales) dans les 30 minutes qui suivent l'exercice maximise la récupération. L'ajout de protéines (lait, yogourt, boisson de soya ou œuf) facilitera la récupération musculaire. On conseille un ratio de 3/1 (trois glucides pour une protéine). Enfin, si la sudation a été importante, on peut saler modérément son repas ou boire un cocktail de légumes.

Quelques idées de collations postentraînement qui allient glucides et protéines
- ▶ Pomme et yogourt allégé
- ▶ Lait au chocolat
- ▶ Pain aux dattes et verre de lait 1 %
- ▶ Smoothie au mélangeur : lait 1 %, banane et vanille
- ▶ Biscuits soda et fromage allégé

Les conseils de Josée

Les femmes devraient soulever des haltères !

Les femmes qui font régulièrement de l'entraînement musculaire modéré profitent d'une longue liste d'avantages pour leur santé.

Malgré tout, plusieurs femmes craignent l'apparition d'un volume musculaire peu élégant, et donc la perte d'une partie de leur féminité. Selon les habitués des plateaux de musculation, les mythes sur la présence des femmes en musculation s'estompent, et les femmes de tous les âges ont désormais leur place sur les planchers d'entraînement.

Voici quelques bonnes raisons :

▶ **Vous perdrez plus de graisse que vous gagnerez en muscle.** En fait, la femme moyenne qui s'entraîne en musculation deux ou trois fois par semaine, pendant huit semaines, prendra 0,8 kg (1 ¾ lb) de muscle et perdra 1,5 kg (3 ½ lb) de graisse. Contrairement aux hommes, les femmes ne prennent que très rarement de volume musculaire, tout simplement parce qu'elles ont de 10 à 30 fois moins de cette fameuse hormone, la testostérone.

▶ **Vos nouveaux muscles vous aideront à combattre l'obésité.** Plus vos muscles seront actifs et éveillés, plus votre métabolisme sera élevé. Vous brûlerez donc plus de calories au fil de la journée.

▶ **Votre ossature en bénéficiera.** Les recherches démontrent que la musculation permet aux vertèbres d'augmenter leur densité de 13 % sur une période de six mois. La musculation est donc un outil précieux et puissant contre l'ostéoporose.

▶ **Vous réduirez vos risques de diabète.** La musculation peut augmenter l'utilisation du glucose en présence dans l'organisme de 23 % en quatre mois.

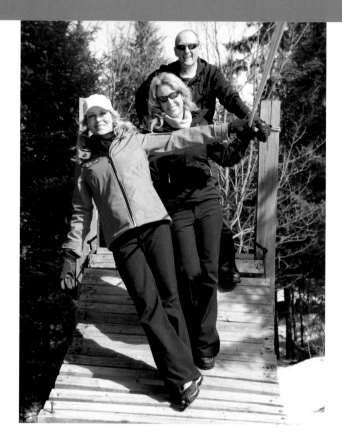

▶ **Vous combattrez les maladies cardiaques.** L'entraînement en musculation vous permettra d'améliorer votre taux de cholestérol et votre pression sanguine.

▶ **Vous combattrez les maux de dos et l'arthrite.** Des études ont démontré que la musculation diminue les douleurs arthritiques et donne plus de force aux articulations.

▶ **Vous serez un meilleur athlète.** La musculation améliore les performances sportives.

▶ **Peu importe votre âge, ça fonctionnera !** Il a été démontré qu'il est possible d'améliorer sa force à tout âge !

▶ **Vous musclerez votre santé mentale !** Une étude de Harvard a démontré que 10 semaines de musculation ont réduit les symptômes de dépression clinique plus facilement et avec plus de succès que les thérapies normalement utilisées. Les femmes qui font de la musculation disent qu'elles sont plus confiantes et plus sûres d'elles.

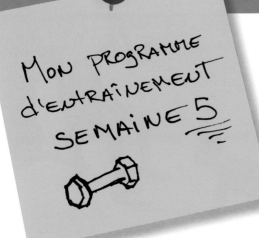

Mon programme d'entraînement SEMAINE 5

Établissez tout de suite **cinq** moments dans votre semaine. Vous avez un rendez-vous important avec votre santé!

L'entraînement cardiovasculaire

Le programme de marche

▶ **Fréquence :**	5 fois
▶ **Intensité :**	Test de la voix et échelle de Borg
▶ **Sur l'échelle :**	Intensité de 2 à 5
▶ **Temps :**	40 minutes en 4 cycles (4 cycles de 9 minutes)
▶ **Cycles :**	3 minutes à une intensité de 4 ou 5
	3 minutes à une intensité de 2 ou 3
	3 minutes à une intensité de 3 ou 4

Les **4 premières minutes** de cet entraînement sont exclues des cycles : il s'agit de votre échauffement. Marchez d'un pas léger en augmentant progressivement votre cadence jusqu'à la 5e minute. Vous commencez alors le premier cycle.

Idéalement, prévoyez toujours **5 minutes** pour récupérer et marcher d'un pas léger à la fin de l'entraînement.

Les exercices musculaires

1. FENTES

Position de départ : Faites un grand pas en avant avec un pied, puis écartez les pieds de la largeur des épaules. Stabilisez le tronc en contractant les abdominaux.

Action : Descendez comme si vous vouliez toucher le sol avec le genou de la jambe arrière. Arrêtez la descente à quelques centimètres du sol. Le genou de la jambe avant ne doit pas être à plus de 90° ni dépasser la ligne verticale des orteils. Gardez le tronc bien droit.

Principaux muscles sollicités :
Fessiers, quadriceps et adducteurs de la hanche.

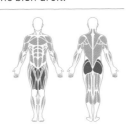

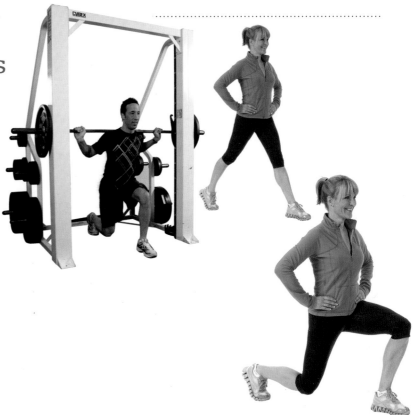

2. PUSH-UP (PROGRESSION)

Position de départ : Placez les mains au sol directement sous les épaules et les genoux au sol. Stabilisez le tronc en contractant les abdominaux.

Action : Laissez-vous descendre vers le sol jusqu'à ce que l'angle de votre coude atteigne 90°. Contractez les muscles afin de revenir à la position de départ. Attention : ne bloquez pas les coudes à la fin du mouvement.

Option moins intense : Debout face à un mur, appuyez les mains sur celui-ci, devant les épaules. Stabilisez le tronc en contractant les abdominaux.

Action : Laissez-vous descendre vers le mur jusqu'à ce que l'angle de votre coude atteigne 90°. Contractez les muscles afin de revenir à la position de départ. Attention : ne bloquez pas les coudes à la fin du mouvement.

Principaux muscles sollicités :
Pectoraux, deltoïdes et triceps.

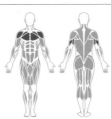

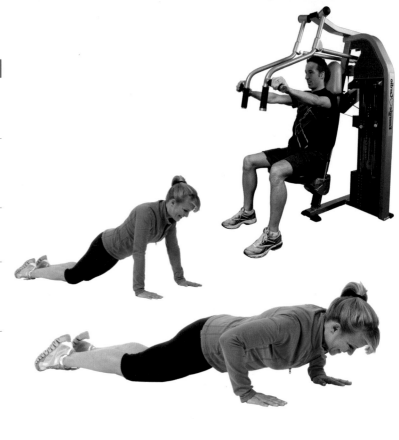

3. ABDUCTION À L'ÉPAULE

Position de départ : Placez les pieds l'un devant l'autre, écartés à la largeur des hanches, et fléchissez légèrement les genoux. Fléchissez ensuite légèrement les coudes. Il est important d'incliner le tronc d'environ 15° vers l'avant.

Action : Effectuez une abduction à l'épaule en soulevant les mains jusqu'à ce qu'elles soient à la hauteur des épaules.

Principaux muscles sollicités :
Deltoïdes.

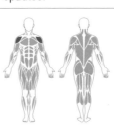

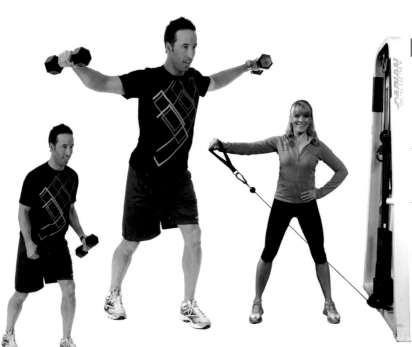

4. EXTENSION COMPLÈTE DU TRONC

Position de départ : Allongé sur le ventre, la tête légèrement surélevée et dans le prolongement du tronc. Les fessiers sont contractés et les bras sont le long du corps.

Action : Soulevez le tronc en pensant à vous allonger, puis ouvrez les bras pour les amener lentement au-dessus de la tête. Revenez ensuite à la position de départ et abaissez le tronc.

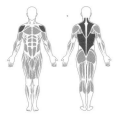

Principaux muscles sollicités : Extenseurs lombaires, dorsaux, trapèzes et deltoïdes.

5. ENROULÉS

Position de départ : Allongé au sol sur le dos, fléchissez les genoux à 90°. Placez les mains de chaque côté de la tête pour la supporter, mais sans tirer dessus.

Action : Soulevez le haut du tronc jusqu'à ce que vous sentiez une bonne tension dans l'abdomen. Pensez à enrouler votre colonne vertébrale et pressez le dos contre le sol en même temps, en serrant le ventre.

Principaux muscles sollicités : Grands droits de l'abdomen et obliques.

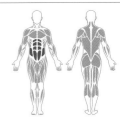

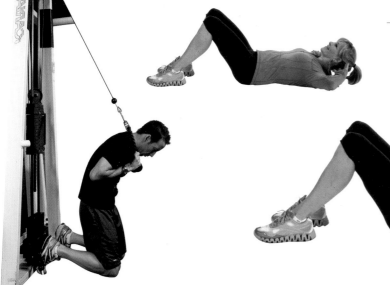

Les témoignages

J'apprends à apprécier les légumes, alors que je ne pensais pas les aimer.

Valérie Martin

Un soir, ma sœur m'a dit : « Si tu veux, avec Kilo Cardio, ta volonté et mon aide, tu vas y arriver. » Il n'en fallait pas plus pour que je me lance !

Jocelyne Leduc

Le médecin a découvert que mon conjoint avait un diabète de type 2. Il devait donc se mettre au régime. Comme j'avais moi aussi un peu de poids à perdre, nous avons décidé de suivre le programme Kilo Cardio ensemble. Depuis, il a perdu 15 kg (34 lb) et moi, 9 kg (20 lb). Quel bonheur !

Raymonde Gauvreau

Mon médecin m'a dit qu'il avait rarement vu un aussi beau bilan de santé chez une personne de 60 ans ! Mon cholestérol a baissé et j'ai retrouvé mon poids santé.

Jocelyne Petit

J'ai retrouvé mon corps d'avant ma grossesse, et même mieux !

Marie-Christine Tremblay

Les conseils de Guy

Pour le sexe, faites-le maintenant !

J'ai parlé de tabous dans mon texte précédent, mais ce n'était rien à côté de celui-ci. Le sexe, chez les obèses, est le tabou des tabous. Personne n'ose en parler, mais les impacts négatifs qui sont vécus au quotidien, par tous ceux qui ont du poids en trop, sont souvent le début de relations amoureuses déficientes ou carrément inexistantes. Alors, allons-y, je plonge et je vous dis ce qu'il en est.

Au printemps 2010, j'ai été invité à animer une tribune téléphonique dans une radio très écoutée de Québec. Le sujet : le sexe chez les obèses. Pendant 90 minutes, des hommes comme des femmes ont appelé et ont raconté ce qu'ils vivaient.

L'animatrice et moi avons été estomaqués d'entendre raconter ces drames profonds par des gens, parfois en pleurs, qui se servaient de la radio pour dire enfin ce qu'ils vivaient. Fait à noter, certains des auditeurs n'étaient pas obèses, mais avaient un conjoint obèse.

« Ça fait plus de huit ans que je n'ai pas fait l'amour », nous a dit une femme dans la trentaine, mariée et mère de deux enfants. « Depuis que je suis au-dessus de 136 kg (300 lb), il nous est impossible, pour moi et ma partenaire, de trouver une position confortable », a affirmé un homme aussi dans la trentaine. Un autre type de 31 ans nous a dit : « Je suis encore célibataire et je ne pogne pas auprès des filles. Pourtant, un de mes plus grands rêves serait d'avoir des enfants. » Un discours semblable a été tenu par quelques filles, dont une à la fin de la trentaine. Elle ajoutait : « Le temps passe, il faut que je fasse quelque chose avant qu'il soit trop tard. Je rêve d'avoir des enfants. »

Il ne faut pas croire que les obèses ne peuvent pas avoir d'enfants, mais beaucoup de spécialistes vous diront qu'une femme qui a beaucoup de poids en trop a plus de chances d'avoir une grossesse à risque.

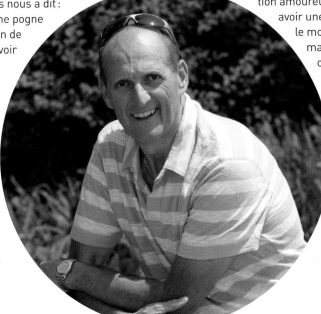

Le problème du sexe ne touche pas uniquement les obèses. Même ceux qui ont un petit 9 kg (20 lb) en trop vous diront qu'ils se sentent moins désirés et désirables. Et dans certains cas, quand leur partenaire leur en a fait part, ça a été la douche froide.

Selon mon expérience, je peux vous assurer qu'il n'y a aucune comparaison entre faire l'amour à 109 ou à 75 kg (240 ou 165 lb). Dans ce dernier cas, tout est meilleur, les étreintes sont plus faciles et les positions, plus variées. On se sent plus près de l'être aimé, ce qui facilite les caresses. Autre avantage intéressant, je ne suis pas un expert en la matière, mais je vous dirais que la peau a une plus grande sensibilité lorsqu'elle n'est pas étirée par de la graisse sous-cutanée, ce qui augmente, par le fait même, les sensations et les frissons.

Et je n'ai pas encore parlé de nudité. Tous ceux qui ont du poids en trop ont horreur de se voir nus et ils acceptent encore moins que leur partenaire les voie nus. Pourtant, la nudité est à la base même de la connivence, de la confiance et de la séduction amoureuse dont tout couple a besoin pour avoir une activité sexuelle satisfaisante (à tout le moins). Il n'y a pas d'étude sur le sujet, mais je mettrais ma main au feu que les obèses ont le plus haut taux de relations sexuelles dans le noir.

Blague à part, si vous vous êtes senti concerné par l'un ou l'autre des propos de ce texte, vous venez de vous trouver une motivation supplémentaire pour perdre vos kilos en trop et ne jamais les reprendre afin que vous puissiez, vous aussi, jouir de la vie.

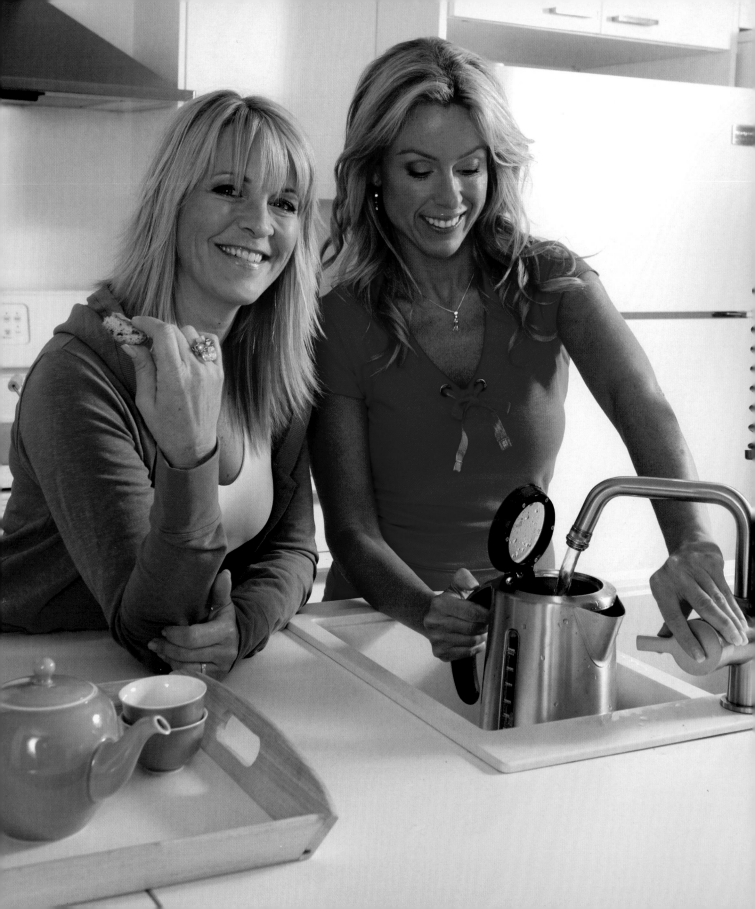

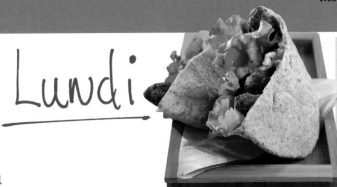

Lundi

★ Kefta de veau

Ingrédients

1 portion

Kefta

80 g	(2 ⅔ oz) de veau haché
¼	d'oignon haché finement
¼	de gousse d'ail hachée finement
25 ml	(5 c. à thé) de persil frais, haché
7,5 ml	(½ c. à soupe) de menthe fraîche, hachée
2,5 ml	(½ c. à thé) de cumin
1 ml	(¼ c. à thé) de paprika
½ ml	(⅛ c. à thé) de cannelle
Au goût	sel et poivre

Tzatziki

30 ml	(2 c. à soupe) de yogourt nature 2 %
15 ml	(1 c. à soupe) de concombre en dés
¼	de gousse d'ail hachée très finement
5 ml	(1 c. à thé) de menthe hachée finement
Au goût	sel et poivre

Montage

1	pita de blé entier
Au goût	feuilles de laitue
3	tomates cerises coupées en deux

2 portions

Kefta

160 g	(5 ⅓ oz) de veau haché
½	oignon haché finement
½	gousse d'ail hachée finement
45 ml	(3 c. à soupe) de persil frais, haché
15 ml	(1 c. à soupe) de menthe fraîche, hachée
5 ml	(1 c. à thé) de cumin
2,5 ml	(½ c. à thé) de paprika
1 ml	(¼ c. à thé) de cannelle
Au goût	sel et poivre

Tzatziki

60 ml	(¼ tasse) de yogourt nature 2 %
30 ml	(2 c. à soupe) de concombre en dés
½	gousse d'ail hachée très finement
10 ml	(2 c. à thé) de menthe hachée finement
Au goût	sel et poivre

Montage

2	pitas de blé entier
Au goût	feuilles de laitue
6	tomates cerises coupées en deux

Préparation

- Préchauffer le four à 230 °C (450 °F).
- Dans un bol, mélanger tous les ingrédients des keftas. Façonner à la main de petits boudins (un boudin par portion), puis les mettre sur une grille déposée dans une plaque afin de laisser écouler le jus de cuisson.
- Cuire au four environ 15 minutes ou jusqu'à ce que le veau ait perdu sa couleur rosée à l'intérieur.
- Entre-temps, faire le tzatziki en mélangeant tous les ingrédients.
- Ouvrir les pitas, puis mettre du tzatziki à l'intérieur de chaque demi-pita. Garnir les pitas de laitue, puis y mettre les petits boudins et les tomates cerises. Déguster aussitôt.

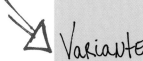

Variante

Vous pouvez remplacer le veau par de l'agneau haché, vous aurez alors un goût plus prononcé. Cette recette sera aussi délicieuse si vous remplacez le veau par du poulet ou du dindon haché.

Menu du jour 2

Déjeuner

250 ml (1 tasse) de céréales de son

30 ml (2 c. à soupe) de céréales de type granola légères

250 ml (1 tasse) de lait 1 %

125 ml (½ tasse) de melon miel

Café ou thé

30 ml (2 c. à soupe) de céréales de type granola légères

15 ml (1 c. à soupe) de graines de lin moulues

Dîner

Salade prosciutto, laitue, tomates (p. 198)

2 galettes de riz brun

1 yogourt à boire de 200 ml (7 oz)

125 ml (½ tasse) de compote de pommes

Souper

★ Chaudrée de poisson

1 tranche de pain de blé entier

5 ml (1 c. à thé) de margarine non hydrogénée

125 ml (½ tasse) de jus de légumes

25 g (1 oz) de fromage allégé

125 ml (½ tasse) de jus de légumes

125 ml (½ tasse) de bleuets

Collations

125 ml (½ tasse) de concombre (AM)

125 ml (½ tasse) de poivron rouge (AM)

30 ml (2 c. à soupe) de noix de Grenoble (PM/soirée)

1 clémentine (PM/soirée)

30 ml (2 c. à soupe) de noix de Grenoble (PM/soirée)

Valeur nutritive

calories : 340 kcal
lipides : 8 g
protéines : 20 g
glucides : 47 g
fibres : 3 g
équivalents : 2,25 LF
• 0,5 PC • 0,5 LS • 1 VS

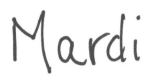

Mardi

★ Chaudrée de poisson

Ingrédients

1 portion		2 portions	
2,5 ml	(½ c. à thé) d'huile de canola	5 ml	(1 c. à thé) d'huile de canola
⅛	d'oignon haché	¼	d'oignon haché
½	carotte pelée et coupée en tranches	1	carotte pelée et coupée en tranches
155 ml	(½ tasse + 2 c. à soupe) de fumet de poisson ou de bouillon de poulet chaud	310 ml	(1 ¼ tasse) de fumet de poisson ou de bouillon de poulet chaud
155 ml	(½ tasse + 2 c. à soupe) de lait 1 % chaud	310 ml	(1 ¼ tasse) de lait 1 % chaud
1 ml	(¼ c. à thé) de thym séché	2,5 ml	(½ c. à thé) de thym séché
Au goût	sel et poivre	Au goût	sel et poivre
½	pomme de terre pelée, en cubes	1	pomme de terre pelée, en cubes
80 ml	(⅓ tasse) de maïs en grains surgelé	160 ml	(⅔ tasse) de maïs en grains surgelé
75 g	(2 ½ oz) de filet de pangasius en gros cubes	150 g	(5 oz) de filet de pangasius en gros cubes
20 ml	(4 c. à thé) de fécule de maïs	45 ml	(3 c. à soupe) de fécule de maïs
20 ml	(4 c. à thé) d'eau	45 ml	(3 c. à soupe) d'eau

Préparation

- Dans une casserole, chauffer l'huile et cuire l'oignon et la carotte jusqu'à ce que les légumes soient tendres.
- Ajouter le fumet, le lait, le thym, le sel et le poivre, puis porter à ébullition en brassant. Baisser le feu et ajouter les cubes de pomme de terre. Laisser mijoter à feu doux environ 20 minutes ou jusqu'à ce que les pommes de terre soient tendres.
- Ajouter le maïs et les cubes de poisson et poursuivre la cuisson environ 5 minutes ou jusqu'à ce que le poisson soit cuit. Rectifier l'assaisonnement, au besoin.
- Dans un petit bol, mélanger la fécule dans l'eau jusqu'à ce qu'elle soit bien dissoute, puis ajouter ce mélange à la soupe, en brassant continuellement. Porter à ébullition. La soupe épaissira.

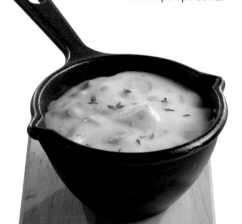

Variante

Vous pouvez remplacer le poisson par une boîte de 150 g (5 oz) de palourdes égouttées. Ajoutez-les au dernier moment également. Pour rehausser davantage le goût de cette chaudrée, ajoutez un soupçon d'herbes salées.

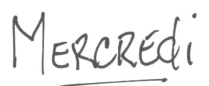

Mercredi

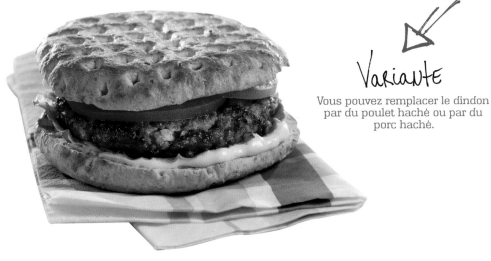

Variante

Vous pouvez remplacer le dindon par du poulet haché ou par du porc haché.

★ Dindon burger

Ingrédients

1 portion		2 portions	
90 g	**(3 oz)** de dindon haché, cru	**180 g**	**(6 oz)** de dindon haché, cru
7,5 ml	**(½ c. à soupe)** de moutarde de Dijon	**15 ml**	**(1 c. à soupe)** de moutarde de Dijon
7,5 ml	**(½ c. à soupe)** de miel	**15 ml**	**(1 c. à soupe)** de miel
1 ml	**(¼ c. à thé)** de paprika	**2,5 ml**	**(½ c. à thé)** de paprika
1 ml	**(¼ c. à thé)** de tabasco ou de sambal œlek (facultatif)	**1 ml**	**(¼ c. à thé)** de tabasco ou de sambal œlek (facultatif)
½	oignon vert, haché finement	**1**	oignon vert, haché finement
Au goût	sel et poivre	**Au goût**	sel et poivre
1	petit pain empereur *(kaiser)* de blé entier	**2**	petits pains empereurs *(kaiser)* de blé entier
7,5 ml	**(½ c. à soupe)** de mayonnaise	**15 ml**	**(1 c. à soupe)** de mayonnaise
Au goût	feuilles de laitue	**Au goût**	feuilles de laitue
½	tomate en tranches	**1**	tomate en tranches

Préparation

• Mélanger le dindon, la moutarde, le miel, le paprika, le tabasco (si désiré), l'oignon vert, le sel et le poivre, puis façonner une galette par personne avec les mains.

• Cuire les galettes dans une poêle striée antiadhésive ou sur le barbecue environ 7 minutes de chaque côté ou jusqu'à ce que la viande ait perdu sa couleur rosée à l'intérieur.

• Chauffer les pains. Les tartiner de mayonnaise, ajouter la galette et garnir avec la laitue et les tranches de tomate.

Menu du jour 3

Déjeuner

2 rôties de pain de blé entier

10 ml (2 c. à thé) de beurre d'arachide

125 ml (½ tasse) de compote de pommes

250 ml (1 tasse) de lait 1 %

Café ou thé

5 ml (1 c. à thé) de beurre d'arachide

Dîner

Soupe espagnole (portion congelée, p. 79)

½ pita de blé entier

½ pita de blé entier

25 g (1 oz) de fromage allégé

125 ml (½ tasse) de jus de légumes

2 clémentines

Souper

★ Dindon burger

Salade d'épinards (option raisins) (p. 200)

125 ml (½ tasse) de bleuets

250 ml (1 tasse) de lait 1 %

Collations

1 yogourt à boire de 200 ml (7 oz) (AM)

125 ml (½ tasse) de céleri (PM/soirée)

10 tomates cerises (PM/soirée)

30 ml (2 c. à soupe) de noix de Grenoble (PM/soirée)

Valeur nutritive
calories : 410 kcal
lipides : 21 g
protéines : 30 g
glucides : 26 g
fibres : 6 g
équivalents : 2 LF
• 0,25 LS • 1 VS

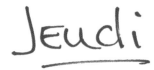

Jeudi

Menu du jour 4

Déjeuner

175 ml (¾ tasse) de gruau préparé

60 ml (¼ tasse) de bleuets

7,5 ml (½ c. à soupe) de sirop d'érable

7,5 ml (½ c. à soupe) de graines de lin moulues

250 ml (1 tasse) de lait 1 %

Café ou thé

1 rôtie de blé entier

5 ml (1 c. à thé) de margarine non hydrogénée

Dîner

Wrap thon et avocat (p. 202)

125 ml (½ tasse) de melon miel

125 ml (½ tasse) de concombre

25 g (1 oz) de fromage allégé

Souper

★ Tofu mariné aux tomates

125 ml (½ tasse) de nouilles de riz cuites

250 ml (1 tasse) de pak-choï *(bok choy)* cuits

125 ml (½ tasse) de nouilles de riz cuites

5 raisins

Collations

80 ml (⅓ tasse) de yogourt nature 1 ou 2 % (AM)

30 ml (2 c. à soupe) de céréales de type granola légères (AM)

80 ml (⅓ tasse) de yogourt nature 1 ou 2 % (AM)

30 ml (2 c. à soupe) de céréales de type granola légères (AM)

1 galette de riz brun (PM/soirée)

125 ml (½ tasse) de poivron (PM/soirée)

½ banane (PM/soirée)

★ Tofu mariné aux tomates

Ingrédients

1 portion		2 portions	
2	feuilles de basilic frais, hachées	4	feuilles de basilic frais, hachées
½	gousse d'ail hachée finement	1	gousse d'ail hachée finement
Au goût	sel et poivre	Au goût	sel et poivre
5 ml	(1 c. à thé) de vinaigre balsamique	10 ml	(2 c. à thé) de vinaigre balsamique
1	bloc de **150 g (5 oz)** de tofu ferme, en tranches d'environ 1 cm (½ po)	1	bloc de **300 g (10 oz)** de tofu ferme, en tranches d'environ 1 cm (½ po)
2,5 ml	(½ c. à thé) d'huile de canola	5 ml	(1 c. à thé) d'huile de canola
½	boîte de **540 ml (19 oz)** de tomates en dés	1	boîte de **540 ml (19 oz)** de tomates en dés
15 g	(½ oz) de fromage allégé, râpé	30 g	(1 oz) de fromage allégé, râpé
2	olives noires en tranches	4	olives noires en tranches

Préparation

- Dans une assiette profonde, mélanger le basilic, l'ail, le sel, le poivre et le vinaigre balsamique. Ajouter les tranches de tofu et laisser mariner au moins 30 minutes.
- Dans une poêle antiadhésive, chauffer l'huile. À feu vif, y faire dorer les tranches de tofu des deux côtés. Les déposer ensuite dans une assiette couverte de papier absorbant.
- Préchauffer le four à 180 °C (350 °F).
- Verser les tomates en dés dans la poêle et poursuivre la cuisson quelques minutes, à feu doux, afin qu'elles cuisent doucement et que le mélange devienne onctueux.
- Mettre la moitié des tomates au fond d'un plat allant au four. Y déposer les tranches de tofu et verser le reste des tomates par-dessus. Ajouter les olives et garnir le dessus de fromage. Cuire environ 15 minutes ou jusqu'à ce que le fromage soit doré.

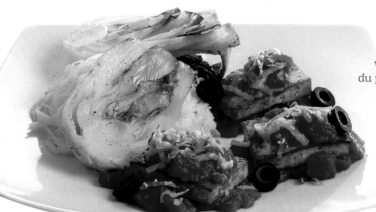

Variante

Vous pouvez remplacer le tofu par du poulet, ou les tomates par une p de poivrons rouges grillés.

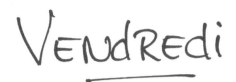

Vendredi

★ Fajitas de poulet en feuilles de laitue

Ingrédients

1 portion	
2,5 ml	**(½ c. à thé)** d'huile d'olive
¼	d'oignon en fines lanières
½	poivron rouge en julienne
150 g	**(5 oz)** de poitrine de poulet sans la peau, en lanières — cuire **60 g (2 oz)** de poulet séparément au four pour le dîner de samedi
Au goût	sel et poivre
5 ml	**(1 c. à thé)** de poudre de chili
1 ml	**(¼ c. à thé)** de cumin
1	tronçon d'environ **5 cm (2 po)** de concombre en julienne
2	grandes feuilles de laitue
25 g	**(1 oz)** de fromage allégé, râpé

2 portions	
5 ml	**(1 c. à thé)** d'huile d'olive
½	oignon en fines lanières
1	poivron rouge en julienne
300 g	**(10 oz)** de poitrine de poulet sans la peau, en lanières — cuire **120 g (4 oz)** de poulet séparément au four pour le dîner de samedi
Au goût	sel et poivre
10 ml	**(2 c. à thé)** de poudre de chili
1 ml	**(¼ c. à thé)** de cumin
1	tronçon d'environ **10 cm (4 po)** de concombre en julienne
4	grandes feuilles de laitue
50 g	**(1 ⅔ oz)** de fromage allégé, râpé

Préparation

- Chauffer l'huile dans une poêle antiadhésive. Caraméliser l'oignon à feu moyen-vif, en brassant à l'occasion. Ajouter un peu d'eau si l'oignon a tendance à se colorer trop rapidement.
- Ajouter le poivron et poursuivre la cuisson jusqu'à ce que les légumes soient cuits, mais encore légèrement croquants. Réserver dans une assiette.
- Dans la même poêle, cuire les lanières de poulet. Remettre les légumes dans la poêle. Saler, poivrer et ajouter les épices. Poursuivre la cuisson environ 1 minute afin que les épices puissent libérer leur arôme.
- Pour monter les fajitas : mettre la garniture au poulet et la julienne de concombre au creux d'une feuille de laitue, puis parsemer de fromage. Rouler ensuite le tout. Servir aussitôt (deux rouleaux par personne).

Variante

Vous pouvez garnir votre fajita
avec de la salsa du commerce.
C'est aussi un bon passe-partout
pour une trempette vite faite !

Menu du jour 5

Déjeuner

175 ml **(¾ tasse)** de céréales de son

30 ml **(2 c. à soupe)** de céréales de type granola légères

15 ml **(1 c. à soupe)** de graines de lin moulues

250 ml **(1 tasse)** de lait 1 %

½ banane

Café ou thé

60 ml **(¼ tasse)** de céréales de son

30 ml **(2 c. à soupe)** de céréales de type granola légères

Dîner

Sandwich à la garniture de tofu (p. 201)

125 ml **(½ tasse)** de céleri

5 raisins

10 raisins

125 ml **(½ tasse)** de jus de légumes

Souper

★ Fajitas de poulet en feuilles de laitue

1 tortilla de blé entier

125 ml **(½ tasse)** de bleuets

250 ml **(1 tasse)** de lait 1 %

Collations

1 yogourt à boire de 200 ml (7 oz) (AM)

1 clémentine (AM)

1 clémentine (AM)

125 ml **(½ tasse)** de melon miel (PM/soirée)

30 ml **(2 c. à soupe)** de noix de Grenoble (PM/soirée)

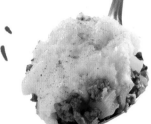

Menu du jour 6

Déjeuner

1 petit pain empereur *(kaiser)* de blé entier

10 ml (2 c. à thé) de beurre d'amande

250 ml (1 tasse) de lait 1 %

½ pamplemousse

Café ou thé

5 ml (1 c. à thé) de beurre d'amande

Dîner

Salade César (p. 197)

1 galette de riz brun

1 galette de riz brun

125 ml (½ tasse) de melon miel

1 yogourt à boire de 200 ml (7 oz)

Souper

★ Pâté chinois revisité

125 ml (½ tasse) de jus de légumes

½ pita de blé entier

Salade d'épinards (option raisins) (p. 200)

½ pita de blé entier

125 ml (½ tasse) de compote de pommes

Collations

30 ml (2 c. à soupe) de noix de Grenoble (AM)

125 ml (½ tasse) de carottes (AM)

175 ml (¾ tasse) de yogourt nature 1 ou 2 % (PM/soirée)

125 ml (½ tasse) de bleuets (PM/soirée)

7,5 ml (½ c. à soupe) de sirop d'érable (PM/soirée)

Valeur nutritive

calories : 210 kcal
lipides : 8 g
protéines : 18 g
glucides : 16 g
fibres : 3 g
équivalents : 2,5 LF • 2 VS

Samedi

★ Pâté chinois revisité

Ingrédients

1 personne (2 portions)		2 personnes (4 portions)	
250 g	(½ lb) de céleri-rave pelé, en gros cubes	500 g	(1 lb) de céleri-rave pelé, en gros cubes
2,5 ml	(½ c. à thé) d'huile de canola	5 ml	(1 c. à thé) d'huile de canola
¼	d'oignon haché	½	oignon haché
160 g	(5 ⅓ oz) de veau haché	320 g	(10 ½ oz) de veau haché
½	gousse d'ail hachée	1	gousse d'ail hachée
2,5 ml	(½ c. à thé) de chacun des assaisonnements suivants : paprika, cumin et poudre de chili	5 ml	(1 c. à thé) de chacun des assaisonnements suivants : paprika, cumin et poudre de chili
1	pincée de piment de Cayenne	1 ml	(¼ c. à thé) de piment de Cayenne
1	pincée de cannelle	1 ml	(¼ c. à thé) de cannelle
2,5 ml	(½ c. à thé) de beurre ou de margarine non hydrogénée	5 ml	(1 c. à thé) de beurre ou de margarine non hydrogénée
15 ml	(1 c. à soupe) de lait 1 %	30 ml	(2 c. à soupe) de lait 1 %
Au goût	sel et poivre	Au goût	sel et poivre
½	poivron jaune en dés	1	poivron jaune en dés
Au goût	parmesan et paprika	Au goût	parmesan et paprika

Préparation

- Dans une grande casserole remplie d'eau, cuire les cubes de céleri-rave jusqu'à ce qu'ils soient très tendres.
- Entre-temps, chauffer l'huile dans une poêle antiadhésive. Cuire l'oignon jusqu'à ce qu'il commence à dorer. Ajouter le veau et le défaire avec une cuillère en bois pour bien le répartir dans la poêle. Laisser le veau se colorer quelques minutes sans brasser. Remuer et poursuivre la cuisson jusqu'à ce que la viande ait perdu sa couleur rosée. Ajouter l'ail et les épices, bien mélanger et poursuivre la cuisson quelques secondes pour que les épices libèrent leur arôme.
- Préchauffer le four à 190 °C (375 °F).
- Lorsque les cubes de céleri-rave sont cuits, les réduire en purée. Ajouter le beurre, le lait et assaisonner. Bien mélanger.
- Dans des ramequins de 250 ml (1 tasse) chacun (un par portion) préalablement beurrés, répartir la viande, puis les dés de poivron jaune et finalement la purée de céleri-rave. Saupoudrer de parmesan et de paprika et cuire au four de 20 à 25 minutes ou jusqu'à ce que l'intérieur soit très chaud et que le dessus soit légèrement doré.

Note : Conservez les portions supplémentaires pour le dîner de dimanche.

Variante

Vous pouvez remplacer une partie du veau par des lentilles en conserve, rincées et égouttées. Vous pouvez aussi remplacer le céleri-rave par de la patate douce.

Dimanche

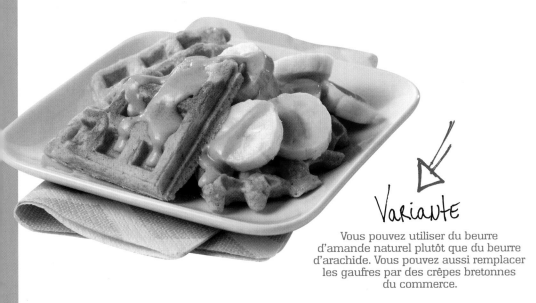

Variante

Vous pouvez utiliser du beurre d'amande naturel plutôt que du beurre d'arachide. Vous pouvez aussi remplacer les gaufres par des crêpes bretonnes du commerce.

★ Gaufres aux bananes et au beurre d'arachide

Ingrédients

1 portion		2 portions	
5 ml	(1 c. à thé) de beurre d'arachide naturel	10 ml	(2 c. à thé) de beurre d'arachide naturel
½	banane coupée en rondelles	1	banane coupée en rondelles
1	gaufre de blé entier	2	gaufres de blé entier

Préparation

- Chauffer le beurre d'arachide au four à micro-ondes quelques secondes afin d'obtenir un sirop.
- Déposer les rondelles de banane sur les gaufres, puis verser le sirop d'arachide sur chaque portion. Servir aussitôt.

Note : Assurez-vous que les gaufres que vous achetez ne contiennent pas de gras trans.

Menu du jour 7

Déjeuner

★ 1 gaufre aux bananes et au beurre d'arachide

250 ml (1 tasse) de lait 1 %

Café ou thé

½ pamplemousse

Dîner

Pâté chinois revisité (portion supplémentaire)

½ petit pain empereur *(kaiser)* de blé entier

125 ml (½ tasse) de concombre

½ petit pain empereur *(kaiser)* de blé entier

20 raisins

Souper

★ Tilapia cajun (p. 120)

250 ml (1 tasse) de pak-choï *(bok choy)* cuits

125 ml (½ tasse) de riz brun cuit

★ Tapio-choco (p. 121)

125 ml (½ tasse) de bleuets

125 ml (½ tasse) de riz brun cuit

Collations

125 ml (½ tasse) de melon miel (AM)

1 yogourt à boire de 200 ml (7 oz) (AM)

★ 1 muffin aux bananes (p. 121) (PM/soirée)

125 ml (½ tasse) de lait 1 % (PM/soirée)

Menu du jour 7

Déjeuner

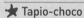 1 gaufre aux bananes et au beurre d'arachide (p. 119)

250 ml (1 tasse) de lait 1 %

Café ou thé

½ pamplemousse

Dîner

Pâté chinois revisité (portion supplémentaire, p. 118)

½ petit pain empereur *(kaiser)* de blé entier

125 ml (½ tasse) de concombre

½ petit pain empereur *(kaiser)* de blé entier

20 raisins

Souper

★ Tilapia cajun

250 ml (1 tasse) de pak-choï *(bok choy)* cuits

125 ml (½ tasse) de riz brun cuit

★ Tapio-choco

125 ml (½ tasse) de bleuets

125 ml (½ tasse) de riz brun cuit

Collations

125 ml (½ tasse) de melon miel (AM)

1 yogourt à boire de 200 ml (7 oz) (AM)

★ 1 muffin aux bananes (PM/soirée)

125 ml (½ tasse) de lait 1 % (PM/soirée)

Valeur nutritive
calories : 140 kcal
lipides : 1,5 g
protéines : 27 g
glucides : 5 g
fibres : 3 g
équivalents : 0,25 PC •
1,5 VS

suite...

Variante

Vous pouvez aussi utiliser d'autres types de poisson blanc comme la sole ou l'aiglefin. Accompagnez le poisson de quartiers de lime.

★ Tilapia cajun

Ingrédients

1 portion		2 portions	
30 ml	(2 c. à soupe) de céréales de son	60 ml	(¼ tasse) de céréales de son
5 ml	(1 c. à thé) de paprika	10 ml	(2 c. à thé) de paprika
5 ml	(1 c. à thé) de poudre de chili	10 ml	(2 c. à thé) de poudre de chili
2,5 ml	(½ c. à thé) d'origan	5 ml	(1 c. à thé) d'origan
Au goût	sel et poivre	Au goût	sel et poivre
135 g	(4 ½ oz) de filet de tilapia	270 g	(9 oz) de filet de tilapia

Préparation

- Préchauffer le four à 230 °C (450 °F).
- Au robot culinaire, réduire les céréales en chapelure grossière (ou les écraser simplement dans un sac hermétique).
- Dans un bol, mélanger cette chapelure et les assaisonnements.
- Couvrir le poisson de panure en pressant pour qu'elle adhère bien au poisson.
- Déposer les filets sur une plaque à cuisson couverte de papier parchemin et les saupoudrer d'un peu de chapelure, au besoin. Cuire au four environ 10 minutes ou jusqu'à ce que la chair du poisson se défasse facilement à la fourchette.

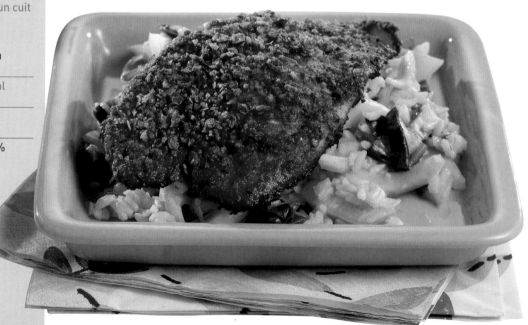

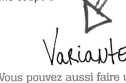

★ Tapio-choco

Ingrédients

1 personne (2 portions)

250 ml	**(1 tasse)** de lait au chocolat 1 % (fait de cacao en poudre)
½	œuf
15 ml	**(1 c. à soupe)** de tapioca fin

2 personnes (4 portions)

500 ml	**(2 tasses)** de lait au chocolat 1 % (fait de cacao en poudre)
1	œuf
30 ml	**(2 c. à soupe)** de tapioca fin

Valeur nutritive

calories : 120 kcal
lipides : 2,5 g
protéines : 6 g
glucides : 18 g
fibres : 1 g
équivalents : 0,25 PC
• 0,5 LS

Préparation

- Dans une casserole, fouetter le lait et l'œuf. Ajouter le tapioca.
- Porter à ébullition en brassant constamment. Retirer du feu et laisser refroidir 20 minutes.
- Bien brasser, puis disposer une portion de 125 ml (½ tasse) par personne dans une coupe à dessert et une autre dans un contenant à lunch.
- Réfrigérer quelques heures avant de servir.

Note : Conservez une portion supplémentaire par personne pour la collation de lundi.

Note pour les personnes qui suivent le programme seules : Vous pouvez soit préparer les quatre portions pour éviter d'avoir ½ œuf non utilisé — mettez alors les portions supplémentaires dans les lunchs des autres membres de la famille —, soit battre d'abord l'œuf et en utiliser la moitié dans la recette, puis congeler l'autre moitié pour la prochaine fois que vous préparerez cette recette.

Variante

Vous pouvez aussi faire un tapioca à la vanille plus conventionnel en remplaçant le lait au chocolat par du lait 1 %, en ajoutant quelques gouttes d'extrait de vanille et 30 ml (2 c. à soupe) de sucre.

★ Muffins aux bananes

Ingrédients

12 portions

125 ml	**(½ tasse)** de farine de blé entier
80 ml	**(⅓ tasse)** de farine tout usage
45 ml	**(3 c. à soupe)** de flocons d'avoine à cuisson rapide
45 ml	**(3 c. à soupe)** de graines de lin moulues
5 ml	**(1 c. à thé)** de bicarbonate de soude
1 ml	**(¼ c. à thé)** de levure chimique (poudre à pâte)
10 ml	**(2 c. à thé)** de cacao
2	bananes mûres, écrasées
1	œuf
60 ml	**(¼ tasse)** de yogourt nature
45 ml	**(3 c. à soupe)** de sirop d'érable
45 ml	**(3 c. à soupe)** d'huile de canola
30 ml	**(2 c. à soupe)** de compote de pommes sans sucre ajouté

Valeur nutritive

calories : 120 kcal
lipides : 5 g
protéines : 2 g
glucides : 16 g
fibres : 2 g
équivalents : 0,25 LF • 1 PC

Variante

Vous pouvez remplacer le cacao par la même quantité de cannelle ou de muscade.

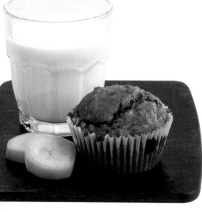

Préparation

- Préchauffer le four à 190 °C (375 °F).
- Dans un grand bol, mélanger les farines, les flocons d'avoine, les graines de lin moulues, le bicarbonate de soude, la poudre à pâte et le cacao.
- Dans un autre bol, à l'aide d'un fouet ou d'une cuillère, mélanger les bananes, l'œuf, le yogourt, le sirop d'érable, l'huile et la compote de pommes. Faire un puits au centre des ingrédients secs et y verser la préparation aux bananes. Mélanger jusqu'à ce que la préparation soit humide, sans plus.
- Répartir la pâte à mi-hauteur entre 12 moules à muffins légèrement huilés ou garnis de moules en papier. Cuire environ 17 minutes ou jusqu'à ce qu'un cure-dent inséré au centre des muffins en ressorte propre.

Note : Conservez une portion pour le déjeuner de mardi et congelez individuellement les portions supplémentaires pour une utilisation ultérieure.

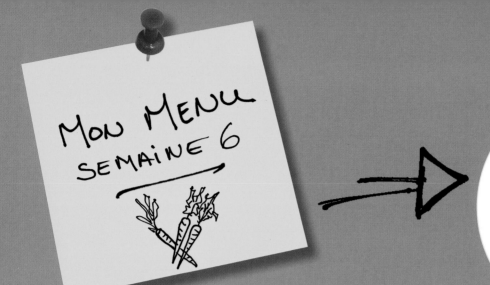

MON MENU
SEMAINE 6

	Déjeuner	Dîner	Souper	Collations
lundi • jour 1	1 bagel de blé entier 15 ml (1 c. à soupe) de beurre d'arachide 1 orange 250 ml (1 tasse) de lait 1 % Café ou thé	★ Pita moyen-oriental (p. 201) 5 tomates cerises 1 petit yogourt de 100 g (3 ½ oz) 2 % ou moins 1 poire	★ Rouleaux de printemps au poulet (p. 133) 250 ml (1 tasse) de pois mange-tout cuits 125 ml (½ tasse) de riz brun cuit 125 ml (½ tasse) de melon d'eau 125 ml (½ tasse) de riz brun cuit 125 ml (½ tasse) de lait 1 %.	30 ml (2 c. à soupe) d'amand (AM) 125 ml (½ tasse) de radis (AM 125 ml (½ tasse) de poivron (Tapio-choco (portion supplé-mentaire, p. 121) (PM/soirée
mardi • jour 2	1 muffin aux bananes (portion supplémentaire, p. 121) 125 ml (½ tasse) de cottage 1 % 1 poire 250 ml (1 tasse) de lait 1 % Café ou thé	Sandwich poulet-raisins (p. 202) 125 ml (½ tasse) de concombre 25 g (1 oz) de fromage allégé 125 ml (½ tasse) de framboises	★ Linguines aux palourdes (p. 134) 125 ml (½ tasse) de jus de légumes 125 ml (½ tasse) de compote de pommes 250 ml (1 tasse) de lait 1 %	125 ml (½ tasse) de céleri (AM 30 ml (2 c. à soupe) d'amandes (AM) 30 ml (2 c. à soupe) d'amandes (AM) 125 ml (½ tasse) de carottes 1 petit yogourt de 100 g (3 ½ 2 % ou moins (PM/soirée) 125 ml (½ tasse) de melon d'eau (PM/soirée)
mercredi • jour 3	2 rôties de blé entier 10 ml (2 c. à thé) de beurre d'amande 125 ml (½ tasse) de compote de pommes 250 ml (1 tasse) de lait 1 % Café ou thé	Salade œufs et feta (p. 198) ½ pita de blé entier 10 raisins ½ pita de blé entier	★ Maquereau, salsa de mangue et de coriandre (p. 135) 125 ml (½ tasse) de linguines cuites, avec 5 ml (1 c. à thé) d'huile d'olive, un peu d'ail et du zeste de citron 125 ml (½ tasse) d'épinards braisés 125 ml (½ tasse) de linguines cuites, avec 5 ml (1 c. à thé) d'huile d'olive, un peu d'ail et du zeste de citron 125 ml (½ tasse) de jus de légumes 125 ml (½ tasse) de melon d'eau	80 ml (⅓ tasse) de yogourt nature 1 ou 2 % (AM) 125 ml (½ tasse) de frambois (AM) 80 ml (⅓ tasse) de yogourt nature 1 ou 2 % (AM) 125 ml (½ tasse) de carottes (PM/soirée) 125 ml (½ tasse) de pois mange-tout (PM/soirée) 45 ml (3 c. à soupe) de hoummos (PM/soirée)

	Déjeuner	Dîner	Souper	Collations
jeudi • jour 4	250 ml (1 tasse) de céréales de blé filamenté 125 ml (½ tasse) de bleuets 250 ml (1 tasse) de lait 1 % Café ou thé 125 ml (½ tasse) de céréales Müslix 15 ml (1 c. à soupe) de graines de lin moulues	Reste de salsa de mangue (p. 135), en salade avec 175 ml (¾ tasse) de lentilles cuites 4 biscottes Melba 125 ml (½ tasse) de jus de légumes 25 g (1 oz) de fromage allégé 125 ml (½ tasse) de melon d'eau 125 ml (½ tasse) de jus de légumes	★ Omelette florentine (p. 136) 1 tranche de pain de blé entier Salade toute verte (p. 200) 1 tranche de pain de blé entier 1 petit yogourt de 100 g (3 ½ oz) 2 % ou moins	1 orange (AM) 30 ml (2 c. à soupe) d'amandes (AM) 125 ml (½ tasse) de cottage 1 % (PM/soirée) 125 ml (½ tasse) de carottes (PM/soirée) 5 tomates cerises (PM/soirée)
vendredi • jour 5	1 muffin aux bananes (portion congelée, p. 121) 175 ml (¾ tasse) de yogourt nature 1 ou 2 % 125 ml (½ tasse) de framboises 125 ml (½ tasse) de lait 1 % Café ou thé 125 ml (½ tasse) de lait 1 % 30 ml (2 c. à soupe) de céréales de type granola légères 7,5 ml (½ c. à soupe) de sirop d'érable	Taboulé aux lentilles (p. 199) 30 ml (2 c. à soupe) d'amandes 2 biscottes Melba 125 ml (½ tasse) de cottage 1 % 1 orange	★ Truite à l'érable (p. 137) 125 ml (½ tasse) de riz brun cuit 250 ml (1 tasse) de pois mange-tout cuits 125 ml (½ tasse) de riz brun cuit 125 ml (½ tasse) de compote de pommes	125 ml (½ tasse) de melon d'eau (AM) 125 ml (½ tasse) de céleri (PM/soirée) 125 ml (½ tasse) de poivron rouge (PM/soirée) 45 ml (3 c. à soupe) de hoummos (PM/soirée)
samedi • jour 6	1 bagel de blé entier 15 ml (1 c. à soupe) de beurre d'arachide 125 ml (½ tasse) de melon d'eau 250 ml (1 tasse) de lait 1 % Café ou thé	★ Soupe aux carottes et au gingembre (p. 138) ½ ciabatta de blé entier 45 ml (3 c. à soupe) de hoummos 25 g (1 oz) de fromage allégé ½ ciabatta de blé entier 1 poire 125 ml (½ tasse) de poivron	★ Filet de porc aux canneberges (p. 139) 125 ml (½ tasse) d'orge cuit 250 ml (1 tasse) de courgettes cuites ★ Panna cotta, compotée de fruits (p. 140) 125 ml (½ tasse) d'orge cuit 125 ml (½ tasse) de jus de légumes	125 ml (½ tasse) de radis (AM) 125 ml (½ tasse) de concombre (AM) 15 ml (1 c. à soupe) d'amandes (PM/soirée) 15 ml (1 c. à soupe) d'amandes (PM/soirée) 125 ml (½ tasse) de bleuets (PM/soirée) 1 petit yogourt de 100 g (3 ½ oz) 2 % ou moins (PM/soirée)
dimanche • jour 7	1 rôtie de blé entier 1 œuf 5 ml (1 c. à thé) de margarine non hydrogénée 250 ml (1 tasse) de lait 1 % Café ou thé 1 rôtie de blé entier 125 ml (½ tasse) de bleuets 1 œuf 5 ml (1 c. à thé) de margarine non hydrogénée	Sandwich au porc à la dijonnaise (p. 201) Salade carottes et raisins secs (p. 199) 125 ml (½ tasse) de mangue	★ Pizza au poulet (p. 141) 125 ml (½ tasse) de jus de légumes Panna cotta, compotée de fruits (portion supplémentaire, p. 140) Salade toute verte (p. 200) 125 ml (½ tasse) de lait 1 %	125 ml (½ tasse) de compote de pommes (AM) 125 ml (½ tasse) de radis (PM/soirée) 125 ml (½ tasse) de céleri (PM/soirée) 125 ml (½ tasse) de cottage 1 % (PM/soirée)

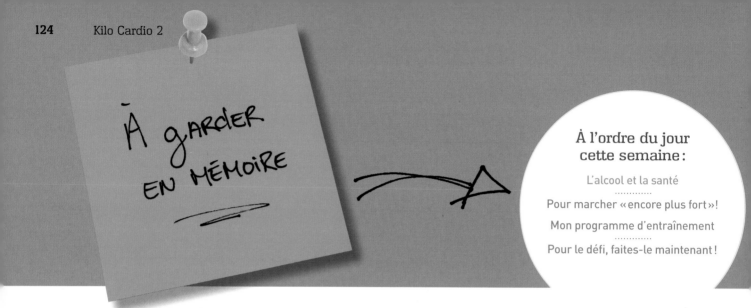

À garder en mémoire

À l'ordre du jour
cette semaine :

L'alcool et la santé
....
Pour marcher « encore plus fort »!
....
Mon programme d'entraînement
....
Pour le défi, faites-le maintenant !

Les conseils d'Isabelle

L'alcool et la santé

La consommation d'alcool des Québécois augmente depuis 1992. Aujourd'hui, plus de 8 personnes sur 10 en consomment régulièrement. Associé au plaisir, l'alcool a plusieurs bienfaits pour la santé, à condition d'être pris en petites quantités, régulièrement.

Le métabolisme de l'alcool
Le foie est le principal organe qui est responsable de métaboliser l'alcool. Il peut décomposer environ 15 grammes d'alcool à l'heure, soit l'équivalent d'une consommation.

Qu'est-ce qu'une consommation ?
▶ Une bouteille de bière à 5 % (341 ml ou 12 oz)
▶ Une coupe de vin à 12 % (150 ml ou 5 oz)
▶ Un verre de vin fortifié à 18 % (85 ml ou 3 oz)
▶ Un verre de spiritueux à 40 % (43 ml ou 1,5 oz)

L'alcool et la santé du cœur
Bonne nouvelle, une consommation modérée semble apporter une certaine protection contre les maladies cardiovasculaires. Plusieurs études ont observé une diminution de 30 % du risque de maladies cardiovasculaires chez des sujets qui consomment de l'alcool modérément. Cet effet s'observe surtout auprès des personnes de 40 ans et plus, chez qui les risques de maladies du cœur augmentent.

Comment la consommation modérée d'alcool protège-t-elle le cœur ?
▶ Elle tend à augmenter le bon cholestérol sanguin (HDL), qui nettoie les artères.
▶ Elle aiderait à réduire la formation de caillots sanguins.

Mais attention, une consommation allant au-delà des quantités considérées comme modérées fait augmenter les risques de maladie du cœur. Les grands buveurs tendent à avoir une pression artérielle plus élevée que la moyenne.

Qu'est-ce qu'une consommation modérée d'alcool ?
▶ 1 consommation par jour pour les femmes (jusqu'à 9 par semaine)
▶ 2 consommations par jour pour les hommes (jusqu'à 14 par semaine)

Pour être bénéfique, la consommation d'alcool doit donc être modérée, mais aussi quotidienne. Ce qui ne veut pas dire qu'il faut commencer à boire si ce n'est pas dans nos habitudes ! Cela signifie plutôt qu'il vaut mieux prendre un verre par jour que sept verres le même jour. Une consommation de plusieurs verres par jour, même dans la limite hebdomadaire, peut être dommageable pour la santé.

Il semble aussi que les effets bénéfiques se manifestent davantage quand l'alcool est consommé lors d'un repas.

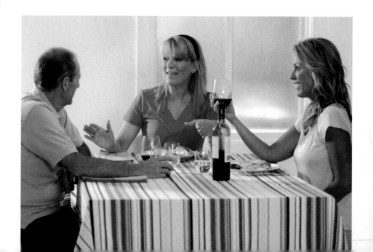

L'alcool et le cancer

Lorsque la consommation d'alcool est supérieure à ce qui est considéré comme modéré, on augmente ses risques de développer un cancer (surtout ceux qui sont liés au système digestif : bouche, larynx, pharynx, œsophage ou colon).

Les médicaments et l'alcool

Certains médicaments peuvent nuire à l'élimination de l'alcool et en modifier les effets. Inversement, l'alcool peut atténuer l'efficacité de certains médicaments ou nuire à leur élimination. Soyez vigilant et consultez votre pharmacien pour connaître ces interactions !

D'une boisson à l'autre…

On oublie parfois que l'alcool contient des calories : chaque gramme d'alcool fournit 7 Calories.

Valeur nutritive de quelques boissons alcoolisées

Boissons	Quantité	Calories (kcal)	Glucides (g)	Alcool
Bière ordinaire	341 ml (12 oz)	140 à 150	13 à 14	5
Bière légère	341 ml (12 oz)	95 à 100	4 à 5	4
Bière 0,5 %	341 ml (12 oz)	60 à 85	11 à 18	0,5
Bière réduite en glucides	341 ml (12 oz)	88 à 95	2 à 3	4 à 5
Vin blanc, rouge ou rosé	150 ml (5 oz)	100 à 110	1 à 3	11 à 13
Boissons de type *cooler*	Ces boissons ont une valeur nutritive très variable, mais elles sont généralement plus caloriques et plus riches en glucides que la bière. Elles apportent souvent autour de 300 Calories par portion.			

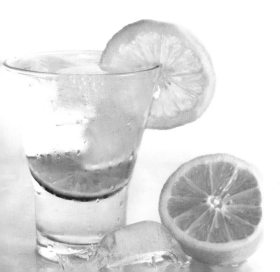

Prendre une consommation alcoolisée en mangeant à la fin d'une journée n'influence pas de façon significative le bilan calorique quotidien et peut s'inscrire dans le cadre d'une alimentation équilibrée. Un déséquilibre peut toutefois survenir lorsque la consommation d'alcool devient importante. Par exemple, si l'on consomme quatre ou cinq bières dans une soirée, cela représente de 600 à 750 Calories, soit près du tiers des besoins quotidiens d'une femme moyenne ! Et il faut aussi ajouter les calories fournies par les aliments… Bref, une consommation supérieure à la moyenne risque, à long terme, de contribuer à une prise de poids.

Les bières légères, sans alcool et réduites en glucides

Certaines bières légères ont un taux d'alcool un peu inférieur à celui des bières ordinaires. Or, si l'on diminue l'alcool, on réduit la quantité de calories. C'est le même principe pour les bières sans alcool : moins d'alcool, moins de calories. On trouve aussi des bières réduites en glucides, qui ont un taux d'alcool de 4 à 5 %. Enfin, les petits formats de bière sont intéressants, c'est une autre bonne façon de réduire sa consommation !

Les boissons alcoolisées sucrées et fruitées

Les *coolers*, sangrias et autres boissons fruitées peuvent sembler inoffensifs et l'on peut être surpris d'apprendre qu'ils comptent généralement plus de calories que la bière ou le vin. Ils contiennent souvent des jus ou des sirops sucrés. Mais attention au taux d'alcool, car il peut varier considérablement d'une marque à une autre.

Le saviez-vous ?

Certaines études tendent à démontrer que l'apéro augmente notre apport énergétique. À partir d'un certain seuil, l'alcool atténuerait nos signaux de satiété, nous encourageant à manger davantage. De plus, l'apéro est souvent accompagné de bouchées grasses ou salées… qui encouragent à prendre un verre de plus. On ingurgite des calories supplémentaires en buvant et l'on mange aussi davantage… deux facteurs qui peuvent conduire à une prise de poids.

Les conseils de Josée

Pour marcher « encore plus fort » !

Ça y est, vous êtes convaincu ! Vous faites désormais partie des milliers de Québécois qui marchent régulièrement ! Mieux encore : pour vous sentir bien, vous avez besoin de marcher et de bouger, au moins quatre fois par semaine. Formidable !

Maintenant, est-ce possible d'augmenter l'intensité de cet entraînement et d'ajouter un peu de variété ? Voici quelques méthodes.

▶ **Cherchez les côtes.** S'il y en a dans votre quartier, allez-y ! Le fait de grimper et de descendre des côtes augmentera sérieusement votre intensité de travail, sans compter l'effet tonique indéniable sur les fessiers et les cuisses !

▶ **Prenez des bâtons.** Les bâtons de marche nordique peuvent vous permettre d'augmenter de 67 % l'intensité de votre marche*. On peut les utiliser partout, mais leur utilisation nécessite un peu plus d'espace de mouvement. Ils sont formidables en terrain montagneux ou en forêt.

▶ **Pensez à votre posture.** En tenant la tête bien haute, en serrant légèrement vos abdominaux et en contractant les muscles des fesses, vous aurez un meilleur tonus et un meilleur soutien pour votre dos. Un collègue instructeur a déjà dit à des marcheurs : « Imaginez que vous tenez un billet de 1000 $ entre vos fesses ! » C'est tout dire !

Les poids aux chevilles ou aux poignets ne sont pas recommandés. Ils demandent un effort inutile et cet effort n'est pas salutaire à ces articulations, qui sont au départ plus fragiles. Le tout petit pourcentage d'intensité qui s'ajoutera à votre marche ne vaut pas le risque de blessure encouru.

Toutefois, il existe des vestes lestées que vous pouvez enfiler par-dessus vos vêtements. Elles comportent de petites pochettes dans lesquelles on glisse des cylindres de 450 ou 900 g (1 ou 2 lb) chacun. On peut ainsi augmenter l'intensité de notre cardio jusqu'à 20 %, donc brûler 50 calories de plus en une heure ! Soyez prudent et ne mettez pas dans votre veste une charge plus grande que 15 % votre poids. Par exemple, une femme qui pèse 55 kg (120 lb) ne devrait pas mettre plus de 8 kg (18 lb) dans sa veste. Et un homme de 82 kg (180 lb) ne devrait pas y mettre plus de 12 kg (27 lb).

Complétez la marche par un programme de renforcement musculaire au centre de conditionnement physique : la variété et la multiplication de vos connaissances et de vos découvertes en matière d'exercices vous motiveront encore plus !

* Selon une étude publiée dans *The Journal of Strength and Conditioning Research*.

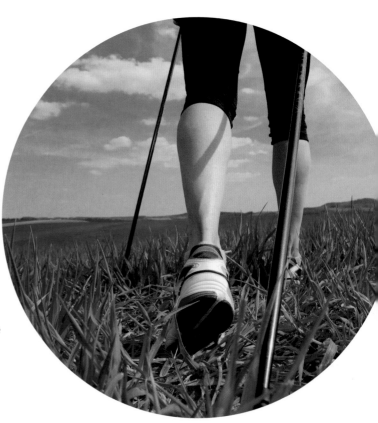

Mon programme d'entraînement semaine 6

Établissez tout de suite **cinq** moments dans votre semaine. Vous avez un rendez-vous important avec votre santé !

L'entraînement cardiovasculaire

Le programme de marche

▼ **Fréquence :**	5 fois
▼ **Intensité :**	Test de la voix et échelle de Borg
▼ **Sur l'échelle :**	Intensité de 3 à 6
▼ **Temps :**	45 minutes en 4 cycles (4 cycles de 10 minutes)
▼ **Cycles :**	4 minutes à une intensité de 4 ou 6
	3 minutes à une intensité de 2 ou 3
	3 minutes à une intensité de 3 ou 4

Les **5 premières minutes** de cet entraînement sont exclues des cycles : il s'agit de votre échauffement. Marchez d'un pas léger en augmentant progressivement votre cadence jusqu'à la 6e minute. Vous commencez alors le premier cycle.

Idéalement, prévoyez toujours **5 minutes** pour récupérer et marcher d'un pas léger à la fin de l'entraînement.

Les exercices musculaires

1. FENTES

Position de départ : Faites un grand pas en avant avec un pied, puis écartez les pieds de la largeur des épaules. Stabilisez le tronc en contractant les abdominaux.

Action : Descendez comme si vous vouliez toucher le sol avec le genou de la jambe arrière. Arrêtez la descente à quelques centimètres du sol. Le genou de la jambe avant ne doit pas être à plus de 90° ni dépasser la ligne verticale des orteils. Gardez le tronc bien droit.

Principaux muscles sollicités :
Fessiers, quadriceps et adducteurs de la hanche.

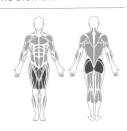

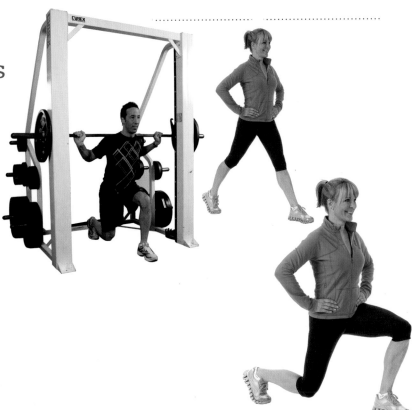

2. PUSH-UP (PROGRESSION)

Position de départ : Placez les mains au sol directement sous les épaules et les genoux au sol. Stabilisez le tronc en contractant les abdominaux.

Action : Laissez-vous descendre vers le sol jusqu'à ce que l'angle de votre coude atteigne 90°. Contractez les muscles afin de revenir à la position de départ. Attention : ne bloquez pas les coudes à la fin du mouvement.

Option moins intense : Debout face à un mur, appuyez les mains sur celui-ci, devant les épaules. Stabilisez le tronc en contractant les abdominaux.

Action : Laissez-vous descendre vers le mur jusqu'à ce que l'angle de votre coude atteigne 90°. Contractez les muscles afin de revenir à la position de départ. Attention : ne bloquez pas les coudes à la fin du mouvement.

Principaux muscles sollicités :
Pectoraux, deltoïdes et triceps.

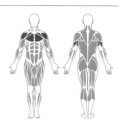

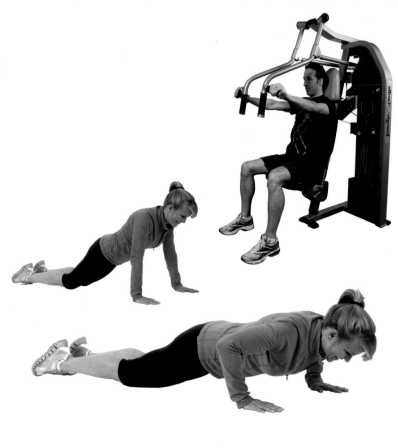

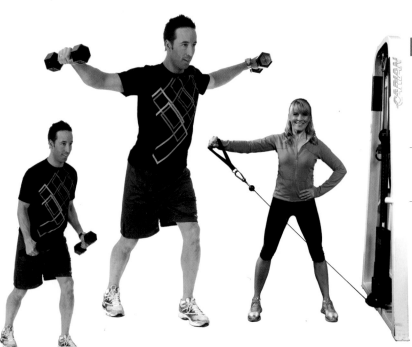

3. ABDUCTION À L'ÉPAULE

Position de départ : Placez les pieds l'un devant l'autre, écartés à la largeur des hanches, et fléchissez légèrement les genoux. Fléchissez ensuite légèrement les coudes. Il est important d'incliner le tronc d'environ 15° vers l'avant.

Action : Effectuez une abduction à l'épaule en soulevant les mains jusqu'à ce qu'elles soient à la hauteur des épaules.

Principaux muscles sollicités :
Deltoïdes.

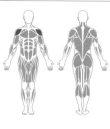

4. EXTENSION COMPLÈTE DU TRONC

Position de départ : Allongé sur le ventre, la tête légèrement surélevée et dans le prolongement du tronc. Les fessiers sont contractés et les bras sont le long du corps.

Action : Soulevez le tronc en pensant à vous allonger, puis ouvrez les bras pour les amener lentement au-dessus de la tête. Revenez ensuite à la position de départ et abaissez le tronc.

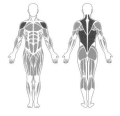

Principaux muscles sollicités :
Dorsaux, trapèzes et deltoïdes.

5. ENROULÉS

Position de départ : Allongé au sol sur le dos, fléchissez les genoux à 90°. Placez les mains de chaque côté de la tête pour la supporter, mais sans tirer dessus.

Action : Soulevez le haut du tronc jusqu'à ce que vous sentiez une bonne tension dans l'abdomen. Pensez à enrouler votre colonne vertébrale et pressez le dos contre le sol en même temps, en serrant le ventre.

Principaux muscles sollicités :
Grands droits de l'abdomen et obliques.

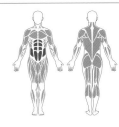

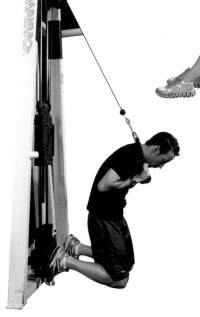

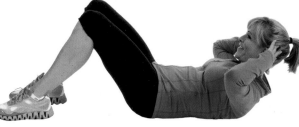

Les témoignages ☆

Patrick Garceau
Perte de poids : 22 kg (48 lb) en 10 semaines

Quand j'étais jeune, j'étais le plus mince de mon groupe. Et pourtant, après la naissance de mon fils, je bougeais moins et j'ai pris du poids. Au bout d'un moment, il m'est même devenu difficile de jouer ou de faire des activités avec lui.

À Noël 2009, je pesais 106 kg (235 lb). J'ai donc pris la décision de m'inscrire chez Énergie Cardio et de participer au concours Défi Diète 2010. Mon entraîneur privé, Cristian Urrutia, m'a élaboré un programme pour perdre du poids et me remettre en forme. Au début, je n'étais pas convaincu qu'un entraîneur puisse m'être profitable, mais j'ai vite constaté qu'il me motivait et m'aidait à atteindre mon objectif.

Je déteste le mot « régime », mais j'ai bien dû changer mes habitudes alimentaires. Pour y arriver, j'ai utilisé, avec ma conjointe, le livre *Kilo Cardio*. Les recettes proposées par Isabelle Huot ne nous donnent pas l'impression d'être au régime. J'ai donc appris à bien manger et à faire les bons choix, au restaurant comme à la maison, sans oublier de me gâter de temps en temps...

Patrick Garceau

Témoignage de son entraîneur

Chez Énergie Cardio, nous prônons la santé par l'activité physique. Lorsque j'ai rencontré Patrick, il était motivé à perdre du poids. Au fil des semaines, grâce à un entraînement adapté à ses besoins, nous avons pu améliorer considérablement sa forme physique. La recette du succès de Patrick fut bien simple : volonté et motivation. L'entraînement était devenu synonyme de plaisir. En somme, Patrick a su utiliser les divers outils mis à sa disposition pour surpasser ses objectifs initiaux.

Il a aussi appris à bien manger grâce au livre *Kilo Cardio*, un outil idéal pour changer ses habitudes de vie et adopter une saine alimentation.

Pour ma part, j'ai découvert une personne remarquable qui est devenue aujourd'hui un ami. Je me suis amusé à le faire suer, je me suis régalé à l'entendre râler, mais il m'a surtout impressionné par sa volonté à vouloir se surpasser. Et le plus gratifiant pour moi, c'est de le voir continuer à vivre une vie saine et active.

Cristian Urrutia
B.Sc. Kinésiologie
Entraîneur,
Énergie Cardio Duvernay

Les conseils de Guy

Pour le défi, faites-le maintenant !

Je ne vous apprends rien, notre vie est une série de hauts et de bas. Peut-être que certains pensent qu'il y a plus de bas que de hauts, mais comme motivateur, je pense le contraire. Je pense sincèrement que la vie est belle, bien qu'elle soit remplie de défis. C'est d'ailleurs ce qui la rend aussi belle. À quoi ressemblerait une vie entière sans le moindre défi ? Elle serait sans doute très monotone.

Je ne sais pas si vous avez déjà fait du rafting en groupe, mais je trouve qu'une descente de rapides peut aisément se comparer à la vie. Je fais souvent le parallèle, en conférence. Quand on fait du rafting, il y a des moments où ça brasse pas mal. Nous devons alors travailler en équipe, ramer fort et faire appel à ce qu'il y a de meilleur en nous. Mais il y a aussi des passages qui sont plus calmes ; on en profite alors pour se reposer. Pourtant, ce ne sont jamais les instants que l'on garde en mémoire. Ceux que l'on retient, ce sont les moments où ça a brassé. C'est là où je veux en venir. C'est lorsque nous devons faire face à des difficultés et relever des défis que notre expérience de vie s'enrichit.

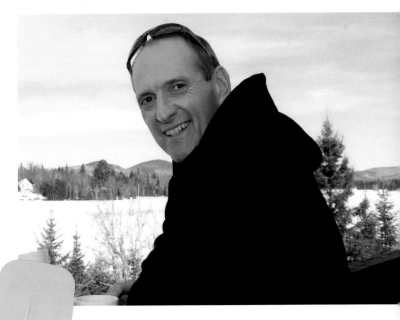

Ceux qui décident de gravir l'Everest ou le Kilimandjaro, par exemple, ne le font pas pour le plaisir de la chose, ils le font pour le plaisir de relever un défi. Simplement parce que du défi naît la fierté, et que la fierté constitue l'un des plus beaux souvenirs qui soient. Pensez au moment où vous avez reçu votre diplôme, au moment où vous avez accouché, à la première fois où vous avez parlé en public ou au cabanon que vous avez construit de vos mains ; tous ces événements vous ont rempli de fierté, et cette fierté fait partie des plus beaux souvenirs de votre vie. « C'est moi qui l'ai fait ! », avez-vous pensé.

Eh bien, c'est ce que je me dis à propos de ma victoire sur mon obésité : « Je l'ai fait, j'en suis venu à bout ! » Ça a été le plus grand problème de ma vie. Ça a duré plus de 30 ans, mais j'ai réglé mon problème et j'en suis fier.

Dans la vie, nous rencontrons deux types de défis, ceux que l'on choisit et ceux que l'on ne choisit pas. Peut-être aurez-vous tendance à penser que ce n'est pas votre faute si vous avez du poids en trop et que le défi que vous avez à relever pour le perdre est injuste. D'ailleurs, on pense souvent que la vie est injuste. « Il y a en a qui mangent bien plus que moi et qui sont minces comme des fils, alors que moi, je ne mange pas tant que ça et j'engraisse à rien ! » En êtes-vous sûr ? Hum, c'est un autre débat !

Mais revenons au défi de votre vie. Que vous l'ayez choisi ou pas, il vous faudra le relever un jour ou l'autre. Vous avez commencé le programme Kilo Cardio et vous en êtes à la sixième semaine. Je sais qu'en ce moment, vous trouvez ça difficile. L'euphorie des premières semaines est passée et vous vous demandez si cette fois-ci sera la bonne. Vais-je enfin réussir ? Vais-je reprendre du poids par la suite ? Vous êtes comme le marathonien qui en est à son 25e kilomètre sur 42 et qui frappe le « mur » psychologique. Ou encore comme l'alpiniste qui est à 300 m (980 pi) du sommet et qui se dit qu'il n'a plus la force de continuer.

C'est normal et souhaitable. C'est pour cela que ça s'appelle un **défi** et qu'on est fier de l'avoir relevé. Relevez le défi de perdre du poids une fois pour toutes et ce sera toujours l'une des plus grandes fiertés de votre vie. Je vous le jure !

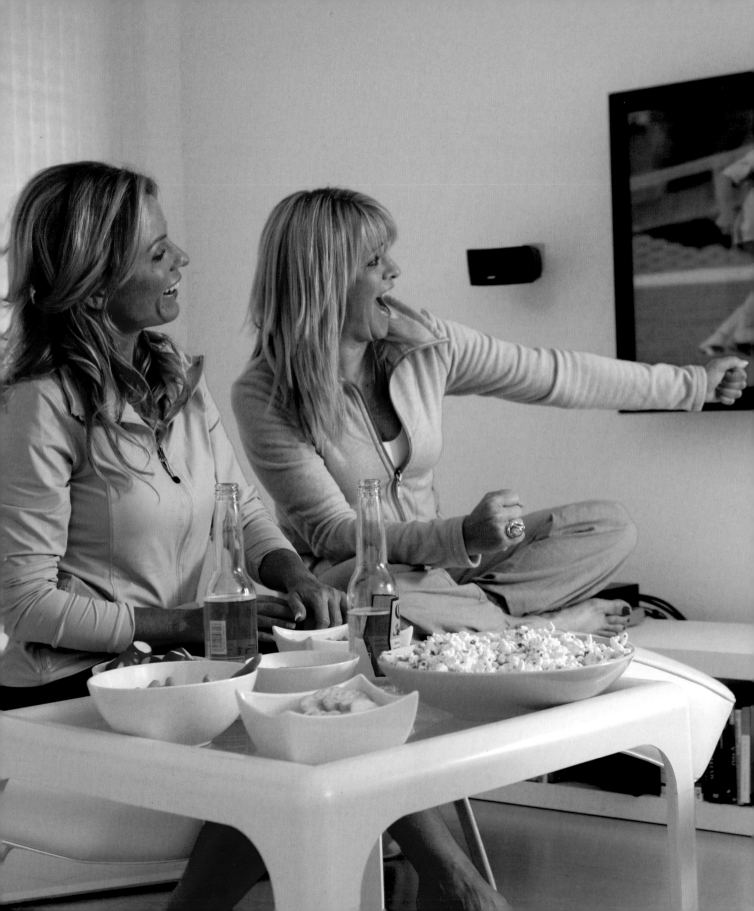

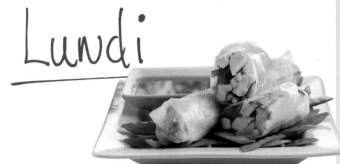

Valeur nutritive

calories : 280 kcal
lipides : 4,5 g
protéines : 22 g
glucides : 38 g
fibres : 4 g
équivalents : 2 LF
• 1 PC • 1 VS

Lundi

★ Rouleaux de printemps au poulet

Ingrédients

1 portion (2 rouleaux)		2 portions (4 rouleaux)	
160 g	**(5 ⅓ oz)** de poitrine de poulet désossée, sans la peau, en lanières — cuire **75 g (2 ½ oz)** de poulet séparément pour le dîner de mardi	315 g	**(10 ½ oz)** de poitrine de poulet désossée, sans la peau, en lanières – cuire **150 g (5 oz)** de poulet séparément pour le dîner de mardi
2,5 ml	**(½ c. à thé)** d'huile d'olive	5 ml	**(1 c. à thé)** d'huile d'olive
Au goût	sel et poivre	Au goût	sel et poivre
2	galettes de riz de 23 cm (9 po) de diamètre chacune	4	galettes de riz de 23 cm (9 po) de diamètre chacune
1	tronçon de concombre de 5 cm (2 po), en julienne	1	tronçon de concombre de 10 cm (4 po), en julienne
1	oignon vert haché finement	2	oignons verts hachés finement
¼	de poivron rouge, en julienne	½	poivron rouge, en julienne
½	petite mangue ferme, en julienne	1	petite mangue ferme, en julienne
Au goût	feuilles de coriandre	Au goût	feuilles de coriandre
Sauce		Sauce	
25 ml	**(5 c. à thé)** de mirin*	45 ml	**(3 c. à soupe)** de mirin*
2,5 ml	**(½ c. à thé)** de sauce de poisson *(nuoc-mam)**	5 ml	**(1 c. à thé)** de sauce de poisson *(nuoc-mam)**
	Un trait de jus de citron		Un trait de jus de citron

* Si vous ne parvenez pas à trouver de mirin et de sauce de poisson, mélangez 30 ml (2 c. à soupe) de vinaigre de riz et 15 ml (1 c. à soupe) de sauce soya avec un trait de jus de citron.

Préparation

- Préchauffer le four à 180 ºC (350 ºF).
- Déposer les lanières de poulet sur une plaque à cuisson couverte de papier parchemin. Badigeonner le poulet d'huile, saler et poivrer. Cuire de 17 à 20 minutes ou jusqu'à ce que la température atteigne 82 ºC (180 ºF).
- Dans un grand bol d'eau chaude, faire tremper une galette de riz à la fois jusqu'à ce qu'elle s'assouplisse, soit de 1 à 2 minutes. La retirer de l'eau et la déposer sur un linge sec pour bien l'égoutter.
- Déposer une rangée de concombre à une extrémité de la galette, puis répartir la moitié du poulet (pour une personne) ou le quart du poulet (pour deux personnes). Ajouter l'oignon vert, le poivron et la mangue. Garnir de coriandre. Rabattre les deux côtés de la galette vers le centre. Rouler fermement la galette pour bien emprisonner la garniture.
- Pour faire la sauce, mélanger tous les ingrédients. Napper les rouleaux de sauce et servir aussitôt.

Menu du jour 1

Déjeuner

1 bagel de blé entier

15 ml (1 c. à soupe) de beurre d'arachide

1 orange

250 ml (1 tasse) de lait 1 %

Café ou thé

Dîner

★ Pita moyen-oriental (p. 201)

5 tomates cerises

1 petit yogourt de 100 g (3 ½ oz) 2 % ou moins

1 poire

Souper

★ Rouleaux de printemps au poulet

250 ml (1 tasse) de pois mange-tout cuits

125 ml (½ tasse) de riz brun cuit

125 ml (½ tasse) de melon d'eau

125 ml (½ tasse) de riz brun cuit

125 ml (½ tasse) de lait 1 %

Collations

30 ml (2 c. à soupe) d'amandes (AM)

125 ml (½ tasse) de radis (AM)

125 ml (½ tasse) de poivron (AM)

Tapio-choco (portion supplémentaire, p. 121) (PM/soirée)

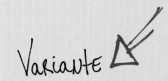

Variante

Vous pouvez remplacer le poulet par de la chair de crabe ou par du porc.

Menu du jour 2

Déjeuner

1 muffin aux bananes (portion supplémentaire, p. 121)

125 ml (½ tasse) de cottage 1 %

1 poire

250 ml (1 tasse) de lait 1 %

Café ou thé

Dîner

Sandwich poulet-raisins (p. 202)

125 ml (½ tasse) de concombre

25 g (1 oz) de fromage allégé

125 ml (½ tasse) de framboises

Souper

★ Linguines aux palourdes

125 ml (½ tasse) de jus de légumes

125 ml (½ tasse) de compote de pommes

250 ml (1 tasse) de lait 1 %

Collations

125 ml (½ tasse) de céleri (AM)

30 ml (2 c. à soupe) d'amandes (AM)

30 ml (2 c. à soupe) d'amandes (AM)

125 ml (½ tasse) de carottes (AM)

1 petit yogourt de 100 g (3 ½ oz) 2 % ou moins (PM/soirée)

125 ml (½ tasse) de melon d'eau (PM/soirée)

Valeur nutritive
calories : 410 kcal
lipides : 5 g
protéines : 24 g
glucides : 67 g
fibres : 3 g (plus, si pâtes de blé entier)
équivalents : 1,5 LF • 3 PC • 0,75 VS

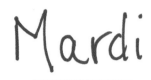

Mardi

★ Linguines aux palourdes

Ingrédients

1 portion		2 portions	
75 g	(2 ½ oz) de linguines ou d'autres pâtes longues (de blé entier, de préférence)	150 g	(5 oz) de linguines ou d'autres pâtes longues (de blé entier, de préférence)
2,5 ml	(½ c. à thé) d'huile d'olive	5 ml	(1 c. à thé) d'huile d'olive
¼	de petit oignon haché finement	½	petit oignon haché finement
½	gousse d'ail hachée finement	1	gousse d'ail hachée finement
5	tomates cerises coupées en deux	10	tomates cerises coupées en deux
60 ml	(¼ tasse) de bouillon de poulet ou de fumet de poisson	125 ml	(½ tasse) de bouillon de poulet ou de fumet de poisson
½	boîte de **142 g (5 oz)** de palourdes égouttées	1	boîte de **142 g (5 oz)** de palourdes égouttées
Au goût	poivre	Au goût	poivre
Au goût	persil frais, haché	Au goût	persil frais, haché

Préparation

- Dans une grande casserole d'eau bouillante, cuire les pâtes jusqu'à ce qu'elles soient al dente. Les égoutter. Réserver.
- Dans une poêle antiadhésive, chauffer l'huile. Cuire l'oignon jusqu'à ce qu'il soit tendre. Ajouter l'ail, les tomates cerises et le bouillon, puis porter à ébullition. Poursuivre la cuisson environ 2 minutes jusqu'à ce que le jus ait légèrement réduit.
- Ajouter les palourdes, puis ajouter les pâtes cuites. Poivrer et bien mélanger.
- Pour servir, garnir de persil frais.

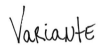

Vous pouvez remplacer les palourdes par vos fruits de mer favoris. Cette recette serait aussi savoureuse avec des crevettes, des pétoncles, du crabe, du thon ou même avec un poisson frais, en flocons.

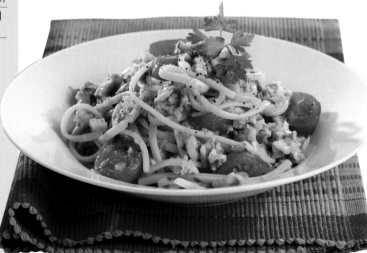

Valeur nutritive

calories : 220 kcal
lipides : 15 g
protéines : 17 g
glucides : 3 g
fibres : 1 g
équivalents : 0,5 LF
• 1 VS

Mercredi

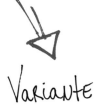

Variante

Vous pouvez remplacer le poisson par de la poitrine de poulet. Pour cette recette estivale, la cuisson au barbecue serait parfaite.

★ Maquereau, salsa de mangue et de coriandre

Ingrédients

1 portion	
90 g	(3 oz) de filet de maquereau
2,5 ml	(½ c. à thé) d'huile d'olive
Au goût	sel et poivre

Salsa

90 ml	(6 c. à soupe) de tomates cerises épépinées, coupées en deux
½	petite mangue mûre, en dés
15 ml	(1 c. à soupe) de coriandre fraîche, hachée
¼	d'oignon vert haché finement
25 ml	(5 c. à thé) de jus d'orange fraîchement pressé
5 ml	(1 c. à thé) d'huile d'olive
Au goût	tabasco (facultatif)
Au goût	sel et poivre

2 portions	
180 g	(6 oz) de filet de maquereau
5 ml	(1 c. à thé) d'huile d'olive
Au goût	sel et poivre

Salsa

180 ml	(¾ tasse) de tomates cerises épépinées, coupées en deux
1	petite mangue mûre, en dés
30 ml	(2 c. à soupe) de coriandre fraîche, hachée
½	oignon vert haché finement
45 ml	(3 c. à soupe) de jus d'orange fraîchement pressé
7,5 ml	(½ c. à soupe) d'huile d'olive
Au goût	tabasco (facultatif)
Au goût	sel et poivre

Préparation

• Préchauffer le four à 230 °C (450 °F).
• Déposer les filets de maquereau sur une plaque à cuisson couverte de papier parchemin. Huiler légèrement la surface des poissons, puis assaisonner. Cuire de 10 à 12 minutes ou jusqu'à ce que la chair du poisson se défasse facilement à la fourchette.
• Entre-temps, préparer la salsa. Dans un bol, mélanger tous les ingrédients.
• Servir chaque portion avec 60 ml (¼ tasse) de salsa. Conserver le reste pour le dîner du lendemain.

Menu du jour 3

Déjeuner

2 rôties de blé entier

10 ml (2 c. à thé) de beurre d'amande

125 ml (½ tasse) de compote de pommes

250 ml (1 tasse) de lait 1 %

Café ou thé

Dîner

Salade œufs et feta (p. 198)

½ pita de blé entier

10 raisins

½ pita de blé entier

Souper

★ Maquereau, salsa de mangue et de coriandre

125 ml (½ tasse) de linguines cuites, avec 5 ml (1 c. à thé) d'huile d'olive, un peu d'ail et du zeste de citron

125 ml (½ tasse) d'épinards braisés

125 ml (½ tasse) de linguines cuites, avec 5 ml (1 c. à thé) d'huile d'olive, un peu d'ail et du zeste de citron

125 ml (½ tasse) de jus de légumes

125 ml (½ tasse) de melon d'eau

Collations

80 ml (⅓ tasse) de yogourt nature 1 ou 2 % (AM)

125 ml (½ tasse) de framboises (AM)

80 ml (⅓ tasse) de yogourt nature 1 ou 2 % (AM)

125 ml (½ tasse) de carottes (PM/soirée)

125 ml (½ tasse) de pois mange-tout (PM/soirée)

45 ml (3 c. à soupe) de hoummos (PM/soirée)

Menu du jour 4

Déjeuner

250 ml (1 tasse) de céréales de blé filamenté

125 ml (½ tasse) de bleuets

250 ml (1 tasse) de lait 1 %

Café ou thé

125 ml (½ tasse) de céréales Müslix

15 ml (1 c. à soupe) de graines de lin moulues

Dîner

Reste de salsa de mangue (p. 135), en salade avec 175 ml (¾ tasse) de lentilles

4 biscottes Melba

125 ml (½ tasse) de jus de légumes

25 g (1 oz) de fromage léger

125 ml (½ tasse) de melon d'eau

125 ml (½ tasse) de jus de légumes

Souper

★ Omelette florentine

1 tranche de pain de blé entier

Salade toute verte (p. 200)

1 tranche de pain de blé entier

1 petit yogourt de 100 g (3 ½ oz) 2 % ou moins

Collations

1 orange (AM)

30 ml (2 c. à soupe) d'amandes (AM)

125 ml (½ tasse) de cottage 1 % (PM/soirée)

125 ml (½ tasse) de carottes (PM/soirée)

5 tomates cerises (PM/soirée)

Valeur nutritive
calories : 280 kcal
lipides : 20 g
protéines : 20 g
glucides : 5 g
fibres : 1 g
équivalents : 0,5 LF, 0,5 LS • 1 VS

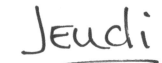

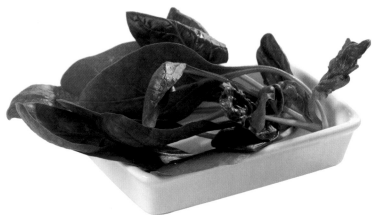

★ Omelette florentine

Ingrédients

1 portion		2 portions	
2,5 ml	(½ c. à thé) de beurre ou de margarine non hydrogénée	5 ml	(1 c. à thé) de beurre ou de margarine non hydrogénée
⅛	d'oignon haché finement	¼	d'oignon haché finement
125 ml	(½ tasse) d'épinard frais	250 ml	(1 tasse) d'épinard frais
2	œufs	4	œufs
30 ml	(2 c. à soupe) de lait 1 %	60 ml	(¼ tasse) de lait 1 %
25 g	(1 oz) de fromage cheddar allégé	50 g	(1 ⅔ oz) de fromage cheddar allégé
Au goût	sel et poivre	Au goût	sel et poivre

Préparation

- Dans une poêle antiadhésive, faire fondre le beurre. Cuire l'oignon jusqu'à ce qu'il soit tendre.
- Ajouter les épinards et faire suer quelques secondes. Très bien égoutter les épinards et l'oignon, et réserver.
- Dans un bol, mélanger les œufs, le lait et le fromage et verser avec les légumes dans la poêle.
- Cuire jusqu'à ce que les œufs soient figés. Passer sous le gril du four (broil) pour une surface dorée si désiré.

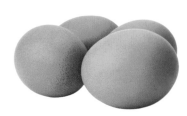

Variante

Vous pouvez remplacer les épinards par la même quantité de champignons tranchés et le fromage cheddar par du fromage suisse.

Valeur nutritive
calories : 210 kcal
lipides : 5 g
protéines : 19 g
glucides : 22 g
fibres : 0 g
équivalents : 1 VS

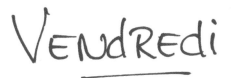

Vendredi

★ Truite à l'érable

Ingrédients

1 portion		2 portions	
20 ml	(4 c. à thé) de sirop d'érable	45 ml	(3 c. à soupe) de sirop d'érable
15 ml	(1 c. à soupe) d'eau	30 ml	(2 c. à soupe) d'eau
7,5 ml	(½ c. à soupe) de sauce soya	15 ml	(1 c. à soupe) de sauce soya
5 ml	(1 c. à thé) de jus de citron	10 ml	(2 c. à thé) de jus de citron
1 pincée	de cannelle (facultatif)	1 pincée	de cannelle (facultatif)
0,5 ml	(⅛ c. à thé) de tabasco ou de sambal œlek (ou plus, au goût) (facultatif)	0,5 ml	(⅛ c. à thé) de tabasco ou de sambal œlek (ou plus, au goût) (facultatif)
90 g	(3 oz) de filet de truite	180 g	(6 oz) de filet de truite
½	oignon vert, haché finement	1	oignon vert, haché finement

Préparation

- Préchauffer le four à 230 ºC (450 ºF).
- Dans une petite poêle allant au four, porter tous les ingrédients à ébullition, sauf le poisson et l'oignon vert. Laisser cuire quelques secondes afin que les saveurs se concentrent.
- Ajouter les filets de truite et les retourner pour bien les enrober de sauce.
- Cuire au four de 10 à 12 minutes ou jusqu'à ce que la chair du poisson se défasse facilement à la fourchette. Badigeonner la surface des filets de sauce pendant la cuisson. Pour servir, garnir le poisson d'oignon vert.

Variante

Vous pouvez remplacer la truite par du saumon, le jus de citron par du jus d'orange et la cannelle par du zeste d'orange.

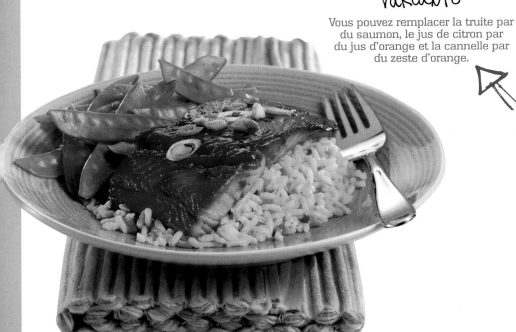

Menu du jour 5

Déjeuner

1 muffin aux bananes (portion congelée, p. 121)

175 ml (¾ tasse) de yogourt nature 1 ou 2 %

125 ml (½ tasse) de framboises

125 ml (½ tasse) de lait 1 %

Café ou thé

125 ml (½ tasse) de lait 1 %

30 ml (2 c. à soupe) de céréales de type granola légères

7,5 ml (½ c. à soupe) de sirop d'érable

Dîner

Taboulé aux lentilles (p. 199)

30 ml (2 c. à soupe) d'amandes

2 biscottes Melba

125 ml (½ tasse) de cottage 1 %

1 orange

Souper

★ Truite à l'érable

125 ml (½ tasse) de riz brun cuit

250 ml (1 tasse) de pois mange-tout cuits

125 ml (½ tasse) de riz brun cuit

125 ml (½ tasse) de compote de pommes

Collations

125 ml (½ tasse) de melon d'eau (AM)

125 ml (½ tasse) de céleri (PM/soirée)

125 ml (½ tasse) de poivron rouge (PM/soirée)

45 ml (3 c. à soupe) de hoummos (PM/soirée)

Menu du jour 6

Déjeuner

1 bagel de blé entier

15 ml (1 c. à soupe) de beurre d'arachide

125 ml (½ tasse) de melon d'eau

250 ml (1 tasse) de lait 1 %

Café ou thé

Dîner

★ Soupe aux carottes et au gingembre

½ ciabatta de blé entier

45 ml (3 c. à soupe) de hoummos

25 g (1 oz) de fromage allégé

½ ciabatta de blé entier

1 poire

125 ml (½ tasse) de poivron

Souper

★ Filet de porc aux canne-berges

125 ml (½ tasse) d'orge cuit

250 ml (1 tasse) de courgettes cuites

★ Panna cotta, compotée de fruits (p. 140)

125 ml (½ tasse) d'orge cuit

125 ml (½ tasse) de jus de légumes

Collations

125 ml (½ tasse) de radis (AM)

125 ml (½ tasse) de concombre (AM)

15 ml (1 c. à soupe) d'amandes (PM/soirée)

15 ml (1 c. à soupe) d'amandes (PM/soirée)

125 ml (½ tasse) de bleuets (PM/soirée)

1 petit yogourt de 100 g (3 ½ oz) 2 % ou moins (PM/soirée)

Valeur nutritive

calories : 70 kcal
lipides : 2,5 g
protéines : 1 g
glucides : 11 g
fibres : 2 g
équivalents : 1,5 LF

Samedi

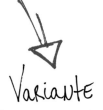

Variante

Vous pouvez remplacer les carottes par des courges de saison et les pommes de terre par du panais.

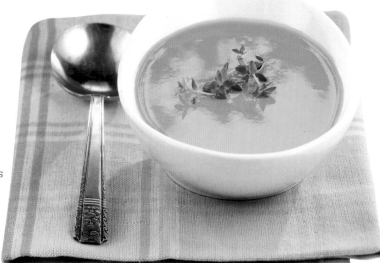

★ Soupe aux carottes et au gingembre

Ingrédients

4 portions

10 ml	(2 c. à thé) d'huile de canola	750 ml	(3 tasses) d'eau
½	petit oignon haché	5 ml	(1 c. à thé) de gingembre frais, râpé
500 ml	(2 tasses) de carottes pelées et tranchées	Au goût	sel et poivre
125 ml	(½ tasse) de pommes de terre pelées, en cubes		

Préparation

• Dans une casserole, chauffer l'huile et cuire l'oignon jusqu'à ce qu'il soit tendre. Ajouter les carottes et les pommes de terre et poursuivre la cuisson quelques minutes. Ajouter l'eau et le gingembre, puis porter à ébullition. Baisser le feu et laisser mijoter à couvert environ 20 minutes ou jusqu'à ce que les légumes soient très tendres.

• Au mélangeur, réduire la soupe en purée lisse. Assaisonner, au goût.

Note : Congelez individuellement les portions supplémentaires pour la prochaine fois que cette soupe apparaîtra au menu.

★ Filet de porc aux canneberges

Ingrédients

1 portion		2 portions	
1	filet de porc d'environ **165 g** **(5 ½ oz)** — cuire **70 g (2 ⅓ oz)** de porc séparément pour le dîner de dimanche	1	filet de porc d'environ **330 g** **(11 oz)** — cuire **140 g (4 ½ oz)** de porc séparément pour le dîner de dimanche
2,5 ml	**(½ c. à thé)** d'huile de canola	5 ml	**(1 c. à thé)** d'huile de canola
Au goût	sel et poivre	Au goût	sel et poivre
30 ml	**(2 c. à soupe)** de jus d'orange (le jus de ½ orange, environ)	60 ml	**(¼ tasse)** de jus d'orange (le jus de 1 orange, environ)
60 ml	**(¼ tasse)** de canneberges fraîches ou surgelées	125 ml	**(½ tasse)** de canneberges fraîches ou surgelées
2,5 ml	**(½ c. à thé)** de moutarde de Dijon	5 ml	**(1 c. à thé)** de moutarde de Dijon
1 ml	**(¼ c. à thé)** d'herbes de Provence	2,5 ml	**(½ c. à thé)** d'herbes de Provence

Préparation

- Préchauffer le four à 190 °C (375 °F).
- Dans une poêle antiadhésive allant au four, faire dorer la viande dans l'huile. Assaisonner.
- Ajouter le jus d'orange, disposer les canneberges autour du filet, badigeonner le dessus de la viande de moutarde de Dijon, puis saupoudrer d'herbes de Provence.
- Cuire au four de 15 à 20 minutes pour obtenir une viande rosée. Au besoin, retirer le filet de la poêle et faire réduire la sauce sur le feu jusqu'à obtention de la texture désirée.

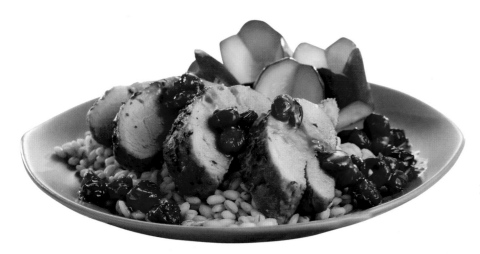

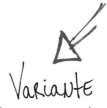

Variante

Vous pouvez remplacer
le porc par des poitrines de
poulet ou de dinde.

Menu du jour 6

Déjeuner

1 bagel de blé entier

15 ml (1 c. à soupe) de beurre d'arachide

125 ml (½ tasse) de melon d'eau

250 ml (1 tasse) de lait 1 %

Café ou thé

Dîner

★ Soupe aux carottes et au gingembre (p. 138)

½ ciabatta de blé entier

45 ml (3 c. à soupe) de hoummos

25 g (1 oz) de fromage allégé

½ ciabatta de blé entier

1 poire

125 ml (½ tasse) de poivron

Souper

★ Filet de porc aux canne-berges (p. 139)

125 ml (½ tasse) d'orge cuit

250 ml (1 tasse) de courgettes cuites

★ Panna cotta, compotée de fruits

125 ml (½ tasse) d'orge cuit

125 ml (½ tasse) de jus de légumes

Collations

125 ml (½ tasse) de radis (AM)

125 ml (½ tasse) de concombre (AM)

15 ml (1 c. à soupe) d'amandes (PM/soirée)

15 ml (1 c. à soupe) d'amandes (PM/soirée)

125 ml (½ tasse) de bleuets (PM/soirée)

1 petit yogourt de 100 g (3 ½ oz) 2 % ou moins (PM/soirée)

Valeur nutritive

calories : 140 kcal
lipides : 1,5 g
protéines : 7 g
glucides : 24 g
fibres : 1 g
équivalents : 0,5 LF • 0,5 LS

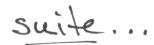

suite...

★ Panna cotta, compotée de fruits

Ingrédients

1 personne (2 portions)		2 personnes (4 portions)	
5 ml	(1 c. à thé) de vanille	10 ml	(2 c. à thé) de vanille
250 ml	(1 tasse) de lait 1 % ou de boisson de soya nature	500 ml	(2 tasses) de lait 1 % ou de boisson de soya nature
20 ml	(4 c. à thé) de sucre	45 ml	(3 c. à soupe) de sucre
15 ml	(1 c. à soupe) d'eau	30 ml	(2 c. à soupe) d'eau
7,5 ml	(½ c. à soupe) de gélatine en poudre	15 ml	(1 c. à soupe) de gélatine en poudre

Compotée		Compotée	
45 ml	(3 c. à soupe) de framboises	80 ml	(⅓ tasse) de framboises
90 ml	(6 c. à soupe) de bleuets	180 ml	(¾ tasse) de bleuets
7,5 ml	(½ c. à soupe) de sucre	15 ml	(1 c. à soupe) de sucre

Préparation

- Dans une casserole, verser la vanille et le lait, puis ajouter le sucre. Laisser mijoter à feu doux environ 5 minutes ou jusqu'à ce que le sucre soit dissous.
- Entre-temps, mettre l'eau dans un petit bol, la saupoudrer de gélatine et mélanger à la fourchette. Laisser gonfler la gélatine environ 5 minutes ou jusqu'à ce qu'elle ait absorbé l'eau. Chauffer la gélatine de 5 à 10 secondes au four à micro-ondes pour la rendre liquide. Verser ce mélange dans la casserole et mélanger.
- Verser le tout dans quatre ramequins préalablement huilés. Réfrigérer au moins 6 heures ou jusqu'à ce que la panna cotta soit prise.
- Entre-temps, préparer la compotée de fruits. Déposer les fruits dans un bol et les saupoudrer de sucre. Mélanger délicatement à la cuillère. Laisser reposer quelques heures en mélangeant, à l'occasion.

Note : Conservez la portion supplémentaire pour le souper de dimanche.

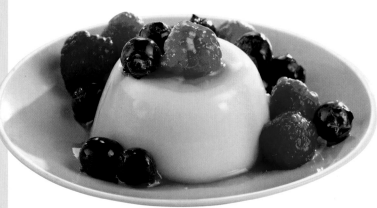

Variante

Vous pouvez remplacer la vanille par d'autres essences comme de l'extrait d'amande, de café ou d'érable, ou encore infuser des épices comme des graines de cardamome ou un anis étoilé. Vous pouvez aussi ajouter seulement des fruits frais, plutôt que de faire la compotée.

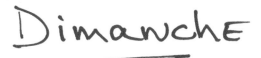

Dimanche

★ Pizza au poulet

Ingrédients

1 portion		**2 portions**	
180 g	**(6 oz)** de poitrine de poulet désossée, sans la peau, en lanières — cuire **90 g (3 oz)** de poulet séparément pour le dîner de mardi	360 g	**(12 oz)** de poitrine de poulet désossée, sans la peau, en lanières — cuire **180 g (6 oz)** de poulet séparément pour le dîner de mardi
2,5 ml	**(½ c. à thé)** d'huile d'olive	5 ml	**(1 c. à thé)** d'huile d'olive
Au goût	sel et poivre	**Au goût**	sel et poivre
1 ml	**(¼ c. à thé)** de paprika	2,5 ml	**(½ c. à thé)** de paprika
5	tomates cerises coupées en deux	10	tomates cerises coupées en deux
1	pita de blé entier	2	pitas de blé entier
¼	d'oignon en fines lanières	½	oignon en fines lanières
¼	de courgette en lanières	½	courgette en lanières
25 g	**(1 oz)** de fromage mozzarella allégé, râpé	50 g	**(1 ½ oz)** de fromage mozzarella allégé, râpé
½	poivron rouge en lanières	1	poivron rouge en lanières
Au goût	origan séché et feuilles de coriandre (facultatif)	**Au goût**	origan séché et feuilles de coriandre (facultatif)

Préparation

- Préchauffer le four à 180 ºC (350 ºF).
- Déposer les lanières de poulet sur une plaque à cuisson couverte de papier parchemin. Badigeonner le poulet d'huile. Saler, poivrer et saupoudrer de paprika. Cuire au four de 17 à 20 minutes ou jusqu'à ce qu'un thermomètre planté dans le poulet indique 82 ºC (180 ºF).
- Augmenter la température du four à 200 ºC (400 ºF).
- Si les tomates cerises sont très juteuses, retirer les pépins et le jus avec les doigts.
- Garnir les pizzas en déposant les demi-tomates cerises face contre le pain. Ajouter l'oignon, la courgette et le poulet, puis parsemer de fromage. Ajouter le poivron rouge.
- Cuire au four environ 10 minutes ou jusqu'à ce que le dessus de la pizza soit bien gratiné. À la sortie du four, garnir d'origan et de feuilles de coriandre si désiré.

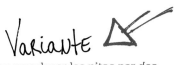

Vous pouvez remplacer les pitas par des
pains nan, ces pains indiens tout à fait savoureux.
Vous pouvez aussi remplacer la courgette
par des rapinis, et le poivron par
des cubes d'aubergine.

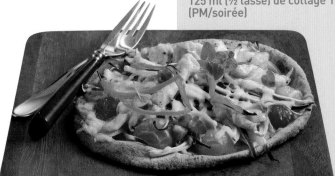

Menu du jour 7

Déjeuner

1 rôtie de blé entier

1 œuf

5 ml (1 c. à thé) de margarine non hydrogénée

250 ml (1 tasse) de lait 1 %

Café ou thé

1 rôtie de blé entier

125 ml (½ tasse) de bleuets

1 œuf

5 ml (1 c. à thé) de margarine non hydrogénée

Dîner

Sandwich au porc à la dijonnaise (p. 201)

Salade carottes et raisins secs (p. 199)

125 ml (½ tasse) de mangue

Souper

★ Pizza au poulet

125 ml (½ tasse) de jus de légumes

Panna cotta, compotée de fruits (portion supplémentaire)

Salade toute verte (p. 200)

125 ml (½ tasse) de lait 1 %

Collations

125 ml (½ tasse) de compote de pommes (AM)

125 ml (½ tasse) de radis (PM/soirée)

125 ml (½ tasse) de céleri (PM/soirée)

125 ml (½ tasse) de cottage 1 % (PM/soirée)

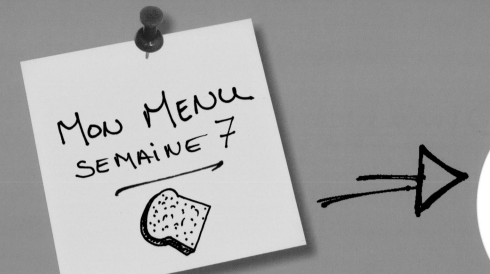

Mon Menu
SEMAINE 7

1300, 1500,
1800 Calories ?

Menu de base à
1300 Calories.

Menu à 1500 Calories,
ajouter ces aliments au menu de base.

Menu à 1800 Calories,
ajouter ces aliments au menu de base
ainsi qu'au menu à 1500 Calories.

		Déjeuner	Dîner	Souper	Collations
lundi • jour 1		175 ml (¾ tasse) de gruau préparé	Salade arc-en-ciel (p. 197)	⭐ Sole amandine (p. 153)	1 tranche de pain aux raisins (AM)
		7,5 ml (½ c. à soupe) de sirop d'érable	2 craquelins de seigle	125 ml (½ tasse) de riz brun	125 ml (½ tasse) de cottage 1 (AM)
		125 ml (½ tasse) de fraises	1 kiwi	175 ml (¾ tasse) de haricots noirs	125 ml (½ tasse) de céleri (PM/soirée)
		250 ml (1 tasse) de lait 1 %	2 craquelins de seigle	125 ml (½ tasse) d'asperges cuites	10 tomates cerises (PM/soirée)
		Café ou thé		125 ml (½ tasse) d'asperges cuites	15 ml (1 c. à soupe) de pistaches (PM/soirée)
		30 ml (2 c. à soupe) d'amandes effilées, grillées		125 ml (½ tasse) de riz brun	
				1 petit yogourt de 100 g (3 ½ oz) 2 % ou moins	
mardi • jour 2		1 muffin courgette et citron (portion congelée, p. 80)	Ciabatta poulet-pesto (p. 201)	⭐ Falafels avec tzatziki (p. 154)	125 ml (½ tasse) de concombre (AM)
		175 ml (¾ tasse) de yogourt nature 1 ou 2 %	1 pomme	125 ml (½ tasse) de couscous cuit	125 ml (½ tasse) de fraises (PM/soirée)
		125 ml (½ tasse) de bleuets	25 g (1 oz) de fromage allégé	250 ml (1 tasse) de poivrons cuits	1 petit yogourt de 100 g (3 ½ 2 % ou moins (PM/soirée)
		250 ml (1 tasse) de lait 1 %	125 ml (½ tasse) de jus de légumes	125 ml (½ tasse) de couscous cuit	
		Café ou thé		2 kiwis	
		15 ml (1 c. à soupe) de graines de lin moulues			
		7,5 ml (½ c. à soupe) de sirop d'érable			
mercredi • jour 3		1 ciabatta de blé entier	Pain aux noix pomme-ricotta (p. 201)	⭐ Sauté de poulet thaï aux poivrons (p. 155)	30 ml (2 c. à soupe) de pistaches (AM)
		15 ml (1 c. à soupe) de beurre d'arachide	Salade de roquette (p. 200)	250 ml (1 tasse) de nouilles soba cuites	125 ml (½ tasse) de carottes (AM)
		125 ml (½ tasse) d'ananas	2 kiwis	125 ml (½ tasse) de jus de légumes	125 ml (½ tasse) de brocoli (AM)
		250 ml (1 tasse) de lait 1 %		125 ml (½ tasse) de cantaloup	25 g (1 oz) de fromage allégé (AM)
		Café ou thé		250 ml (1 tasse) de lait 1 %	175 ml (¾ tasse) de yogourt nature 1 ou 2 % (PM/soirée)
					125 ml (½ tasse) de bleuets (PM/soirée)
					15 ml (1 c. à soupe) de graines de lin moulues (PM/soirée)
					7,5 ml (½ c. à soupe) de sirop d'érable (PM/soirée)
					1 tranche de pain aux raisins (PM/soirée)
					5 ml (1 c. à thé) de margarine non hydrogénée (PM/soirée)

	Déjeuner	Dîner	Souper	Collations
jeudi • jour 4	125 ml (½ tasse) de céréales de son 125 ml (½ tasse) de céréales de maïs 15 ml (1 c. à soupe) de graines de lin moulues 250 ml (1 tasse) de lait 1 % 1 kiwi Café ou thé 125 ml (½ tasse) de céréales de maïs 125 ml (½ tasse) de céréales de son 125 ml (½ tasse) de lait 1 %	Soupe aux carottes et au gingembre (portion congelée, p. 138) 1 tranche de pain aux noix 25 g (1 oz) de fromage allégé 125 ml (½ tasse) de céleri 30 ml (2 c. à soupe) de pistaches 25 g (1 oz) de fromage allégé 1 tranche de pain aux noix	★ Penne au thon et aux tomates (p. 156) 125 ml (½ tasse) de cantaloup Salade de roquette (p. 200)	125 ml (½ tasse) de cottage 1 % (AM) 30 ml (2 c. à soupe) d'amandes effilées, grillées (AM) 125 ml (½ tasse) de carottes (PM/soirée) 1 pomme (PM/soirée)
vendredi • jour 5	2 rôties de pain de blé entier 10 ml (2 c. à thé) de beurre d'amande 125 ml (½ tasse) de fraises 250 ml (1 tasse) de lait 1 % Café ou thé 5 ml (1 c. à thé) de beurre d'amande	Salade pâtes, tomates et olives noires (p. 198) 125 ml (½ tasse) de jus de légumes 125 ml (½ tasse) de bleuets 125 ml (½ tasse) de céleri	★ Médaillons de bœuf teriyaki (p. 157) 1 pomme de terre au four 250 ml (1 tasse) de brocoli cuit 1 tranche de pain de blé entier 5 ml (1 c. à thé) de margarine non hydrogénée 250 ml (1 tasse) de lait 1 % 2 kiwis	125 ml (½ tasse) d'ananas (AM) 30 ml (2 c. à soupe) de pistaches (AM) 1 petit yogourt de 100 g (3 ½ oz) 2 % ou moins (PM/soirée) 125 ml (½ tasse) de concombre (PM/soirée)
samedi • jour 6	2 tranches de pain aux raisins 125 ml (½ tasse) de cottage 1 % 125 ml (½ tasse) de fraises 250 ml (1 tasse) de lait 1 % Café ou thé 125 ml (½ tasse) de bleuets	Salade tomates, fromage et amandes (p. 199) 2 craquelins de seigle 125 ml (½ tasse) d'ananas 1 petit yogourt de 100 g (3 ½ oz) 2 % ou moins 2 craquelins de seigle	★ Doré sur ratatouille (p. 158) 125 ml (½ tasse) de riz brun cuit ★ Pommes au four à l'érable (p. 159) 125 ml (½ tasse) de riz brun cuit 125 ml (½ tasse) de lait 1 %	25 g (1 oz) de fromage allégé (AM) 125 ml (½ tasse) de brocoli (AM) 125 ml (½ tasse) de céleri (PM/soirée) 15 ml (1 c. à soupe) de pistaches (PM/soirée) 15 ml (1 c. à soupe) de pistaches (PM/soirée)
dimanche • jour 7	2 rôties de pain de blé entier 2 œufs 5 ml (1 c. à thé) de margarine non hydrogénée 250 ml (1 tasse) de lait 1 % 125 ml (½ tasse) de cantaloup Café ou thé	250 ml (1 tasse) de ratatouille (portion supplémentaire, p. 158) gratinée avec 50 g (1 ½ oz) de fromage allégé 1 tranche de pain aux noix 125 ml (½ tasse) de bleuets 250 ml (1 tasse) de lait 1 %	★ Escalopes de poulet pané au maïs (p. 160) 125 ml (½ tasse) de maïs cuit ½ pomme de terre au four 125 ml (½ tasse) de courgettes sautées 125 ml (½ tasse) de maïs cuit ½ pomme de terre au four 2 kiwis	1 muffin aux bananes (portion congelée, p. 121) (AM) 125 ml (½ tasse) d'ananas (PM/soirée) 1 petit yogourt de 100 g (3 ½ oz) 2 % ou moins (PM/soirée)

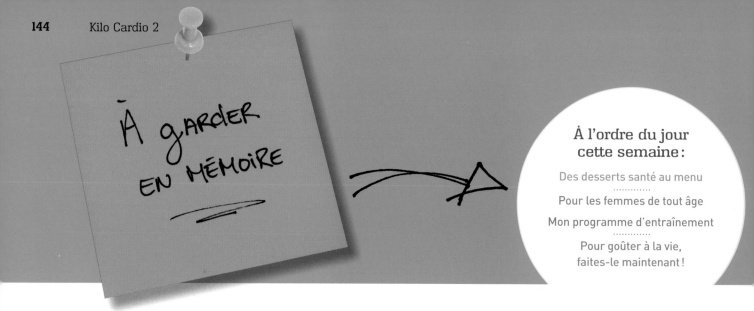

À garder EN MÉMOiRE

À l'ordre du jour
cette semaine :

Des desserts santé au menu
....
Pour les femmes de tout âge
Mon programme d'entraînement
....
Pour goûter à la vie,
faites-le maintenant !

Les conseils d'Isabelle

Des desserts santé au menu

Qui a dit qu'un dessert devait être une source de sucre très calorique dont s'éloignent ceux qui veulent perdre du poids ? Ne devrait-il pas plutôt être une petite touche sucrée qui complétera le repas ?

Si fruits et yogourts sont les desserts santé par excellence, vous pouvez ajouter de la variété en créant des desserts gourmands qui seront aussi des desserts santé. Bien préparé, le dessert peut ajouter à la valeur nutritive d'un repas, en plus de vous permettre d'intégrer à votre menu des aliments de tous les groupes alimentaires du Guide alimentaire canadien.

À retenir

Pour les desserts, les recommandations du Guide s'appliquent : choisissez des grains entiers, des produits laitiers à faible teneur en matières grasses et des fruits non sucrés.

Conseils pour des douceurs santé
Pour mettre les grains entiers au menu

▶ Pensez à la croustade de fruits. Utilisez vos fruits surgelés préférés et recouvrez-les d'un mélange de gruau, de farine de blé entier, de cassonade, de cannelle et de margarine non hydrogénée. Mettez la croustade au four pendant 50 minutes ou jusqu'à ce qu'elle soit dorée.

▶ Dans vos recettes, remplacez la farine blanche par de la farine de blé entier et ajoutez du germe de blé et des flocons de céréales de grains entiers pour de nouvelles textures.

▶ Vous pouvez aussi ajouter des graines de lin moulues à plusieurs préparations, c'est une façon d'augmenter votre consommation d'oméga-3 d'origine végétale.

▶ La galette de sarrasin, servie avec un peu de mélasse, apporte de la diversité, et la mélasse verte est riche en fer.

Les fruits d'abord

Fruits frais, coulis, gelée, mousse ou sorbet, vous avez le choix. En saison, privilégiez les fruits du Québec.

▶ Frais, ils sont excellents seuls ou en salade de fruits et lorsqu'ils commencent à perdre de leur attrait, transformez-les en confiture peu sucrée pour accompagner un yogourt nature.

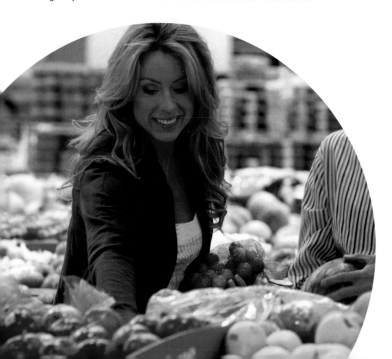

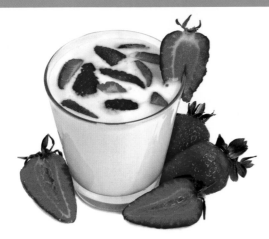

- Congelés, vous pouvez les utiliser partout. Pour ensoleiller une soirée, ajoutez un mélange tropical de fruits à un pouding à la vanille parsemé de noix de coco séchée.
- Séchés, ils remplacent les brisures de chocolat dans les pains et les muffins.

Les produits laitiers
- Coupez les yogourts aux fruits, souvent très sucrés, avec du yogourt nature.
- Oubliez les poudings du commerce, préparez-les vous-même, ils seront moins sucrés.
- Utilisez du fromage ricotta léger pour farcir des abricots séchés et servez du cottage avec un peu de sirop d'érable et des fraises.
- Redécouvrez le tapioca et le pouding au riz. Préparez-les avec du lait 1 %, de la boisson de soya enrichie de calcium et de vitamine D ou du lait de coco allégé.

Les noix et les arachides
- Lors d'un repas léger, vous pouvez ajouter des protéines au dessert pour vous assurer de tenir bon jusqu'au prochain repas. De plus, noix et arachides sont remplies de bons gras !
- Vous pouvez tremper quelques dattes dans du beurre d'arachide, ajouter des amandes hachées aux muffins ou tartiner des biscuits Graham de beurre de graines de tournesol.

Pourquoi pas les légumes ?
- Pourquoi ne pas ajouter des courgettes aux recettes de muffins et de pains desserts ?
- La purée de patates douces à laquelle vous ajoutez lait, noix de Grenoble, cannelle et muscade est intéressante. Et les restes peuvent être servis au déjeuner avec des rôties de pain de blé entier.
- Les carottes s'intègrent facilement dans plusieurs desserts.

Les bases avec lesquelles vous pouvez composer
- Beurre d'arachide, noix et graines variées
- Cassonade, miel, sirop d'érable et flocons d'érable
- Essence de vanille et cannelle
- Farine de blé entier
- Flocons d'avoine (gruau) et germe de blé
- Fruits frais, surgelés, séchés ou en conserve dans du jus ou un sirop léger
- Graines de lin et graines de chia
- Lait, yogourt nature, boisson de soya enrichie et fromage ricotta
- Margarine non hydrogénée, huile de canola et huile d'olive
- Son d'avoine et son de blé

Cuisiner ses desserts est gage de santé. Vous pouvez contrôler la qualité des ingrédients, la quantité de gras et de sucre, ainsi que le type de matière grasse utilisé. Margarine non hydrogénée, huiles de canola et d'olive sont de meilleurs choix que le saindoux, le shortening et les graisses végétales, qui sont à éviter à cause de leur teneur élevée en gras saturés et trans.

Astuce santé
Vous pouvez diminuer la teneur en gras d'un dessert en réduisant de moitié la quantité de matières grasses. Remplacez-la par de la compote de pommes non sucrée. Goût et texture n'en seront qu'améliorés !

Quelques idées de desserts nutritifs
- Ananas caramélisés
- Barre granola maison
- Biscuits à l'avoine et aux canneberges
- Bouchées croquantes aux arachides et au chocolat
- Carrés aux dattes, aux figues ou aux framboises
- Coupe de ricotta allégée, de fraises et de chocolat noir
- Coupe de fruits, de céréales de type granola et de yogourt
- Dattes garnies de pâte d'amande
- Fruits enrobés de chocolat noir
- Galette aux bleuets et aux graines de lin
- Gâteau éponge aux bleuets
- Muffin aux abricots et aux amandes
- Pain aux bananes et aux noix de Grenoble
- Pamplemousse grillé saupoudré de cassonade
- Poire pochée au porto
- Pomme au four à la cannelle
- Sorbet sans sucre ajouté
- Tapioca maison
- Tortilla de grains entiers roulée aux fruits
- Yogourt glacé
- Yogourt nature garni de miel et de pistaches

Les conseils de Josée

Pour les femmes de tout âge

Cette semaine, je m'adresse plus particulièrement aux femmes, mais le sujet intéressera sans doute aussi les hommes! Puisque les besoins et les attentes changent avec l'âge, je vous offre un petit palmarès d'exercices, selon votre groupe d'âge...

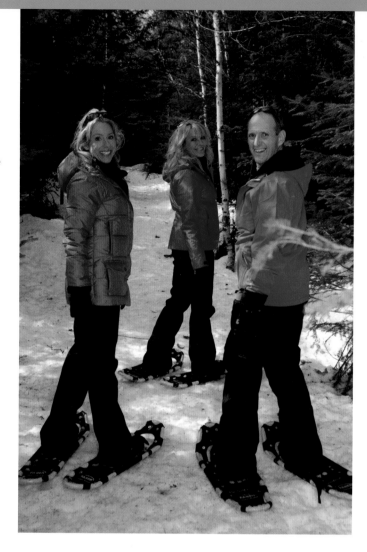

▶ **Si vous avez de 20 à 39 ans, vous devez vous soucier de votre tonus.** Dès la fin de la vingtaine, si l'on ne fait aucun exercice de raffermissement, les muscles perdent de la vigueur. Ce tonus est pourtant essentiel tout au long de la vie, car c'est lui qui entretiendra votre métabolisme de base à un niveau acceptable.

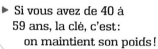

▶ **Si vous avez de 40 à 59 ans, la clé, c'est: on maintient son poids!** Faites des exercices cardiovasculaires pour éviter la prise de poids souvent associée à la préménopause et à la ménopause. On diminue ainsi les risques de maladies coronariennes associées à l'obésité et à un taux de cholestérol trop élevé.

▶ **Si vous avez de 60 à 79 ans, il faut maintenir votre densité osseuse à tout prix.** Une femme dans la soixantaine peut, au fil des années, perdre de 30 à 40 % de sa densité osseuse totale. Les risques de fracture et de perte d'autonomie sont une menace grandissante. Inscrivez-vous à un programme de musculation léger, trois fois par semaine. La marche ou tout autre programme d'exercice que vous trouvez agréable constitue une excellente solution.

▶ **Pour celles d'entre vous qui ont 80 ans et plus, il est toujours temps de bouger! L'objectif: maintenir son autonomie.** Si vous avez entrepris un programme de raffermissement musculaire dans les années précédentes, maintenez-le. Réduisez les charges s'il le faut.

Marchez, dansez en ligne ou faites du taï chi, cela vous permettra de garder une bonne forme physique et mentale.

Garder la forme, c'est à tout âge que l'on doit s'y appliquer!

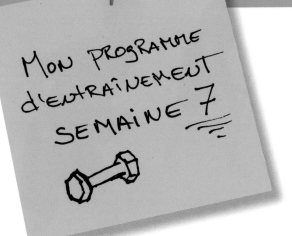

Mon programme
d'entraînement
semaine 7

Établissez tout de suite **cinq** moments dans votre semaine. Vous avez un rendez-vous important avec votre santé !

L'entraînement cardiovasculaire

Le programme de marche

- ▼ **Fréquence :** 5 fois
- ▼ **Intensité :** Test de la voix et échelle de Borg
- ▼ **Sur l'échelle :** Intensité de 3 à 6
- ▼ **Temps :** 50 minutes en 4 cycles (4 cycles de 11 minutes)
- ▼ **Cycles :** 4 minutes à une intensité de 4 ou 5
  3 minutes à une intensité de 2 ou 3
  4 minutes à une intensité de 3 ou 4

Les **5 premières minutes** de cet entraînement sont exclues des cycles : il s'agit de votre échauffement. Marchez d'un pas léger en augmentant progressivement votre cadence jusqu'à la 7e minute. Vous commencez alors le premier cycle.

Idéalement, prévoyez toujours **5 minutes** pour récupérer et marcher d'un pas léger à la fin de l'entraînement.

Les exercices musculaires

1. SQUAT

Position de départ : Placez les deux pieds parallèles, écartés à la largeur des hanches, et stabilisez le tronc en contractant les abdominaux.

Action : Descendez lentement jusqu'à ce que les genoux atteignent un angle d'environ 90°. Attention : gardez les genoux au-dessus des orteils. Retournez ensuite à la position initiale. Maintenez le dos droit en contractant les abdominaux.

Progression : Tenez des haltères ou des boîtes de conserve dans chacune des mains.

Principaux muscles sollicités : Quadriceps, fessiers, adducteurs de la hanche et extenseurs lombaires.

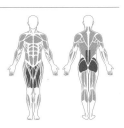

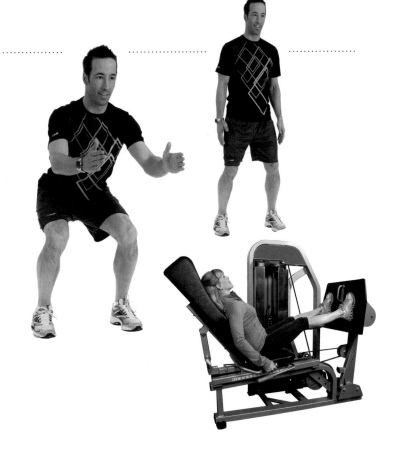

2. RAMEUR AU TRONC INCLINÉ

Position de départ : Placez les pieds l'un devant l'autre, écartés à la largeur des hanches, et fléchissez légèrement les genoux. Fléchissez ensuite légèrement les coudes de chaque côté du corps. Il est important d'incliner le tronc d'environ 45° vers l'avant. Prenez des haltères légers et contractez les abdominaux.

Action : Tirez les haltères jusqu'à votre poitrine tout en gardant les coudes le long du corps. Revenez à la position de départ sans relâcher complètement.

Principaux muscles sollicités :
Dorsaux, biceps et deltoïdes.

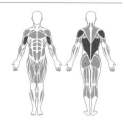

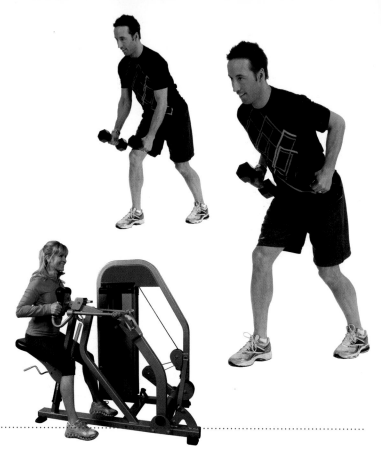

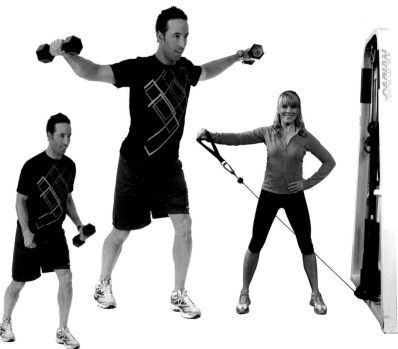

3. ABDUCTION À L'ÉPAULE

Position de départ : Placez les pieds l'un devant l'autre, écartés à la largeur des hanches, et fléchissez légèrement les genoux. Fléchissez ensuite légèrement les coudes. Il est important d'incliner le tronc d'environ 15° vers l'avant.

Action : Effectuez une abduction à l'épaule en soulevant les mains jusqu'à ce qu'elles soient à la hauteur des épaules.

Principaux muscles sollicités :
Deltoïdes.

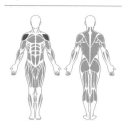

4. EXTENSION DU TRONC

Position de départ : Allongé au sol sur le ventre, placez les mains de chaque côté de la tête.

Action : Effectuez une extension du tronc en soulevant la tête et la cage thoracique vers le haut.

Principaux muscles sollicités :
Extenseurs lombaires.

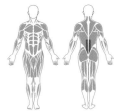

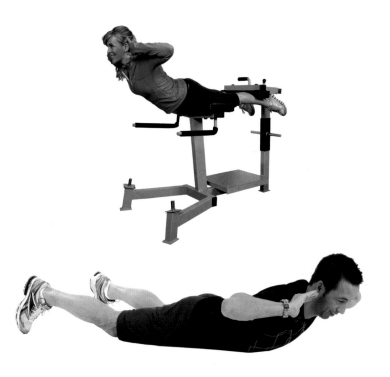

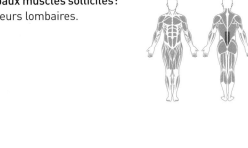

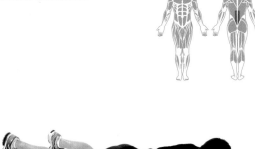

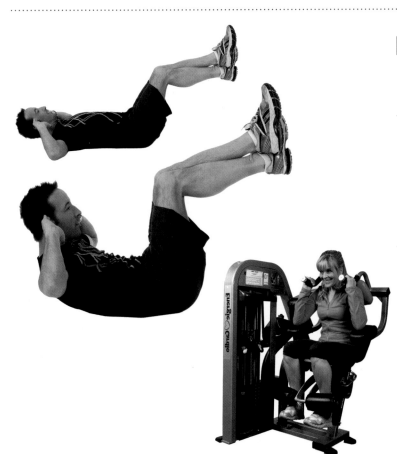

5. ENROULÉS COMPLETS

Position de départ : Allongé sur le sol, les mains à la hauteur de la nuque et les chevilles croisées au-dessus des hanches.

Action : Soulevez le haut du tronc en contractant les abdominaux. Ne tirez pas sur la tête, soutenez-la simplement. En même temps, rapprochez les jambes du tronc en poussant le dos contre le plancher et en rentrant le ventre. Concentrez-vous sur la profonde contraction des abdominaux. Pensez à enrouler et à dérouler votre colonne vertébrale et évitez de faire des mouvements brusques.

Principaux muscles sollicités :
Grands droits de l'abdomen
et obliques.

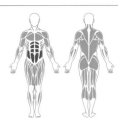

Les témoignages

Je n'y croyais pas. Je pensais que je prenais du poids à cause de mes hormones ! Et pourtant, je maigris depuis plus de cinq semaines !

Nathalie Lapointe

Les résultats sont époustouflants ! J'ai perdu 25 kg (55 lb), ma femme a perdu 10 kg (23 lb) et notre fils a fondu de 57 kg (125 lb) ! Nous ne retournerons plus jamais à la malbouffe.

Michel Beauséjour

Je ne me couche plus le ventre plein, après avoir pris des médicaments pour aider ma digestion, l'estomac sens dessus dessous.

Jean Leclerc

Nous ne cessons de recommander le livre *Kilo Cardio* à tous ceux qui remarquent que nous avons perdu du poids !

Raymonde Gauvreau

Grâce aux recettes proposées, j'ai découvert et j'ai apprécié beaucoup d'aliments que je n'aurais jamais osé goûter auparavant.

Jocelyne Leduc

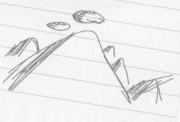

Les conseils de Guy

Pour goûter à la vie, faites-le maintenant !

« Je veux pouvoir m'amuser avec mes enfants et, plus tard, avec mes petits-enfants », écrit Philippe. Vivre le plus longtemps possible tout en étant en bonne santé est probablement l'un de vos rêves. Nous voulons tous mordre dans la vie à pleines dents. Mais pour y parvenir, nous avons besoin d'énergie physique et émotionnelle. En perdant du poids et en vous entraînant, vous aurez, si ce n'est pas déjà fait, beaucoup plus d'énergie sur le plan physique. Vous en avez besoin aussi sur le plan mental. Cette énergie, vous la trouverez, entre autres, en faisant des activités qui vous procurent du plaisir.

Le plaisir est la raison même de toute notre existence. On veut avoir du fun. Vous vous retrouvez donc devant un dilemme important. Je suis certain que vous éprouvez beaucoup de plaisir à manger et à boire. Selon la situation, manger et boire éveillent nos papilles gustatives, alimentent nos rencontres sociales et amoureuses, nous invitent à la découverte de nouveaux mets et même, parfois, nous incitent à voyager et à découvrir de nouvelles cultures.

Mais les boissons et les aliments peuvent aussi être un élément de bonheur artificiel et combler nos périodes d'ennui, de colère et de peine. Quoi qu'il en soit, les boissons et la nourriture sont une forme de « plaisir » qu'il faut contrôler.

Pour savourer la vie, je vous suggère donc de remplacer le « plaisir » que vous aviez à la surconsommation d'aliments par un autre, moins nocif pour votre santé. C'est très important si vous ne voulez pas retomber dans vos vieilles habitudes alimentaires dans quelques semaines ou quelques mois. Il faut donc trouver un autre exutoire que la nourriture.

Comme nous l'a dit Philippe, c'est peut-être le fait de jouer davantage avec vos enfants et vos petits-enfants qui vous procurera ce nouveau plaisir. Bien entendu, ça dépend de vous, mais afin de vous inspirer un peu, voici des plaisirs que j'apprécie maintenant et qui compensent largement le fait que je mange moins.

▶ Faire 20 push-ups d'affilée
▶ Faire une randonnée de vélo de 50 km (31 mi) et plus, sans être vidé
▶ Avoir la sensation du ventre plat
▶ Ne plus être serré dans mes vêtements
▶ Avoir un grand choix de vêtements et pouvoir m'habiller dans des boutiques à la mode
▶ Ne plus subir le regard des autres lorsque j'entre dans un endroit public
▶ Être libre de mes mouvements
▶ Avoir plus de plaisir à faire l'amour
▶ Avoir enfin du plaisir à me regarder dans un miroir et sur une photo
▶ Avoir réussi à relever le défi de ma vie
▶ Recommencer à faire du ski et du patin
▶ Découvrir de nouveaux sports, comme l'escalade et le ski nautique
▶ Avoir plus de plaisir à voyager et à visiter de nouveaux endroits
▶ Retrouver le plaisir de faire des efforts physiques, de jardiner, de rénover et d'entretenir ma résidence, plutôt que d'être toujours fatigué
▶ Servir de modèle et d'inspiration à d'autres personnes qui vivent la même situation que moi
▶ Savoir que mes enfants et ma conjointe sont fiers de moi

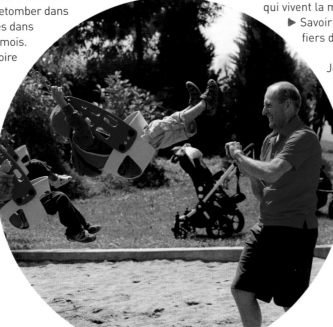

Je pourrais vous décrire encore longtemps tous les plaisirs que j'ai découverts après la perte de mes 34 kg (75 lb). Mais ce qui est certain, c'est que jamais je ne retournerais en arrière. Jamais ! Faire tout ce que l'on veut sans se priver est bien plus satisfaisant que manger tout ce que l'on peut sans se priver !

Continuez votre démarche santé et offrez-vous ces petits plaisirs de la vie qui vous attendent. Vous le méritez !

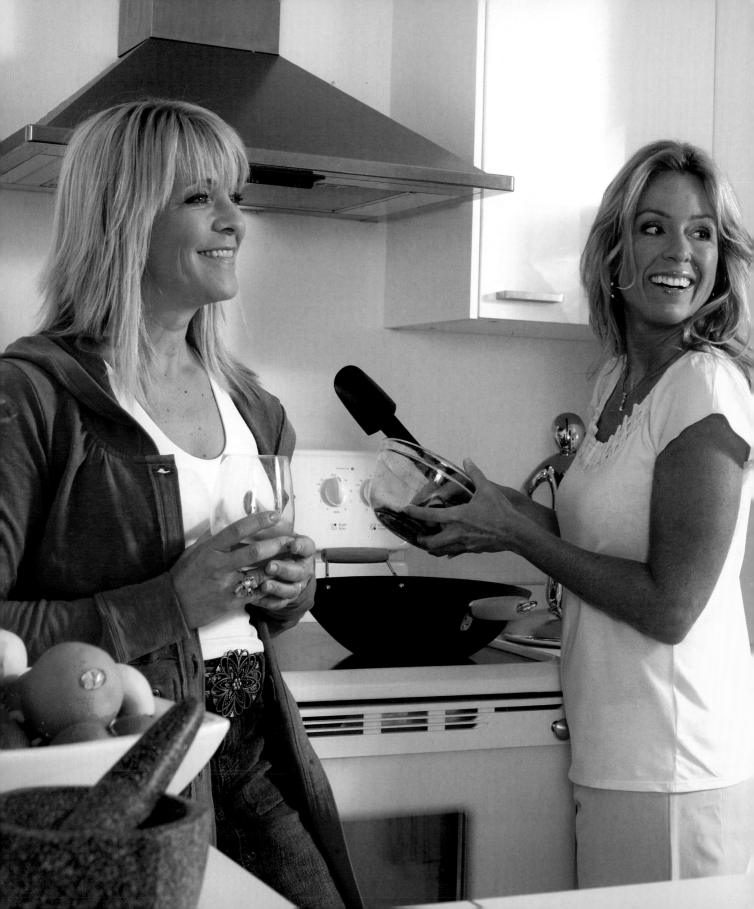

Valeur nutritive

calories : 240 kcal
lipides : 10 g
protéines : 26 g
glucides : 11 g
fibres : 1 g
équivalents : 0,5 PC
• 1,75 VS

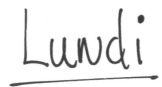

Lundi

★ Sole amandine

Ingrédients

1 portion		2 portions	
20 ml	(4 c. à thé) de farine tout usage	45 ml	(3 c. à soupe) de farine tout usage
Au goût	sel et poivre	Au goût	sel et poivre
120 g	(4 oz) de filet de sole	240 g	(8 oz) de filet de sole
5 ml	(1 c. à thé) de beurre ou de margarine non hydrogénée	10 ml	(2 c. à thé) de beurre ou de margarine non hydrogénée
25 ml	(5 c. à thé) d'amandes effilées	45 ml	(3 c. à soupe) d'amandes effilées
7,5 ml	(½ c. à soupe) de persil frais, haché	15 ml	(1 c. à soupe) de persil frais, haché
½	citron en quartiers	1	citron en quartiers

Préparation

- Étendre la farine, le sel et le poivre dans une assiette. Fariner le poisson, puis le secouer pour enlever l'excédent de farine.
- Dans une poêle antiadhésive, chauffer le beurre. Faire dorer le poisson environ 2 minutes de chaque côté ou jusqu'à ce qu'il soit bien doré. Transférer les filets dans une assiette et conserver au chaud.
- Déposer les amandes dans la poêle chaude et cuire environ 1 minute jusqu'à ce qu'elles commencent tout juste à dorer. Parsemer les filets d'amandes, puis garnir de persil. Accompagner de quartiers de citron.

Variante

Vous pouvez remplacer la sole par de la truite ou même par des escalopes de veau ou de dinde.

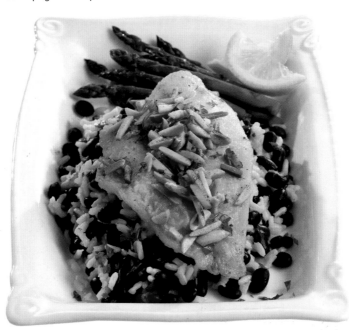

Menu du jour 1

Déjeuner

175 ml (¾ tasse) de gruau préparé

7,5 ml (½ c. à soupe) de sirop d'érable

125 ml (½ tasse) de fraises

250 ml (1 tasse) de lait 1 %

Café ou thé

30 ml (2 c. à soupe) d'amandes effilées, grillées

Dîner

Salade arc-en-ciel (p. 197)

2 craquelins de seigle

1 kiwi

2 craquelins de seigle

Souper

★ Sole amandine

125 ml (½ tasse) de riz brun

175 ml (¾ tasse) de haricots noirs

125 ml (½ tasse) d'asperges cuites

125 ml (½ tasse) d'asperges cuites

125 ml (½ tasse) de riz brun

1 petit yogourt de 100 g (3 ½ oz) 2 % ou moins

Collations

1 tranche de pain aux raisins (AM)

125 ml (½ tasse) de cottage 1 % (AM)

125 ml (½ tasse) de céleri (PM/soirée)

10 tomates cerises (PM/soirée)

15 ml (1 c. à soupe) de pistaches (PM/soirée)

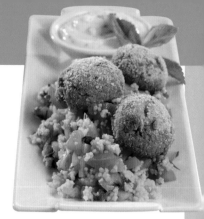

Menu du jour 2

Déjeuner

1 muffin courgette et citron
(portion congelée, p. 80)

175 ml (¾ tasse) de yogourt
nature 1 ou 2 %

125 ml (½ tasse) de bleuets

250 ml (1 tasse) de lait 1 %

Café ou thé

15 ml (1 c. à soupe) de graines
de lin moulues

7,5 ml (½ c. à soupe) de sirop
d'érable

Dîner

Ciabatta poulet-pesto (p. 201)

1 pomme

25 g (1 oz) de fromage allégé

125 ml (½ tasse) de jus
de légumes

Souper

★ Falafels avec tzatziki

125 ml (½ tasse)
de couscous cuit

250 ml (1 tasse)
de poivrons cuits

125 ml (½ tasse)
de couscous cuit

2 kiwis

Collations

125 ml (½ tasse) de concombre
(AM)

125 ml (½ tasse) de fraises
(PM/soirée)

1 petit yogourt de 100 g (3 ½ oz)
2 % ou moins (PM/soirée)

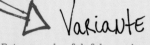

Variante

Préparez des falafels, mais remplacez le
tzatziki par une autre sauce. Servez-les
avec une salsa de tomates et de
mangues, un guacamole, une sauce
piquante ou toute autre trempette santé
à votre goût.

Valeur nutritive
calories : 340 kcal
lipides : 5 g
protéines : 18 g
glucides : 56 g
fibres : 8 g
équivalents : 0,5 LF •
0,25 PC • 2 VS

Mardi

★ Falafels avec tzatziki

Ingrédients

1 portion (3 boulettes)		2 portions (6 boulettes)	
Falafel		**Falafel**	
90 ml	(6 c. à soupe) de pois chiches secs	180 ml	(¾ tasse) de pois chiches secs
10 ml	(2 c. à thé) de persil frais	20 ml	(4 c. à thé) de persil frais
25 ml	(5 c. à thé) d'oignon haché grossièrement	45 ml	(3 c. à soupe) d'oignon haché grossièrement
¼	gousse d'ail hachée grossièrement	½	gousse d'ail hachée grossièrement
Au goût	tabasco	Au goût	tabasco
2,5 ml	(½ c. à thé) de cumin	5 ml	(1 c. à thé) de cumin
2,5 ml	(½ c. à thé) de coriandre	5 ml	(1 c. à thé) de coriandre
5 ml	(1 c. à thé) de jus de citron	10 ml	(2 c. à thé) de jus de citron
5 ml	(1 c. à thé) d'eau	10 ml	(2 c. à thé) d'eau
1 ml	(¼ c. à thé) de bicarbonate de soude	2,5 ml	(½ c. à thé) de bicarbonate de soude
Au goût	sel et poivre	Au goût	sel et poivre
15 ml	(1 c. à soupe) de chapelure nature	30 ml	(2 c. à soupe) de chapelure nature
Tzatziki		**Tzatziki**	
30 ml	(2 c. à soupe) de yogourt nature	60 ml	(¼ tasse) de yogourt nature
15 ml	(1 c. à soupe) de concombre en dés	30 ml	(2 c. à soupe) de concombre en dés
¼	de gousse d'ail hachée très finement	½	gousse d'ail hachée très finement
5 ml	(1 c. à thé) de menthe hachée finement	10 ml	(2 c. à thé) de menthe hachée finement
Au goût	sel et poivre	Au goût	sel et poivre

Préparation

- Faire tremper les pois chiches toute la nuit dans une grande quantité d'eau.
- Préchauffer le four à 190 °C (375 °F).
- Bien égoutter les pois chiches et les mélanger avec tous les ingrédients des falafels, sauf la chapelure.
- Réduire la préparation au robot culinaire jusqu'à l'obtention d'une pâte homogène. Si la pâte est trop liquide, ajouter un peu de farine.
- Déposer la chapelure dans une assiette.
- En roulant le mélange, façonner des boules d'environ 3 cm (1 ¼ po) de diamètre. Couvrir les boules d'une mince couche de chapelure. Déposer les falafels sur une plaque à cuisson couverte de papier parchemin. Cuire de 15 à 17 minutes ou jusqu'à ce que les falafels soient dorés et fermes.
- Entre-temps, préparer le tzatziki en mélangeant tous les ingrédients. Réfrigérer si possible.
- Servir les falafels avec le tzatziki.

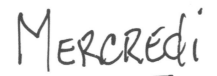

Valeur nutritive

calories : 270 kcal
lipides : 8 g
protéines : 24 g
glucides : 23 g
fibres : 4 g
équivalents : 2 LF
• 1 VS

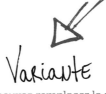

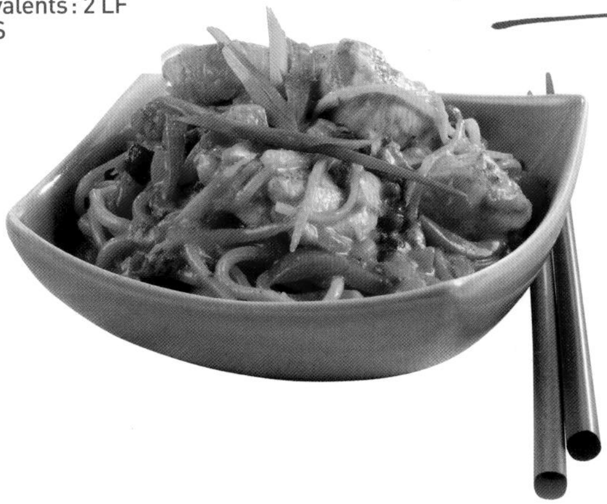

Variante

Vous pouvez remplacer le poulet
par du tofu ferme, en cubes, ou par
des cubes de dindon.

★ Sauté de poulet thaï aux poivrons

Ingrédients

1 portion

2,5 ml	(½ c. à thé) d'huile de canola
¼	d'oignon haché
90 g	(3 oz) de poitrine de poulet sans la peau, en cubes
5 ml	(1 c. à thé) de poudre de cari
1	pincée de cannelle (facultatif)
1 ml	(¼ c. à thé) de gingembre frais, râpé
7,5 ml	(½ c. à soupe) de farine tout usage
60 ml	(¼ tasse) de bouillon de poulet
30 ml	(2 c. à soupe) de lait de coco allégé
½	carotte pelée, en julienne
½	poivron rouge en julienne
7,5 ml	(½ c. à soupe) de raisins secs
½	oignon vert, haché finement

2 portions

5 ml	(1 c. à thé) d'huile de canola
½	oignon haché
180 g	(6 oz) de poitrine de poulet sans la peau, en cubes
7,5 ml	(½ c. à soupe) de poudre de cari
1 ml	(¼ c. à thé) de cannelle (facultatif)
2,5 ml	(½ c. à thé) de gingembre frais, râpé
15 ml	(1 c. à soupe) de farine tout usage
125 ml	(½ tasse) de bouillon de poulet
60 ml	(¼ tasse) de lait de coco allégé
1	carotte pelée, en julienne
1	poivron rouge en julienne
15 ml	(1 c. à soupe) de raisins secs
1	oignon vert, haché finement

Préparation

- Chauffer l'huile dans une casserole. Cuire l'oignon jusqu'à ce qu'il soit tendre.
- Ajouter les cubes de poulet et les faire dorer de tous les côtés. Ajouter les épices, le gingembre et la farine. Bien brasser pour en couvrir le poulet. Ajouter rapidement le bouillon de poulet et le lait de coco, porter à ébullition et laisser bouillir jusqu'à épaississement.
- Baisser le feu et laisser mijoter environ 10 minutes ou jusqu'à ce que le poulet ait perdu sa couleur rosée à l'intérieur.
- Ajouter la carotte, le poivron et les raisins secs. Poursuivre la cuisson quelques minutes, jusqu'à ce que les légumes soient tendres, mais encore croquants.
- Pour servir, garnir d'oignon vert.

Note : Le lait de coco se congèle très bien.

Menu du jour 3

Déjeuner

1 ciabatta de blé entier

15 ml (1 c. à soupe) de beurre d'arachide

125 ml (½ tasse) d'ananas

250 ml (1 tasse) de lait 1 %

Café ou thé

Dîner

Pain aux noix pomme-ricotta (p. 201)

Salade de roquette (p. 200)

2 kiwis

Souper

★ Sauté de poulet thaï aux poivrons

250 ml (1 tasse) de nouilles soba cuites

125 ml (½ tasse) de jus de légumes

125 ml (½ tasse) de cantaloup

250 ml (1 tasse) de lait 1 %

Collations

30 ml (2 c. à soupe) de pistaches (AM)

125 ml (½ tasse) de carottes (AM)

125 ml (½ tasse) de brocoli (AM)

25 g (1 oz) de fromage allégé (AM)

175 ml (¾ tasse) de yogourt nature 1 ou 2 % (PM/soirée)

125 ml (½ tasse) de bleuets (PM/soirée)

15 ml (1 c. à soupe) de graines de lin moulues (PM/soirée)

7,5 ml (½ c. à soupe) de sirop d'érable (PM/soirée)

1 tranche de pain aux raisins (PM/soirée)

5 ml (1 c. à thé) de margarine non hydrogénée (PM/soirée)

Menu du jour 4

Déjeuner

125 ml (½ tasse) de céréales de son

125 ml (½ tasse) de céréales de maïs

15 ml (1 c. à soupe) de graines de lin moulues

250 ml (1 tasse) de lait 1 %

1 kiwi

Café ou thé

125 ml (½ tasse) de céréales de maïs

125 ml (½ tasse) de céréales de son

125 ml (½ tasse) de lait 1 %

Dîner

Soupe aux carottes et au gingembre (portion congelée, p. 138)

1 tranche de pain aux noix

25 g (1 oz) de fromage allégé

125 ml (½ tasse) de céleri

30 ml (2 c. à soupe) de pistaches

25 g (1 oz) de fromage allégé

1 tranche de pain aux noix

Souper

★ Penne au thon et aux tomates

125 ml (½ tasse) de cantaloup

Salade de roquette (p. 200)

Collations

125 ml (½ tasse) de cottage 1 % (AM)

30 ml (2 c. à soupe) d'amandes effilées, grillées (AM)

125 ml (½ tasse) de carottes (PM/soirée)

1 pomme (PM/soirée)

Valeur nutritive
calories : 410 kcal
lipides : 9 g
protéines : 24 g
glucides : 57 g
fibres : 5 g (plus, si pâtes de blé entier)
équivalents : 1,5 LF • 2 PC • 0,75 VS

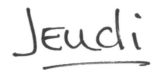

Jeudi

★ Penne au thon et aux tomates

Ingrédients

1 portion		2 portions	
120 g	(4 oz) de penne de blé entier — conserver 250 ml (1 tasse) de pâtes cuites pour le lendemain + 60 ml (¼ tasse) d'eau de cuisson des pâtes	240 g	(8 oz) de penne de blé entier — conserver 500 ml (2 tasses) de pâtes cuites pour le lendemain + 125 ml (½ tasse) d'eau de cuisson des pâtes
5 ml	(1 c. à thé) d'huile d'olive	10 ml	(2 c. à thé) d'huile d'olive
¼	d'oignon haché finement	½	oignon haché finement
½	gousse d'ail hachée finement	1	gousse d'ail hachée finement
10	tomates cerises coupées en deux	20	tomates cerises coupées en deux
30 ml	(2 c. à soupe) d'olives noires ou d'un mélange d'olives en tranches	60 ml	(¼ tasse) d'olives noires ou d'un mélange d'olives en tranches
½	boîte de 170 g (6 oz) de thon dans l'eau, égoutté	1	boîte de 170 g (6 oz) de thon dans l'eau, égoutté
Au goût	sel et poivre	Au goût	sel et poivre
15 ml	(1 c. à soupe) de basilic frais, haché	30 ml	(2 c. à soupe) de basilic frais, haché

Préparation

- Dans une grande casserole d'eau bouillante, cuire les pâtes jusqu'à ce qu'elles soient al dente. Réserver 60 ml (¼ tasse) d'eau de cuisson. Égoutter et laisser refroidir la quantité demandée pour le dîner de vendredi.
- Chauffer l'huile dans une grande poêle. Cuire l'oignon jusqu'à ce qu'il soit très tendre. Ajouter l'ail, les tomates, les olives et le thon. Poursuivre la cuisson environ 2 minutes.
- Ajouter les pâtes, le sel, le poivre et le basilic. Bien mélanger pour couvrir les pâtes de tous les ingrédients. Pour obtenir une sauce plus légère, ajouter de l'eau de cuisson.

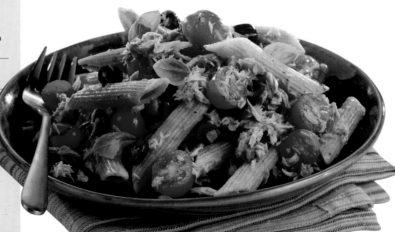

Variante

Vous pouvez remplacer le thon par du saumon en conserve. Vous pouvez aussi remplacer les penne par les pâtes courtes de votre choix. Optez pour des pâtes de blé entier, c'est un choix santé.

VeNdRedi

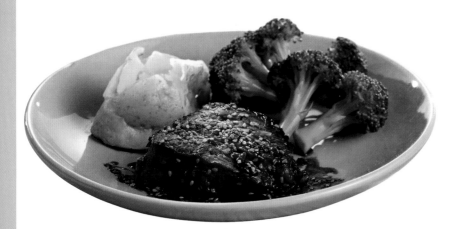

★ Médaillons de bœuf teriyaki

Ingrédients

1 portion		**2 portions**	
Marinade		Marinade	
7,5 ml	(½ c. à soupe) de chacun des in-grédients suivants : sauce soya, mirin* et jus de citron	15 ml	(1 c. à soupe) de chacun des ingrédients suivants : sauce soya, mirin* et jus de citron
2,5 ml	(½ c. à thé) de miel	5 ml	(1 c. à thé) de miel
2,5 ml	(½ c. à thé) de gingembre frais, râpé	5 ml	(1 c. à thé) de gingembre frais, râpé
¼	de gousse d'ail hachée finement	½	gousse d'ail hachée finement
Viande		Viande	
1	petit médaillon de bœuf d'environ **150 g (5 oz)**	2	petits médaillons de bœuf d'environ **150 g (5 oz)** chacun
2,5 ml	(½ c. à thé) d'huile de canola	5 ml	(1 c. à thé) d'huile de canola
2,5 ml	(½ c. à thé) de graines de sésame	5 ml	(1 c. à thé) de graines de sésame

* Si vous ne réussissez pas à trouver du mirin, utilisez du vinaigre de riz.

Préparation

- Dans un bol, mélanger tous les ingrédients de la marinade, puis ajouter les médaillons. Bien enrober la viande de marinade, puis laisser mariner au moins 6 heures.
- Dans une poêle antiadhésive, chauffer l'huile et y saisir les médaillons 3 minutes de chaque côté, pour obtenir une cuisson saignante. Pendant la cuisson, arroser la viande avec la marinade réservée.
- Pour servir, parsemer de graines de sésame.

Menu du jour 5

Déjeuner

2 rôties de pain de blé entier

10 ml (2 c. à thé) de beurre d'amande

125 ml (½ tasse) de fraises

250 ml (1 tasse) de lait 1 %

Café ou thé

5 ml (1 c. à thé) de beurre d'amande

Dîner

Salade pâtes, tomates et olives noires (p. 198)

125 ml (½ tasse) de jus de légumes

125 ml (½ tasse) de bleuets

125 ml (½ tasse) de céleri

Souper

★ Médaillons de bœuf teriyaki

1 pomme de terre au four

250 ml (1 tasse) de brocoli cuit

1 tranche de pain de blé entier

5 ml (1 c. à thé) de margarine non hydrogénée

250 ml (1 tasse) de lait 1 %

2 kiwis

Collations

125 ml (½ tasse) d'ananas (AM)

30 ml (2 c. à soupe) de pistaches (AM)

1 petit yogourt de 100 g (3 ½ oz) 2 % ou moins (PM/soirée)

125 ml (½ tasse) de concombre (PM/soirée)

Variante

Vous pouvez remplacer le bœuf par un médaillon de veau, de porc ou de dindon.

Menu du jour 6

Déjeuner

2 tranches de pain aux raisins

125 ml (½ tasse) de cottage 1 %

125 ml (½ tasse) de fraises

250 ml (1 tasse) de lait 1 %

Café ou thé

125 ml (½ tasse) de bleuets

Dîner

Salade tomates, fromage et amandes (p. 199)

2 craquelins de seigle

125 ml (½ tasse) d'ananas

1 petit yogourt de 100 g (3 ½ oz) 2 % ou moins

2 craquelins de seigle

Souper

⭐ Doré sur ratatouille

125 ml (½ tasse) de riz brun cuit

⭐ Pommes au four à l'érable

125 ml (½ tasse) de riz brun cuit

125 ml (½ tasse) de lait 1 %

Collations

25 g (1 oz) de fromage allégé (AM)

125 ml (½ tasse) de brocoli (AM)

125 ml (½ tasse) de céleri (PM/soirée)

15 ml (1 c. à soupe) de pistaches (PM/soirée)

15 ml (1 c. à soupe) de pistaches (PM/soirée)

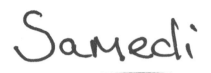

Samedi

Valeur nutritive
calories : 220 kcal
lipides : 4,5 g
protéines : 29 g
glucides : 16 g
fibres : 4 g
équivalents : 3 LF • 1,5 VS

★ Doré sur ratatouille

Ingrédients

1 portion		2 portions	
2	courgettes moyennes en cubes	4	courgettes moyennes en cubes
2	poivrons en cubes	4	poivrons en cubes
1	gros oignon en lanières	2	gros oignons en lanières
1	gousse d'ail hachée finement	2	gousses d'ail hachées finement
4	tomates italiennes en tranches	6	tomates italiennes en tranches
	Quelques feuilles de basilic frais et de sauge fraîche ou **1 ml** (**¼ c. à thé**) d'herbes de Provence		Quelques feuilles de basilic frais et de sauge fraîche ou **2,5 ml** (**½ c. à thé**) d'herbes de Provence
Au goût	sel et poivre	**Au goût**	sel et poivre
10 ml	(**2 c. à thé**) d'huile d'olive	20 ml	(**4 c. à thé**) d'huile d'olive
135 g	(**4 ½ oz**) de filet de doré	270 g	(**9 oz**) de filet de doré

Préparation

- Préchauffer le four à 190 ºC (375 ºF).
- Répartir les légumes, le basilic et la sauge au fond de deux plats allant au four. Assaisonner et huiler légèrement les légumes. Cuire au four environ 30 minutes ou jusqu'à ce que les légumes soient légèrement tendres (poursuivre la cuisson 10 minutes pour les légumes qui seront mangés le lendemain).
- Déposer les filets de doré sur les légumes dans un des plats, en huiler légèrement la surface, puis saler et poivrer. Poursuivre la cuisson environ 10 minutes ou jusqu'à ce que la chair du poisson se défasse facilement à la fourchette.

Note : Conservez 250 ml de ratatouille par personne pour le dîner de dimanche.

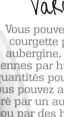

Variante

Vous pouvez remplacer la courgette par une petite aubergine, et les tomates italiennes par huit tomates cerise (quantités pour une personne). Vous pouvez aussi remplacer le doré par un autre poisson blanc ou par des hauts de cuisse de poulet. Plutôt que de poursuivre la cuisson 10 minutes, calculez environ 25 minutes de cuisson pour la volaille.

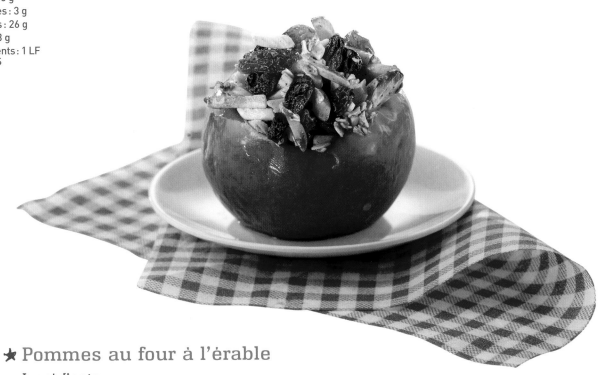

★ Pommes au four à l'érable

Ingrédients

1 portion		**2 portions**	
1	pomme	2	pommes
7,5 ml	(½ c. à soupe) de raisins secs	15 ml	(1 c. à soupe) de raisins secs
7,5 ml	(½ c. à soupe) de flocons d'avoine à cuisson lente	15 ml	(1 c. à soupe) de flocons d'avoine à cuisson lente
15 ml	(1 c. à soupe) d'amandes effilées, hachées (ou de noisettes concassées)	30 ml	(2 c. à soupe) d'amandes effilées, hachées (ou de noisettes concassées)
2,5 ml	(½ c. à thé) de sirop d'érable	5 ml	(1 c. à thé) de sirop d'érable
1	pincée de cannelle	1	pincée de cannelle

Préparation

- Préchauffer le four à 180 ºC (350 ºF).
- Évider la pomme avec une cuillère parisienne, puis la déposer dans un plat allant au four.
- Mélanger les raisins, les flocons d'avoine, les noix, le sirop d'érable et la cannelle, puis farcir la pomme de ce mélange.
- Verser un peu d'eau au fond du plat et cuire environ 1 heure ou jusqu'à ce que la pomme soit tendre.

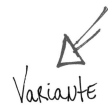

Variante

Vous pouvez remplacer les pommes par des poires. Le temps de cuisson sera alors beaucoup plus court.

Menu du jour 7

Déjeuner

2 rôties de pain de blé entier

2 œufs

5 ml (1 c. à thé) de margarine non hydrogénée

250 ml (1 tasse) de lait 1 %

125 ml (½ tasse) de cantaloup

Café ou thé

Dîner

250 ml (1 tasse) de ratatouille (portion supplémentaire, p. 158) gratinée avec 50 g (1 ½ oz) de fromage allégé

1 tranche de pain aux noix

125 ml (½ tasse) de bleuets

250 ml (1 tasse) de lait 1 %

Souper

★ Escalopes de poulet pané au maïs

125 ml (½ tasse) de maïs cuit

½ pomme de terre au four

125 ml (½ tasse) de courgettes sautées

125 ml (½ tasse) de maïs cuit

½ pomme de terre au four

2 kiwis

Collations

1 muffin aux bananes (portion congelée, p. 121) (AM)

125 ml (½ tasse) d'ananas (PM/soirée)

1 petit yogourt de 100 g (3 ½ oz) 2 % ou moins (PM/soirée)

Valeur nutritive
calories : 190 kcal
lipides : 6 g
protéines : 22 g
glucides : 12 g
fibres : 1 g
équivalents : 0,5 PC
• 1 VS

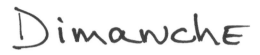

Dimanche

★ Escalopes de poulet pané au maïs

Ingrédients

1 portion		2 portions	
Au goût	sel et poivre	Au goût	sel et poivre
165 g	(5 ½ oz) d'escalopes de poulet — cuire **70 g (2 ⅓ oz)** de poulet séparément pour le dîner de mardi	330 g	(11 oz) d'escalopes de poulet — cuire **140 g (4 ½ oz)** de poulet séparément pour le dîner de mardi
5 ml	(1 c. à thé) de moutarde de Dijon	7,5 ml	(½ c. à soupe) de moutarde de Dijon
30 ml	(2 c. à soupe) de semoule de maïs	60 ml	(¼ tasse) de semoule de maïs
2,5 ml	(½ c. à thé) d'huile de canola	5 ml	(1 c. à thé) d'huile de canola
½	citron en quartiers	1	citron en quartiers

Préparation

- Saler et poivrer les escalopes.
- Badigeonner les escalopes de moutarde de Dijon.
- Verser la semoule dans une assiette, passer le poulet dans cette chapelure et presser pour que toute la surface en soit couverte.
- Dans une grande poêle, chauffer l'huile à feu vif. Y déposer les escalopes délicatement et les faire dorer de 3 à 4 minutes de chaque côté ou jusqu'à ce qu'elles soient bien dorées et que l'intérieur ait perdu sa couleur rosée.
- Pour servir, accompagner de quartiers de citron.

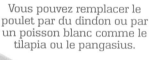

Vous pouvez remplacer le poulet par du dindon ou par un poisson blanc comme le tilapia ou le pangasius.

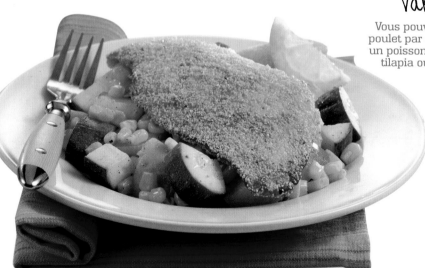

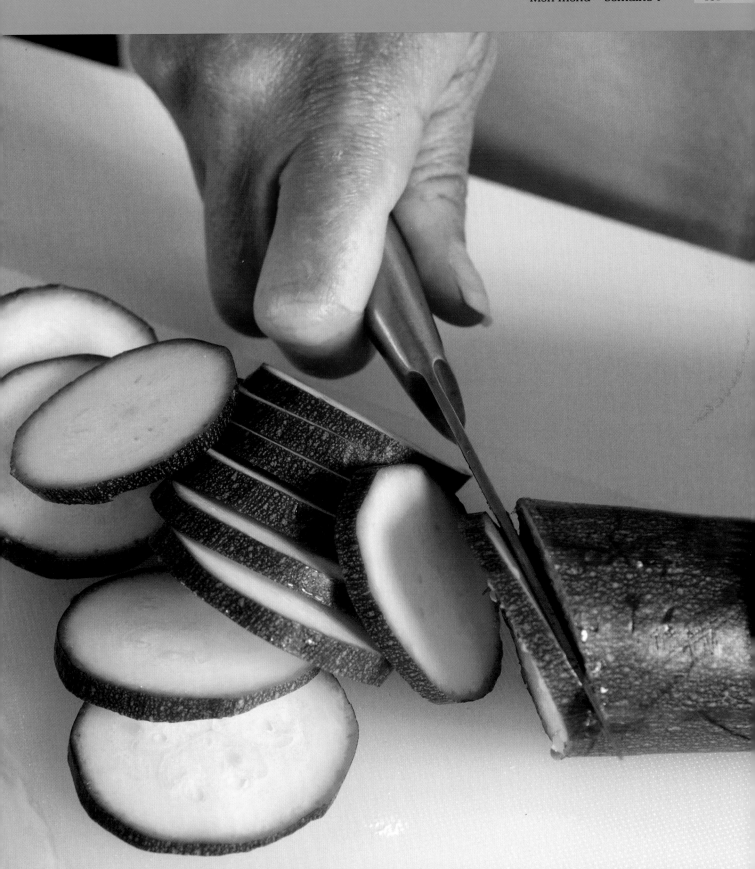

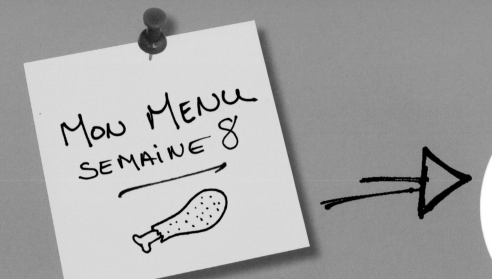

Mon Menu
semaine 8

1300, 1500,
1800 Calories?

Menu de base à
1300 Calories.
....
Menu à 1500 Calories,
ajouter ces aliments au menu de base.
....
Menu à 1800 Calories,
ajouter ces aliments au menu de base
ainsi qu'au menu à 1500 Calories.

	Déjeuner	Dîner	Souper	Collations
lundi • jour 1	250 ml (1 tasse) de céréales de blé filamenté 7,5 ml (½ c. à soupe) de graines de lin moulues 125 ml (½ tasse) de melon miel 250 ml (1 tasse) de lait 1 % Café ou thé 60 ml (¼ tasse) de céréales de type granola légères	Salade quinoa, tofu et gouda (p. 198) 125 ml (½ tasse) de mangue	★ Bœuf aux herbes et au brie (p. 173) 125 ml (½ tasse) d'orge cuit 125 ml (½ tasse) d'asperges cuites Salade toute verte (p. 200) 125 ml (½ tasse) d'asperges cuites 125 ml (½ tasse) d'orge cuit 125 ml (½ tasse) de framboises	125 ml (½ tasse) de céleri (A 1 prune (PM/soirée) 1 yogourt à boire de 200 ml (7 oz) (PM/soirée)
mardi • jour 2	1 muffin anglais de blé entier 5 ml (1 c. à thé) de margarine non hydrogénée 25 g (1 oz) de fromage allégé 125 ml (½ tasse) de framboises 250 ml (1 tasse) de lait 1 % Café ou thé 25 g (1 oz) de fromage allégé 1 œuf	Couscous au poulet et aux fruits séchés (p. 197) 125 ml (½ tasse) de poivron 1 petit yogourt de 100 g (3 ½ oz) 2 % ou moins	★ Mahi-mahi en croûte de germe de blé (p. 174) 2 pommes de terre grelot bouillies 250 ml (1 tasse) de pak-choï (bok choy) cuits 1 banane 125 ml (½ tasse) de lait 1 %	1 pêche (AM) 1 galette de riz brun (PM/soi 20 ml (4 c. à thé) de hoummo (PM/soirée) 1 galette de riz brun (PM/soi 20 ml (4 c. à thé) de hoummo (PM/soirée) 125 ml (½ tasse) de concomb (PM/soirée)
mercredi • jour 3	1 bagel de blé entier 10 ml (2 c. à thé) de beurre d'amande 175 ml (¾ tasse) de melon miel 250 ml (1 tasse) de lait 1 % Café ou thé 5 ml (1 c. à thé) de beurre d'amande	Sandwich à la garniture de tofu (p. 201) 125 ml (½ tasse) de concombre 1 petit yogourt de 100 g (3 ½ oz) 2 % ou moins 125 ml (½ tasse) de framboises	★ Pizza mexicaine (p. 175) Salade toute verte (p. 200) 2 prunes 250 ml (1 tasse) de lait 1 %	125 ml (½ tasse) de mangue (A 30 ml (2 c. à soupe) de graine de tournesol (AM) 125 ml (½ tasse) de céleri (PM/soirée) 125 ml (½ tasse) de radis (PM/soirée) 25 g (1 oz) de fromage allégé (PM/soirée) 1 galette de riz brun (PM/soir

	Déjeuner	Dîner	Souper	Collations
jeudi • jour 4	175 ml (¾ tasse) de gruau préparé 15 ml (1 c. à soupe) de graines de lin moulues 7,5 ml (½ c. à soupe) de sirop d'érable 125 ml (½ tasse) de framboises 250 ml (1 tasse) de lait 1 % Café ou thé 1 rôtie de pain de blé entier 5 ml (1 c. à thé) de margarine non hydrogénée	Bagel au saumon fumé (p. 201) Salade de chou crémeuse (p. 199) 1 pêche	★ Côtelettes de porc aux pommes (p. 176) 125 ml (½ tasse) de riz brun cuit 125 ml (½ tasse) de carottes cuites 125 ml (½ tasse) de panais cuits 125 ml (½ tasse) de riz brun cuit	1 yogourt à boire de 200 ml (7 oz) (AM) 125 ml (½ tasse) de poivron (PM/soirée) 125 ml (½ tasse) de radis (PM/soirée) 30 ml (2 c. à soupe) de graines de tournesol (PM/soirée) 45 ml (3 c. à soupe) de hoummos (PM/soirée)
vendredi • jour 5	1 muffin anglais de blé entier 5 ml (1 c. à thé) de margarine non hydrogénée 175 ml (¾ tasse) de yogourt nature 1 ou 2 % 125 ml (½ tasse) de framboises 250 ml (1 tasse) de lait 1 % Café ou thé 60 ml (¼ tasse) de céréales de type granola légères 15 ml (1 c. à soupe) de graines de lin moulues	Wrap à la tartinade de haricots (p. 202) Salade toute verte (p. 200) 125 ml (½ tasse) de mangue	★ Brochettes de lotte teriyaki aux pêches (p. 177) 125 ml (½ tasse) de couscous cuit 250 ml (1 tasse) de pak-choï *(bok choy)* cuits ★ Cheesecake au tofu (p. 178) 125 ml (½ tasse) de couscous cuit 125 ml (½ tasse) de lait 1 %	15 ml (1 c. à soupe) de graines de tournesol (AM) 1 prune (AM) 15 ml (1 c. à soupe) de graines de tournesol (AM) 125 ml (½ tasse) de concombre (PM/soirée)
samedi • jour 6	2 rôties de pain de blé entier 25 g (1 oz) de brie allégé 1 prune 250 ml (1 tasse) de lait 1 % Café ou thé 25 g (1 oz) de brie allégé	Salade saumon et pommes de terre (p. 199) 3 galettes de riz brun 125 ml (½ tasse) de melon miel 30 ml (2 c. à soupe) de fromage à la crème léger	★ Poulet marocain sur légumes-racines (p. 179) ½ tranche de pain de blé entier 125 ml (½ tasse) de lait 1 % ½ tranche de pain de blé entier 125 ml (½ tasse) de framboises	125 ml (½ tasse) de concombre (AM) 30 ml (2 c. à soupe) de graines de tournesol (AM) 125 ml (½ tasse) de céleri (PM/soirée) 45 ml (3 c. à soupe) de hoummos (PM/soirée)
dimanche • jour 7	★ Smoothie énergisant (p. 180) 1 muffin courgette et citron (portion congelée, p. 80) 125 ml (½ tasse) de melon miel Café ou thé	Coleslaw au poulet (p. 197) 3 galettes de riz brun 125 ml (½ tasse) de lait 1 % 20 ml (4 c. à thé) de hoummos 1 banane 125 ml (½ tasse) de lait 1 %	★ Crevettes croustillantes au coco (p. 181) 125 ml (½ tasse) de nouilles de riz cuites 250 ml (1 tasse) d'asperges cuites Cheesecake au tofu (portion supplémentaire, p. 178) 125 ml (½ tasse) de nouilles de riz cuites	125 ml (½ tasse) de radis (AM) 125 ml (½ tasse) de céleri (AM) 30 ml (2 c. à soupe) de fromage à la crème léger (AM) 175 ml (¾ tasse) de yogourt nature 1 ou 2 % (PM/soirée) 30 ml (2 c. à soupe) de céréales de type granola légères (PM/soirée) 125 ml (½ tasse) de framboises (PM/soirée) 30 ml (2 c. à soupe) de céréales de type granola légères (PM/soirée)

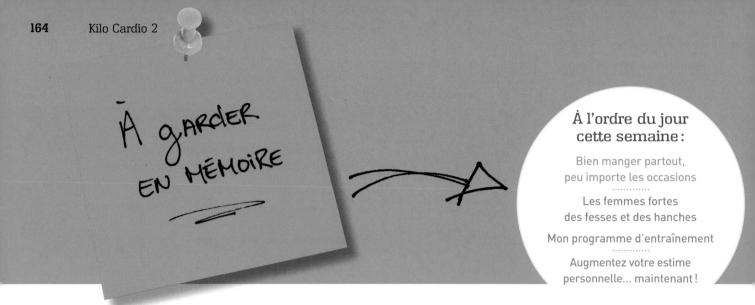

À garder
EN MÉMOIRE

À l'ordre du jour
cette semaine :

Bien manger partout,
peu importe les occasions

Les femmes fortes
des fesses et des hanches

Mon programme d'entraînement

Augmentez votre estime
personnelle… maintenant !

Les conseils d'Isabelle

Bien manger partout, peu importe les occasions

Quand la faim nous tenaille, peu importe où l'on se trouve, il est possible de faire de bons choix. Que l'on surveille son poids ou que l'on soit tout simplement soucieux de sa santé, ce n'est pas parce que nous sommes à l'extérieur qu'il faut se négliger. De la salle de cinéma au dépanneur, en passant par l'aéroport, on peut faire des choix santé. Quelques conseils d'achats !

Au cinéma

Les grignotines consommées au cinéma ajoutent des calories superflues. On grignote souvent sans avoir faim, simplement parce que c'est une habitude d'associer cinéma et petits plaisirs salés ou sucrés. Si le maïs soufflé est l'aliment vedette, plusieurs se tournent vers les friandises chocolatées, les frites, les bonbons, la barbe à papa ou les boissons gazeuses. Le petit format de maïs soufflé nature, les petits sacs d'arachides ou de fruits séchés, le petit yogourt glacé et la bouteille d'eau sont tous des choix plus avantageux. Certains cinémas offrent même du thé, ce qui est excellent !

À l'aéroport

Les aéroports internationaux offrent une variété de restaurants. On évite de prendre de l'alcool, ce qui pourrait renforcer l'effet de déshydratation du vol. C'est le moment de boire de l'eau et de prendre une petite collation. Certains cafés offrent des coupes de yogourt, céréales et fruits, qui constituent une collation de choix pour les vols outremer où un repas complet sera servi environ deux heures après le décollage. Si le vol est court, ou en direction de la côte ouest américaine, mieux vaut

prévoir un repas. Les pitas garnis de poulet, les sandwichs aux légumes grillés et les salades repas comptent parmi les meilleurs choix. Plusieurs aéroports offrent aussi des bars à jus et à smoothies, une collation ou un petit-déjeuner de choix lorsque nous sommes en transit.

Dans une distributrice

Au travail ou ailleurs, les machines distributrices font souvent partie de notre environnement. Certaines proposent boissons gazeuses, jus et eau, alors que d'autres offrent muffins, croustilles, barres chocolatées, sac de noix et autres. Bien qu'elles soient plus rares, certaines offrent des choix plus sains comme des sandwichs, du yogourt, du lait et des fruits frais. À défaut de distributrice, on se tourne vers un sac de noix ou une barre de type granola. Le lait, le jus ou l'eau représentent les meilleurs choix de boisson.

Au dépanneur

Le dépanneur, comme son nom l'indique, peut nous « dépanner » à l'occasion. Bien qu'on y trouve des boissons gazeuses, de la bière et des boissons énergisantes, il y a aussi des boissons plus saines. On choisit plutôt le berlingot de lait, le jus de légumes ou le vrai jus de fruits – attention toutefois aux formats de plus de 200 ml (7 oz) qui font grimper démesurément le nombre de calories et de glucides. Si les muffins et les biscuits à l'avoine semblent plutôt santé, ce ne sont pas des choix avantageux, car ils apportent près de 500 Calories, l'équivalent de quatre tranches de pain et de 25 ml (5 c. à thé) de gras, en moyenne. On préférera une barre de type granola, un sandwich fait de pain de grains entiers, un yogourt ou une friandise chocolatée en format mini à 100 Calories.

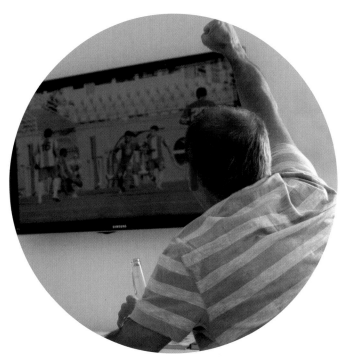

Les bons choix… pendant une soirée sportive

Si les ailes de poulet, les croustilles et la bière font immanquablement partie des soirées sportives, il existe des choix plus sains. On a intérêt à se tourner vers la bière légère pour épargner des calories, surtout si la consommation dépasse deux bouteilles. Le maïs soufflé allégé, les noix, les croustilles de pain pita avec une salsa piquante et les minibrochettes de poulet teriyaki comptent parmi les choix santé.

Les bons choix pour le 5 à 7

Comme on sait que l'apéro stimule l'appétit, on tentera de se limiter à une seule consommation alcoolisée, que l'on prendra soin de déguster. Quant aux bouchées, les olives, les cubes de fromage allégé, les brochettes de tomates cerises et feta, les boules de melon-prosciutto, les noix et les crudités avec trempette à base de yogourt ou de guacamole constituent des choix nutritifs.

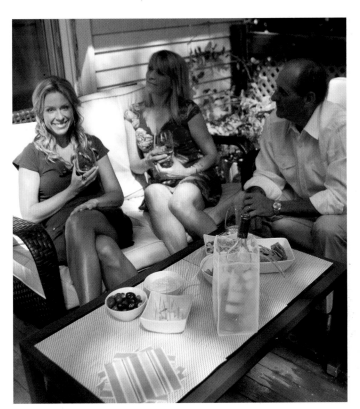

Les bons choix au restaurant

On ne doit pas se priver de sorties au restaurant parce que l'on surveille son poids. Même en mangeant au resto tous les jours, on peut perdre du poids… à condition, bien sûr, de bien choisir son menu ! On privilégiera les légumes en entrée (salade, minestrone, tomates-bocconcini), question de freiner son appétit. Comme plat principal, on choisira le poisson ou les fruits de mer et l'on n'hésitera pas à demander une double portion de légumes. Si l'on mange de la viande rouge, on évite les portions de plus de 150 g (5 oz) et surtout, les frites. Une pomme de terre au four, du riz, du couscous, du quinoa ou des pâtes serviront d'accompagnement si l'on a pris soin d'éloigner la corbeille de pain dès le départ. Ces féculents ne devraient pas représenter plus du quart de l'assiette. Côté dessert, on doit d'abord se demander si on a encore faim… Parfois, un bon cappuccino suffit pour terminer le repas en beauté.

Peu importe où l'on se trouve, on peut faire des choix nutritifs. On portera attention au tableau de valeur nutritive et à la liste des ingrédients. Si l'on veut se gâter et ajouter quelques extras, on n'a qu'à choisir les plus petites portions possible. Sinon, on sélectionne les aliments avec le même regard critique que lorsqu'on le fait à l'épicerie.

Les conseils de Josée

Les femmes fortes
des fesses et des hanches

Il est faux de prétendre que les femmes fortes des fesses et des hanches devraient se tenir loin des exercices comme le simulateur d'escalier, les cours de *step*, les squats et les fentes. Ce type d'exercice ne fera pas augmenter le volume des fessiers, au contraire !

C'est un surplus de graisse qui s'installe sur les hanches, et non de la masse musculaire trop volumineuse. Les escaliers et les cours de *step* sont d'excellents moyens pour brûler des calories et améliorer le tonus des muscles des cuisses et des fesses. La corde à sauter est aussi très bénéfique, mais c'est un exercice tellement intensif qu'il est difficile d'en faire plus de 10 minutes d'affilée. Le vélo stationnaire est un bon choix. Par contre, si vous maintenez la tension faible, vous ne brûlerez

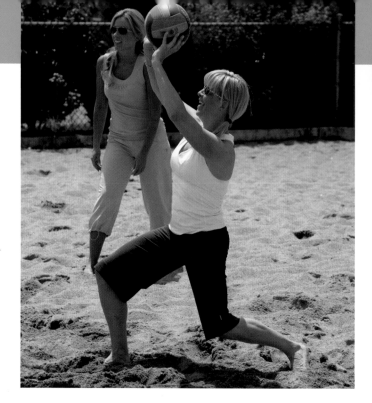

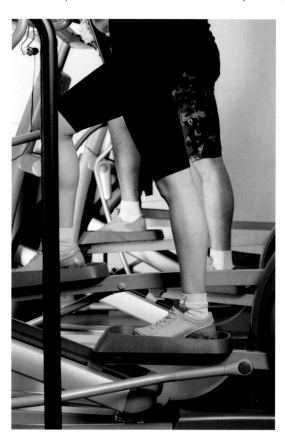

pas beaucoup de calories. Quant à la musculation, il est absurde d'éviter les exercices pour les membres inférieurs, spécialement les squats et les fentes. Ce sont parmi les exercices les plus efficaces pour transformer les muscles des jambes et des fesses. Ne vous alarmez pas si vous constatez une légère augmentation du volume de vos fessiers à la suite de vos entraînements. Quand on n'a pas fait d'exercice depuis quelques années, nos muscles s'atrophient et ils réagissent donc très rapidement à l'entraînement. Le volume et le tonus du muscle seront apparents avant que la graisse ne se mette à fondre progressivement. Comme les muscles occupent moins de place que la graisse, à moyen terme, vous obtiendrez les résultats escomptés.

Le métabolisme de base, c'est le nombre de calories dont votre organisme a besoin pour survivre. Le corps brûle des calories au repos, simplement pour faire fonctionner tous les organes vitaux comme le cœur, les poumons et le système digestif. Vous brûlez donc des calories en tout temps, et certaines personnes en brûlent plus que d'autres.

Le métabolisme de base (ou basal) dépend de plusieurs facteurs, mais les deux plus importants sont la génétique et le degré d'activité physique.

On ne peut pas grand-chose contre la génétique, mais on sait que le fait de faire de l'activité physique régulièrement active le métabolisme basal. Comme on sait aussi que ce métabolisme a tendance à ralentir en vieillissant, ce qui explique l'apparition progressive de graisse là où il y a déjà eu des muscles, il faut absolument bouger pour le maintenir élevé.

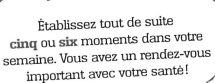

Mon programme d'entraînement semaine 8

L'entraînement cardiovasculaire

Le programme de marche

▶ **Fréquence :**	5 ou 6 fois
▶ **Intensité :**	Test de la voix et échelle de Borg
▶ **Sur l'échelle :**	Intensité de 3 à 7
▶ **Temps :**	55 minutes en 4 cycles (4 cycles de 13 minutes)
▶ **Cycles :**	5 minutes à une intensité de 4 ou 5
	3 minutes à une intensité de 2 ou 3
	5 minutes à une intensité de 3 ou 4

Les **3 premières minutes** de cet entraînement sont exclues des cycles : il s'agit de votre échauffement. Marchez d'un pas léger en augmentant progressivement votre cadence jusqu'à la 4ᵉ minute. Vous commencez alors le premier cycle.

Idéalement, prévoyez toujours **5 minutes** pour récupérer et marcher d'un pas léger à la fin de l'entraînement.

Établissez tout de suite **cinq** ou **six** moments dans votre semaine. Vous avez un rendez-vous important avec votre santé !

Les exercices musculaires

1. SQUAT

Position de départ : Placez les deux pieds parallèles, écartés à la largeur des hanches, et stabilisez le tronc en contractant les abdominaux.

Action : Descendez lentement jusqu'à ce que les genoux atteignent un angle d'environ 90°. Attention : gardez les genoux au-dessus des orteils. Retournez ensuite à la position initiale. Maintenez le dos droit en contractant les abdominaux.

Progression : Tenez des haltères ou des boîtes de conserve dans chacune des mains.

Principaux muscles sollicités :
Quadriceps, fessiers, adducteurs de la hanche et extenseurs lombaires.

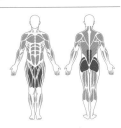

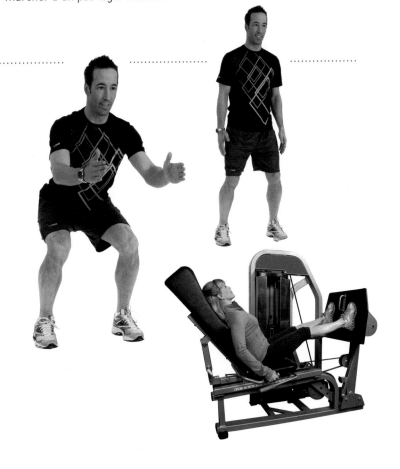

2. RAMEUR AU TRONC INCLINÉ

Position de départ : Placez les pieds l'un devant l'autre, écartés à la largeur des hanches, et fléchissez légèrement les genoux. Fléchissez ensuite légèrement les coudes de chaque côté du corps. Il est important d'incliner le tronc d'environ 45° vers l'avant. Prenez des haltères légers et contractez les abdominaux.

Action : Tirez les haltères jusqu'à votre poitrine tout en gardant les coudes le long du corps. Revenez à la position de départ sans relâcher complètement.

Principaux muscles sollicités :
Dorsaux, biceps et deltoïdes.

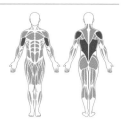

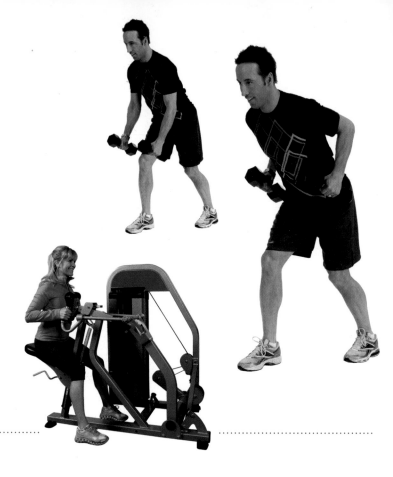

3. DÉVELOPPÉ AU-DESSUS DE LA TÊTE

Position de départ : Placez les pieds écartés à la largeur des hanches et fléchissez légèrement les genoux. Fléchissez ensuite légèrement les coudes.

Action : Poussez les mains au-dessus de la tête, en maintenant les paumes tournées vers l'avant. Ne bloquez pas les coudes lors de l'extension et restez dans une ligne verticale, juste devant les épaules, afin d'éviter une surcharge inutile sur les épaules.

Principaux muscles sollicités :
Deltoïdes et trapèzes supérieurs.

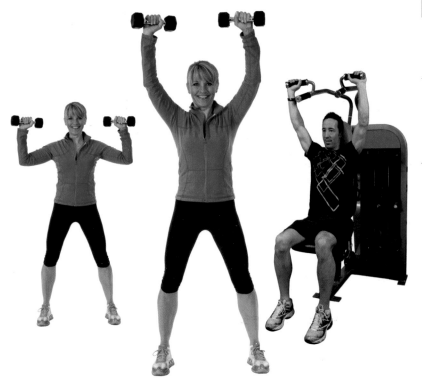

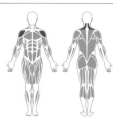

4. EXTENSION DU TRONC

Position de départ : Allongé au sol sur le ventre, placez les mains de chaque côté de la tête.

Action : Effectuez une extension du tronc en soulevant la tête et la cage thoracique vers le haut.

Principaux muscles sollicités :
Extenseurs lombaires.

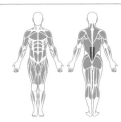

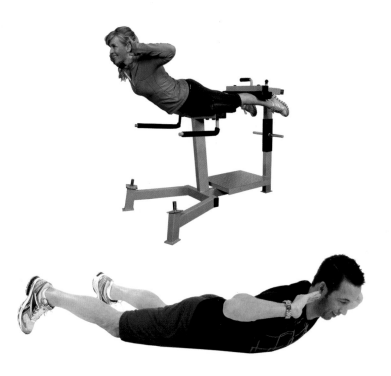

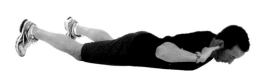

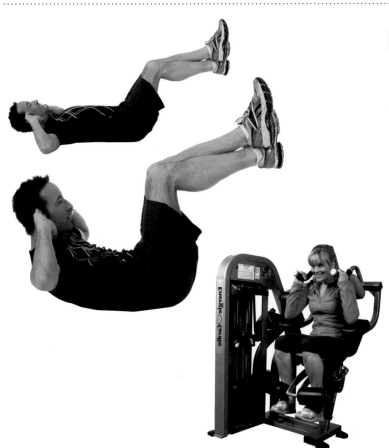

5. ENROULÉS COMPLETS

Position de départ : Allongé sur le sol, les mains à la hauteur de la nuque et les chevilles croisées au-dessus des hanches.

Action : Soulevez le haut du tronc en contractant les abdominaux. Ne tirez pas sur la tête, soutenez-la simplement. En même temps, rapprochez les jambes du tronc en poussant le dos contre le plancher et en rentrant le ventre. Concentrez-vous sur la profonde contraction des abdominaux. Pensez à enrouler et à dérouler votre colonne vertébrale et évitez de faire des mouvements brusques.

Principaux muscles sollicités :
Grands droits de l'abdomen et obliques.

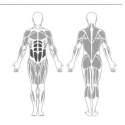

Les témoignages

Benoît Monette
Perte de poids : plus de 32 kg (70 lb)

Comme bien des gens, je n'étais pas étranger aux régimes. Mon surplus de poids avait des répercussions sur ma santé physique et sur mon état psychologique.

Lorsque je décidais de suivre une diète, j'avais de multiples motivations… qui venaient toujours de l'extérieur. J'ai mis du temps à comprendre que la motivation devait provenir de moi !

Pour réussir cette aventure, j'ai fait appel à Énergie Cardio et, en particulier, à Julie Girard, mon entraîneuse, qui a su me conseiller et m'épauler. Je me suis également inspiré du livre *Kilo Cardio* pour bien comprendre la valeur nutritive des aliments et me donner un cadre fiable en ce qui concerne les menus et les apports caloriques. J'ai donc fait des changements draconiens dans mon alimentation et je me suis vaillamment mis à l'exercice.

L'important, maintenant, c'est de continuer ma démarche et de garder mes nouvelles habitudes de vie.

Benoît Monette

Témoignage de son entraîneuse

En février 2010, nous avons participé au concours Défi Diète. À ce moment-là, j'ai eu le plaisir d'accompagner Benoît Monette dans ses objectifs de perte de poids. Dans le passé, Benoît avait tenté à plusieurs reprises de maigrir, mais la motivation n'était pas toujours au rendez-vous. Le succès de Benoît découle d'une nouvelle prise de conscience : celle de le faire pour sa santé.

Certains ont parfois besoin de l'appui de leurs proches lors d'un processus de remise en forme, mais dans le cas de Benoît, sa volonté et son engagement personnel sont sans aucun doute les ingrédients de son succès. S'il a réussi à perdre plus de 32 kg (70 lb), c'est grâce aux efforts qu'il a su déployer. L'engagement qu'il a pris envers lui-même lui a permis de ne pas se décourager, même si les efforts étaient parfois épuisants. En plus d'avoir intégré des habitudes nutritionnelles saines, Benoît fait maintenant de l'exercice régulièrement.

Si la perte de poids de Benoît est remarquable, le défi du maintien demeure le plus important.

Julie Girard
Entraîneuse,
Énergie Cardio Saint-Denis

Les conseils de Guy

Augmentez votre estime personnelle... maintenant !

J'ai évidemment traité le sujet dans le premier tome de *Kilo Cardio*, mais comme le facteur « estime de soi » est un incontournable quand il est question de perte de poids, je me permets d'en parler encore un peu.

« Maintenant, je m'aime ! », a écrit Manon. S'aimer ! N'est-ce pas l'une des plus belles choses qui peut nous arriver ? Il ne fait nul doute que le surpoids et l'obésité peuvent devenir, selon le cas, un frein majeur à notre épanouissement émotionnel. Tous les obèses le savent, lorsque nous sommes seuls à vaquer à nos occupations quotidiennes, que l'on soit gros ou mince importe peu, mais lorsque vient le temps d'agir en société, l'image que nous avons de nous-même vient influencer bien des choses.

À titre d'exemple, beaucoup d'entre nous ont horreur d'être photographiés. Ce n'est pas parce que nous sommes allergiques aux appareils photo, mais plutôt parce qu'on n'aime pas se voir. Ça a été l'un des principaux éléments déclencheurs de ma démarche. Je m'étais vu à la télé (qui nous fait prendre un bon 7 kg ou 15 lb) et je ne supportais carrément pas le fait de me voir ainsi. Nous sommes nombreux à réagir ainsi.

Le manque d'estime de soi se répercute aussi dans d'autres sphères de notre vie. Un obèse va souvent se retenir de lever la main pour passer un commentaire dans une réunion, de peur que tous se tournent vers lui et le jugent. Un obèse va ronger son frein lorsque des gens discutent près de lui des activités physiques qu'ils pratiquent. Une obèse va se sentir mal à l'aise lorsque ses belles-sœurs parlent des vêtements à la mode qu'elles viennent de s'acheter dans des boutiques branchées, inaccessibles aux rondes. L'homme obèse se dira trop occupé pour justifier le fait qu'il ne va pas jouer au hockey dans la même ligue de garage que ses chums. Les gens obèses vont souvent se retirer et devenir silencieux lorsque le sujet de la conversation tourne autour de la bonne alimentation et de la bonne forme physique. Et il y a tant d'autres situations qui touchent l'estime de soi des gens obèses.

C'est un cercle vicieux, notre faible estime personnelle nous empêche de faire certaines choses et vice versa. Cela peut avoir des répercussions regrettables chez beaucoup de gens, surtout à l'adolescence, moment où l'on construit notre estime de nous-même.

Évidemment, avec le temps, ces situations quotidiennes se transforment en frustrations. Ces frustrations grandissent d'année en année et touchent inévitablement notre estime de nous. C'est pourquoi il n'est pas rare de voir des personnes qui souffrent de surpoids devenir de plus en plus isolées, chialeuses, négatives et déprimées.

En cette dernière semaine du programme de perte de poids, je me permets de vous citer des éléments qui vous aideront à accroître votre estime de vous.

▶ Être conscient de vos forces (talents, qualités et bons coups accomplis)
▶ Vous nourrir de sentiments et d'émotions positives
▶ Fréquenter des gens qui ont du succès
▶ Vous abstenir de critiquer les autres et les complimenter
▶ Relever des défis personnels
▶ Penser de façon positive
▶ Avoir des rêves et des objectifs de vie

Notre estime de nous est un peu comme un trésor personnel. Plus nous l'entretenons, plus nous prenons de la valeur à nos propres yeux. À l'inverse, moins nous l'alimentons, plus nous nous sentons démunis et affamés.

Comme Manon et plusieurs autres nous l'ont écrit, en atteignant votre poids santé, vous augmenterez de beaucoup votre estime de vous-même.

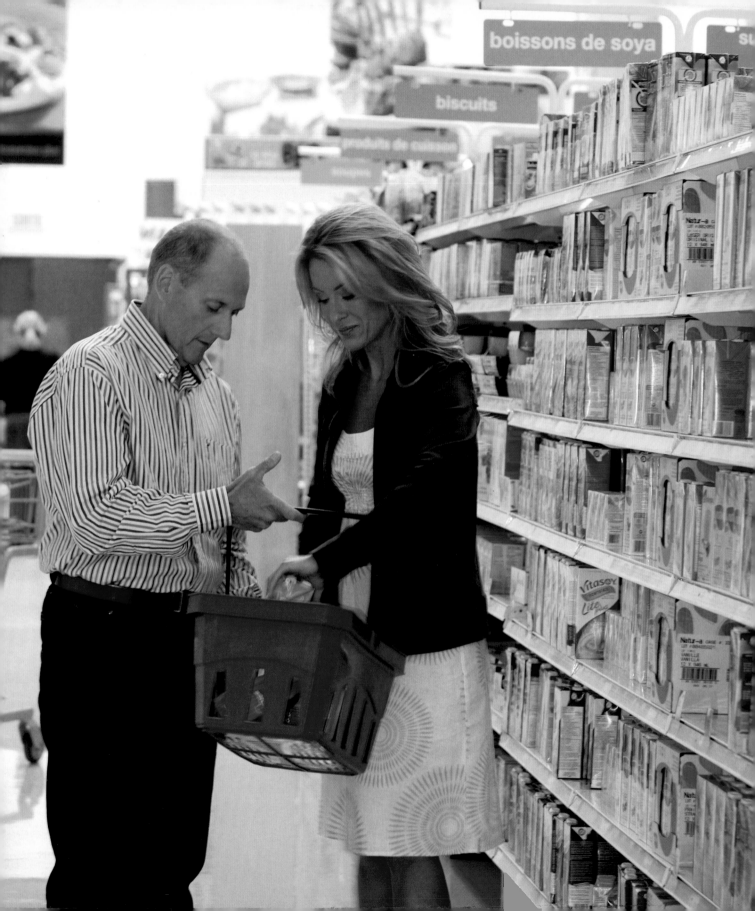

Valeur nutritive
calories : 350 kcal
lipides : 25 g
protéines : 30 g
glucides : 1 g
fibres : 0 g
équivalents : 0,5 LS
• 1,25 VS

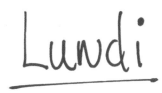

Lundi

★ Bœuf aux herbes et au brie

Ingrédients

1 portion

2,5 ml	(½ c. à thé) d'huile de canola
Au goût	sel et poivre
1	bifteck de faux-filet à griller d'environ **115 g (4 oz)**
25 g	**(1 oz)** de fromage brie allégé
15 ml	**(1 c. à soupe)** de persil frais, haché

2 portions

5 ml	**(1 c. à thé)** d'huile de canola
Au goût	sel et poivre
2	biftecks de faux-filet à griller d'environ **115 g (4 oz)** chacun
50 g	**(1 ½ oz)** de fromage brie allégé
30 ml	**(2 c. à soupe)** de persil frais, haché

Préparation

• Dans une poêle antiadhésive, chauffer l'huile. Assaisonner les biftecks et les faire dorer de chaque côté jusqu'à cuisson interne désirée.

• Pour servir, déposer une pointe de brie au centre du bifteck et parsemer de persil.

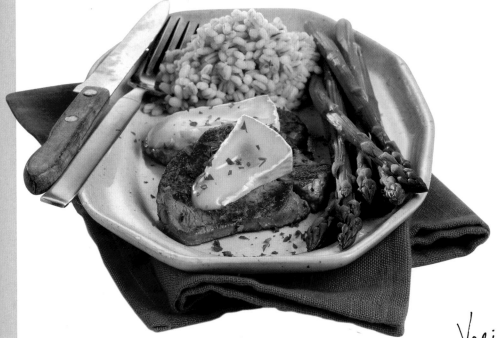

Variante
Vous pouvez remplacer le brie par du fromage bleu et accompagner le bœuf de chutney.

Menu du jour 1

Déjeuner

250 ml (1 tasse) de céréales de blé filamenté

7,5 ml (½ c. à soupe) de graines de lin moulues

125 ml (½ tasse) de melon miel

250 ml (1 tasse) de lait 1 %

Café ou thé

60 ml (¼ tasse) de céréales de type granola légères

Dîner

Salade quinoa, tofu et gouda (p. 198)

125 ml (½ tasse) de mangue

Souper

★ Bœuf aux herbes et au brie

125 ml (½ tasse) d'orge cuit

125 ml (½ tasse) d'asperges cuites

Salade toute verte (p. 200)

125 ml (½ tasse) d'asperges cuites

125 ml (½ tasse) d'orge cuit

125 ml (½ tasse) de framboises

Collations

125 ml (½ tasse) de céleri (AM)

1 prune (PM/soirée)

1 yogourt à boire de 200 ml (7 oz) (PM/soirée)

Menu du jour 2

Déjeuner

1 muffin anglais de blé entier

5 ml (1 c. à thé) de margarine non hydrogénée

25 g (1 oz) de fromage allégé

125 ml (½ tasse) de framboises

250 ml (1 tasse) de lait 1 %

Café ou thé

25 g (1 oz) de fromage allégé

1 œuf

Dîner

Couscous au poulet et aux fruits séchés (p. 197)

125 ml (½ tasse) de poivron

1 petit yogourt de 100 g (3 ½ oz) 2 % ou moins

Souper

★ Mahi-mahi en croûte de germe de blé

2 pommes de terre grelot bouillies

250 ml (1 tasse) de pak-choï (*bok choy*) cuits

1 banane

125 ml (½ tasse) de lait 1 %

Collations

1 pêche (AM)

1 galette de riz brun (PM/soirée)

20 ml (4 c. à thé) de hoummos (PM/soirée)

1 galette de riz brun (PM/soirée)

20 ml (4 c. à thé) de hoummos (PM/soirée)

125 ml (½ tasse) de concombre (PM/soirée)

Valeur nutritive
calories : 180 kcal
lipides : 4,5 g
protéines : 28 g
glucides : 6 g
fibres : 1 g
équivalents : 0,5 PC
• 1,5 VS

Mardi

Variante

Vous pouvez remplacer le mahi-mahi par votre poisson blanc préféré : tilapia, pangasius, doré ou sole.

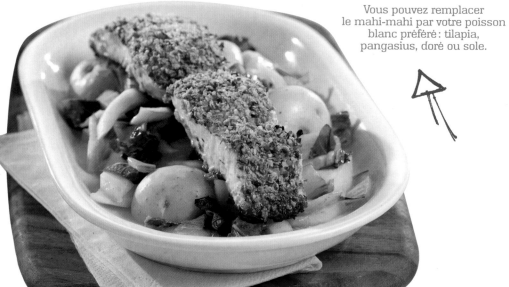

★ Mahi-mahi en croûte de germe de blé

Ingrédients

1 portion		2 portions	
1	œuf	1	œuf
25 ml	(5 c. à thé) de germe de blé	45 ml	(3 c. à soupe) de germe de blé
2,5 ml	(½ c. à thé) d'herbes de Provence	5 ml	(1 c. à thé) d'herbes de Provence
1 ml	(¼ c. à thé) de paprika (facultatif)	2,5 ml	(½ c. à thé) de paprika (facultatif)
Au goût	sel et poivre	Au goût	sel et poivre
120 g	(4 oz) de filet de mahi-mahi	240 g	(8 oz) de filet de mahi-mahi

Préparation

- Préchauffer le four à 200 ºC (400 ºF).
- Dans une assiette creuse, battre l'œuf.
- Dans un bol, mélanger les autres ingrédients, sauf le poisson. Verser dans une assiette.
- Tremper les filets dans l'œuf, puis les couvrir de panure. Déposer le poisson sur une plaque à cuisson couverte de papier parchemin. Cuire environ 15 minutes ou jusqu'à ce que la chapelure soit dorée et croustillante et que le poisson ait perdu sa couleur rosée à l'intérieur.

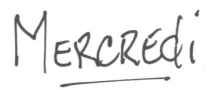

Mercredi

★ Pizza mexicaine

Ingrédients

1 portion		2 portions	
Tartinade		**Tartinade**	
1	boîte de **540 ml (19 oz)** de haricots rouges, rincés et égouttés	1	boîte de **540 ml (19 oz)** de haricots rouges, rincés et égouttés
125 ml	(**½ tasse**) d'eau	125 ml	(**½ tasse**) d'eau
	jus de 1 citron		jus de 1 citron
2	gousses d'ail hachées	2	gousses d'ail hachées
15 ml	(**1 c. à soupe**) de cumin	15 ml	(**1 c. à soupe**) de cumin
5 ml	(**1 c. à thé**) de coriandre	5 ml	(**1 c. à thé**) de coriandre
Au goût	tabasco et sel	Au goût	tabasco et sel
Pizza		**Pizza**	
2,5 ml	(**½ c. à thé**) d'huile de canola	5 ml	(**1 c. à thé**) d'huile de canola
45 g	(**1 ½ oz**) de bœuf haché extra-maigre	90 g	(**3 oz**) de bœuf haché extra-maigre
1	tortilla de blé entier	2	tortillas de blé entier
¼	de poivron rouge en lanières	½	poivron rouge en lanières
1	oignon vert en rondelles	2	oignons verts en rondelles
25 g	(**1 oz**) de fromage mozzarella allégé, râpé	50 g	(**1 ⅔ oz**) de fromage mozzarella allégé, râpé
Au goût	coriandre fraîche	Au goût	coriandre fraîche

Préparation

- Mettre tous les ingrédients de la tartinade dans le bol du mélangeur. Mélanger jusqu'à l'obtention d'une purée lisse et homogène. Si la tartinade est trop épaisse, ajouter un peu d'eau. Réserver.
- Dans une poêle antiadhésive, chauffer l'huile. Cuire le bœuf jusqu'à ce qu'il ait perdu sa couleur rosée. Égoutter et réserver.
- Pour garnir les pizzas, étendre sur chaque tortilla **60 ml (¼ tasse)** de tartinade de haricots, ajouter le bœuf, le poivron, l'oignon vert et le fromage.
- Déposer la pizza sur une plaque à cuisson et cuire sous le gril du four *(broil)* jusqu'à ce que le fromage soit fondu et doré.
- Pour servir, garnir de coriandre fraîche.

Note : Conservez le reste de la tartinade pour le dîner de vendredi.

Menu du jour 3

Déjeuner

1 bagel de blé entier

10 ml (2 c. à thé) de beurre d'amande

175 ml (¾ tasse) de melon miel

250 ml (1 tasse) de lait 1 %

Café ou thé

5 ml (1 c. à thé) de beurre d'amande

Dîner

Sandwich à la garniture de tofu (p. 201)

125 ml (½ tasse) de concombre

1 petit yogourt de 100 g (3 ½ oz) 2 % ou moins

125 ml (½ tasse) de framboises

Souper

★ Pizza mexicaine

Salade toute verte (p. 200)

2 prunes

250 ml (1 tasse) de lait 1 %

Collations

125 ml (½ tasse) de mangue (AM)

30 ml (2 c. à soupe) de graines de tournesol (AM)

125 ml (½ tasse) de céleri (PM/soirée)

125 ml (½ tasse) de radis (PM/soirée)

25 g (1 oz) de fromage allégé (PM/soirée)

1 galette de riz brun (PM/soirée)

Variante

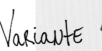

Vous pouvez remplacer les tortillas par des pitas, et la mozzarella par un cheddar allégé. Vous pouvez aussi remplacer les haricots rouges par des pois chiches, vous aurez alors un hoummos classique.

Menu du jour 4

Déjeuner

175 ml (¾ tasse) de gruau préparé

15 ml (1 c. à soupe) de graines de lin moulues

7,5 ml (½ c. à soupe) de sirop d'érable

125 ml (½ tasse) de framboises

250 ml (1 tasse) de lait 1 %

Café ou thé

1 rôtie de pain de blé entier

5 ml (1 c. à thé) de margarine non hydrogénée

Dîner

Bagel au saumon fumé (p. 201)

Salade de chou crémeuse (p. 199)

1 pêche

Souper

★ Côtelettes de porc aux pommes

125 ml (½ tasse) de riz brun cuit

125 ml (½ tasse) de carottes cuites

125 ml (½ tasse) de panais cuits

125 ml (½ tasse) de riz brun cuit

Collations

1 yogourt à boire de 200 ml (7 oz) (AM)

125 ml (½ tasse) de poivron (PM/soirée)

125 ml (½ tasse) de radis (PM/soirée)

30 ml (2 c. à soupe) de graines de tournesol (PM/soirée)

45 ml (3 c. à soupe) de hoummos (PM/soirée)

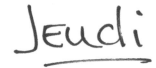

Valeur nutritive
calories : 200 kcal
lipides : 8 g
protéines : 20 g
glucides : 13 g
fibres : 1 g
équivalents : 0,5 LF
• 1 VS

★ Côtelettes de porc aux pommes

Ingrédients

1 portion		2 portions	
2,5 ml	(½ c. à thé) d'huile de canola	5 ml	(1 c. à thé) d'huile de canola
1	côtelette de porc sans gras de 90 g (3 oz)	2	côtelettes de porc sans gras de 90 g (3 oz) chacune
Au goût	sel et poivre	Au goût	sel et poivre
5 ml	(1 c. à thé) de beurre ou de margarine non hydrogénée	10 ml	(2 c. à thé) de beurre ou de margarine non hydrogénée
5 ml	(1 c. à thé) de sirop d'érable	10 ml	(2 c. à thé) de sirop d'érable
½	pomme évidée, en tranches	1	pomme évidée, en tranches
Au goût	sambal œlek (facultatif)	Au goût	sambal œlek (facultatif)

Préparation

- Dans une poêle antiadhésive, chauffer l'huile. Faire revenir le porc de 3 à 4 minutes de chaque côté. Assaisonner. Retirer le porc de la poêle, le couvrir et réserver.
- Dans la même poêle, faire fondre le beurre, puis ajouter le sirop d'érable, les tranches de pomme et le sambal œlek, si désiré. Cuire jusqu'à ce que les tranches de pomme soient tendres.
- Déposer les tranches de pomme au fond de l'assiette et asseoir la côtelette sur les pommes.

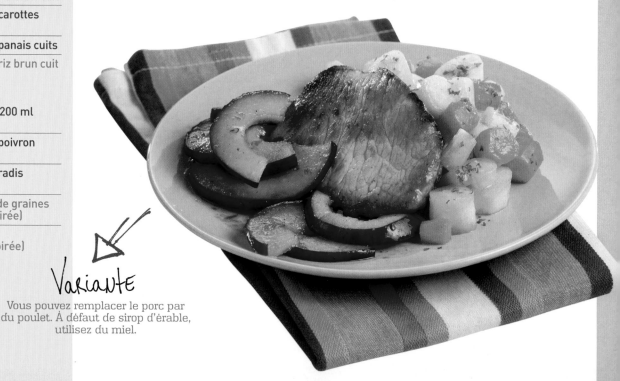

Variante

Vous pouvez remplacer le porc par du poulet. À défaut de sirop d'érable, utilisez du miel.

Valeur nutritive

calories : 170 kcal
lipides : 5 g
protéines : 17 g
glucides : 15 g
fibres : 2 g
équivalents : 1 LF
• 1 VS

Vendredi

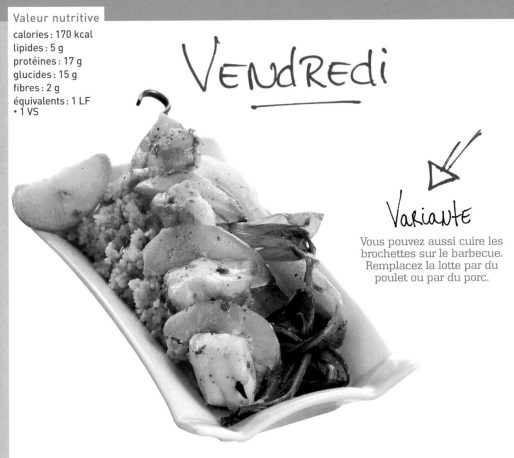

Variante

Vous pouvez aussi cuire les brochettes sur le barbecue. Remplacez la lotte par du poulet ou par du porc.

★ Brochettes de lotte teriyaki aux pêches

Ingrédients

1 portion		2 portions	
7,5 ml	(½ c. à soupe) de sauce soya	15 ml	(1 c. à soupe) de sauce soya
5 ml	(1 c. à thé) de miel	7,5 ml	(½ c. à soupe) de miel
5 ml	(1 c. à thé) d'huile d'olive	10 ml	(2 c. à thé) d'huile d'olive
Au goût	flocons de piment	Au goût	flocons de piment
Au goût	sel et poivre	Au goût	sel et poivre
90 g	(3 oz) de lotte en cubes	180 g	(6 oz) de lotte en cubes
1	pêche fraîche, coupée en larges tranches*	2	pêches fraîches, coupées en larges tranches*

Préparation

• Dans un bol, mélanger la sauce soya, le miel, l'huile, les flocons de piment, le sel et le poivre. Ajouter les dés de lotte et laisser mariner au moins 6 heures.
• Préchauffer le four à 230 °C (450 °F).
• Enfiler les morceaux de poisson sur des brochettes en les intercalant entre des tranches de pêche.
• Déposer les brochettes sur une plaque à cuisson couverte de papier parchemin et cuire environ 20 minutes ou jusqu'à ce que la chair du poisson soit bien opaque. Retourner les brochettes à mi-cuisson.

* À défaut de belles pêches, utilisez une petite mangue coupée en cubes.

Menu du jour 5

Déjeuner

1 muffin anglais de blé entier

5 ml (1 c. à thé) de margarine non hydrogénée

175 ml (¾ tasse) de yogourt nature 1 ou 2 %

125 ml (½ tasse) de framboises

250 ml (1 tasse) de lait 1 %

Café ou thé

60 ml (¼ tasse) de céréales de type granola légères

15 ml (1 c. à soupe) de graines de lin moulues

Dîner

Wrap à la tartinade de haricots (p. 202)

Salade toute verte (p. 200)

125 ml (½ tasse) de mangue

Souper

★ Brochettes de lotte teriyaki aux pêches

125 ml (½ tasse) de couscous cuit

250 ml (1 tasse) de pak-choï (bok choy) cuits

★ Cheesecake au tofu (p. 178)

125 ml (½ tasse) de couscous cuit

125 ml (½ tasse) de lait 1 %

Collations

15 ml (1 c. à soupe) de graines de tournesol (AM)

1 prune (AM)

15 ml (1 c. à soupe) de graines de tournesol (AM)

125 ml (½ tasse) de concombre (PM/soirée)

Menu du jour 5

Déjeuner

1 muffin anglais de blé entier

5 ml (1 c. à thé) de margarine non hydrogénée

175 ml (¾ tasse) de yogourt nature 1 ou 2 %

125 ml (½ tasse) de framboises

250 ml (1 tasse) de lait 1 %

Café ou thé

60 ml (¼ tasse) de céréales de type granola légères

15 ml (1 c. à soupe) de graines de lin moulues

Dîner

Wrap à la tartinade de haricots (p. 202)

Salade toute verte (p. 200)

125 ml (½ tasse) de mangue

Souper

★ Brochette de lotte teriyaki aux pêches (p. 177)

125 ml (½ tasse) de couscous cuit

250 ml (1 tasse) de pak-choï *(bok choy)* cuits

★ Cheesecake au tofu

125 ml (½ tasse) de couscous cuit

125 ml (½ tasse) de lait 1 %

Collations

15 ml (1 c. à soupe) de graines de tournesol (AM)

1 prune (AM)

15 ml (1 c. à soupe) de graines de tournesol (AM)

125 ml (½ tasse) de concombre (PM/soirée)

Valeur nutritive
calories : 120 kcal
lipides : 5 g
protéines : 5 g
glucides : 14 g
fibres : 0 g
équivalents : 0,25 PC
• 0,25 VS

suite ...

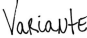 *Variante*

Vous pouvez remplacer les framboises par d'autres fruits (bleuets, fraises, mûres, grenade ou autres) ou encore par un coulis de fruits tropicaux. Le cheesecake sera auss délicieux garni d'un peu d'amandes effilées grillées.

★ Cheesecake au tofu

Ingrédients

4 portions

60 ml	(¼ **tasse**) de chapelure de biscuits Graham	60 ml	(¼ **tasse**) de fromage à la crème léger
15 ml	(1 **c. à soupe**) de beurre fondu, refroidi	30 ml	(2 **c. à soupe**) de miel
45 ml	(3 **c. à soupe**) de tofu soyeux	5 ml	(1 **c. à thé**) de vanille
		1	œuf
			Quelques framboises

Préparation

- Préchauffer le four à 180 ºC (350 ºF).
- Dans un bol, mélanger la chapelure et le beurre fondu jusqu'à l'obtention d'une texture grumeleuse. Répartir ce mélange au fond de quatre moules à muffins en papier, puis l'aplatir avec le dos d'une cuillère.
- Dans un bol, battre le tofu, le fromage à la crème, le miel, la vanille et l'œuf jusqu'à ce que le mélange soit lisse et homogène.
- Verser sur le fond de chapelure.
- Cuire environ 20 minutes ou jusqu'à ce que les gâteaux soient légèrement gonflés et dorés.
- Servir avec quelques framboises.

Note : Conservez une portion par personne pour le souper de dimanche. Les personnes qui suivent le programme seules auront deux portions supplémentaires qu'elles peuvent congeler jusqu'à une prochaine occasion ou donner à un autre membre de la famille.

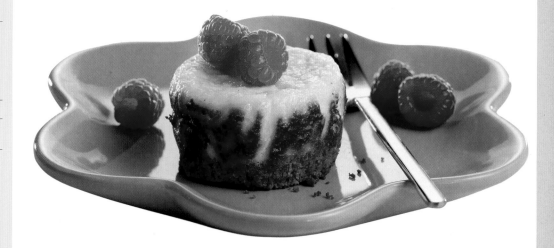

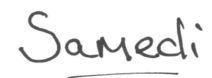

Valeur nutritive

calories : 390 kcal
lipides : 9 g
protéines : 22 g
glucides : 56 g
fibres : 11 g
équivalents : 4 LF
• 1 VS

Samedi

★ Poulet marocain sur légumes-racines

Ingrédients

1 portion		2 portions	
½	oignon haché	1	oignon haché
1	carotte en fines rondelles	2	carottes en fines rondelles
1	gros panais ou **2** petits en fines rondelles	3	panais moyens en fines rondelles
½	patate douce en fines rondelles	1	patate douce en fines rondelles
1	gousse d'ail hachée finement	2	gousses d'ail hachées finement
2,5 ml	**(½ c. à thé)** d'huile d'olive	5 ml	**(1 c. à thé)** d'huile d'olive
Au goût	sel et poivre	**Au goût**	sel et poivre
150 g	**(5 oz)** de hauts de cuisse de poulet désossés, sans la peau – cuire **60 g (2 oz)** de poulet séparément sans marinade pour le dîner de dimanche	300 g	**(10 oz)** de hauts de cuisse de poulet désossés, sans la peau — cuire **120 g (4 oz)** de poulet séparément sans marinade pour le dîner de dimanche
15 ml	**(1 c. à soupe)** de pâte de cari rouge	30 ml	**(2 c. à soupe)** de pâte de cari rouge
5 ml	**(1 c. à thé)** d'eau chaude	10 ml	**(2 c. à thé)** d'eau chaude

Préparation

- Préchauffer le four à 190 °C (375 °F).
- Déposer les légumes au fond d'un plat allant au four et bien les mélanger. Huiler légèrement les légumes, saler et poivrer.
- Cuire au four environ 30 minutes ou jusqu'à ce que les légumes soient tendres.
- Les sortir du four et déposer les hauts de cuisse sur les légumes.
- Mélanger la pâte de cari avec l'eau chaude. À l'aide d'un pinceau, en badigeonner la surface du poulet.
- Poursuivre la cuisson au four environ 30 minutes ou jusqu'à ce qu'un thermomètre à cuisson inséré au centre de la chair indique 82 °C (180 °F).

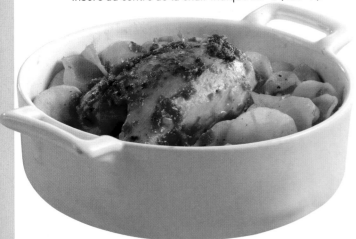

Variante

Vous pouvez aussi utiliser d'autres légumes, par exemple le navet, le rutabaga, la courge...

Menu du jour 6

Déjeuner

2 rôties de pain de blé entier

25 g (1 oz) de brie allégé

1 prune

250 ml (1 tasse) de lait 1 %

Café ou thé

25 g (1 oz) de brie allégé

Dîner

Salade saumon et pommes de terre (p. 199)

3 galettes de riz brun

125 ml (½ tasse) de melon miel

30 ml (2 c. à soupe) de fromage à la crème léger

Souper

★ Poulet marocain sur légumes-racines

½ tranche de pain de blé entier

125 ml (½ tasse) de lait 1 %

½ tranche de pain de blé entier

125 ml (½ tasse) de framboises

Collations

125 ml (½ tasse) de concombre (AM)

30 ml (2 c. à soupe) de graines de tournesol (AM)

125 ml (½ tasse) de céleri (PM/soirée)

45 ml (3 c. à soupe) de hoummos (PM/soirée)

Menu du jour 7

Déjeuner

★ Smoothie énergisant

1 muffin courgette et citron
(portion congelée, p. 80)

125 ml (½ tasse) de melon miel

Café ou thé

Dîner

Coleslaw au poulet (p. 197)

3 galettes de riz brun

125 ml (½ tasse) de lait 1 %

20 ml (4 c. à thé) de hoummos

1 banane

125 ml (½ tasse) de lait 1 %

Souper

★ Crevettes croustillantes
au coco

125 ml (½ tasse) de nouilles
de riz cuites

250 ml (1 tasse) d'asperges
cuites

Cheesecake au tofu (portion
supplémentaire, p. 178)

125 ml (½ tasse) de nouilles
de riz cuites

Collations

125 ml (½ tasse) de radis (AM)

125 ml (½ tasse) de céleri (AM)

30 ml (2 c. à soupe) de
fromage à la crème léger (AM)

175 ml (¾ tasse) de yogourt
nature 1 ou 2 % (PM/soirée)

30 ml (2 c. à soupe) de céréales
de type granola légères
(PM/soirée)

125 ml (½ tasse) de framboises
(PM/soirée)

30 ml (2 c. à soupe)
de céréales de type granola
légères (PM/soirée)

Valeur nutritive
calories : 200 kcal
lipides : 6 g
protéines : 11 g
glucides : 26 g
fibres : 1 g
équivalents : 1 LF
• 0,75 LS • 0,25 VS

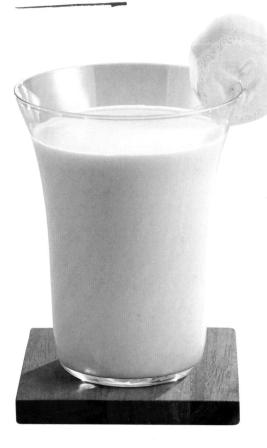

Dimanche

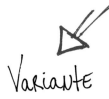

Variante

Vous pouvez remplacer
le beurre d'arachide par
du beurre d'amande
ou par un autre beurre
de noix.

★ Smoothie énergisant

Ingrédients

1 portion

200 ml	(¾ tasse + 1 c. à soupe) de lait 1 % ou de boisson de soya nature
½	banane
30 ml	(2 c. à soupe) de tofu soyeux
5 ml	(1 c. à thé) de beurre d'arachide

2 portions

410 ml	(1 ⅔ tasse) de lait 1 % ou de boisson de soya nature
1	banane
60 ml	(¼ tasse) de tofu soyeux
10 ml	(2 c. à thé) de beurre d'arachide

Préparation

• Liquéfier tous les ingrédients au mélangeur. Servir aussitôt.

Valeur nutritive
calories : 140 kcal
lipides : 4 g
protéines : 19 g
glucides : 8 g
fibres : 1 g
équivalents : 1,25 VS

★ Crevettes croustillantes au coco

Ingrédients

1 portion		**2 portions**	
90 g	(3 oz) de grosses crevettes crues, décortiquées — 3 crevettes de 30 g (1 oz) chacune	180 g	(6 oz) de grosses crevettes crues, décortiquées — 6 crevettes de 30 g (1 oz) chacune
5 ml	(1 c. à thé) de miel	10 ml	(2 c. à thé) de miel
25 ml	(5 c. à thé) de noix de coco râpée non sucrée	45 ml	(3 c. à soupe) de noix de coco râpée non sucrée
½	lime en quartiers	1	lime en quartiers

Préparation

- Préchauffer le four à 180 °C (350 °F).
- Badigeonner les crevettes de miel, puis les passer dans la noix de coco pour les en couvrir.
- Déposer les crevettes sur une plaque à cuisson couverte de papier parchemin. Cuire environ 5 minutes ou jusqu'à ce que la noix de coco soit dorée et croustillante. Servir avec des quartiers de lime.

Variante

Vous pouvez remplacer la noix de coco par des arachides concassées ou par des flocons de maïs (du type Corn Flakes) légèrement écrasés.

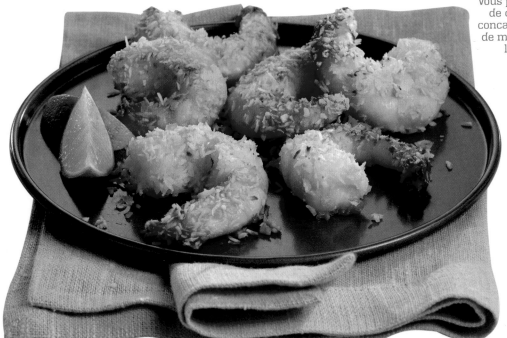

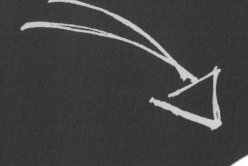

De la flexibilité au menu

Les menus types

Les équivalences

Les conseils des experts

Les menus types

Il est maintenant temps d'être un peu plus autonome. Une fois que vous avez terminé le programme alimentaire préétabli, vous pouvez toujours continuer à perdre du poids en créant vos propres menus. Il suffit de suivre les menus types qui correspondent à votre plan d'amaigrissement. Par exemple, si vous suivez le menu à 1500 Calories, optez pour le menu calculé de 1500 Calories. Au lieu d'avoir des aliments précis à manger, vous pouvez maintenant puiser dans la liste des équivalences de chaque groupe alimentaire (p. 186) pour créer vos propres menus quotidiens. Les choix sont nombreux. Chaque menu type est accompagné d'un exemple de menu qui a été conçu en fonction de la liste d'équivalences. S'ils sont très utiles en phase de perte de poids, ces menus peuvent aussi être utilisés pour maintenir votre nouveau poids en optant pour un menu plus calorique, qui correspond à vos besoins énergétiques quotidiens.

Exemple

En choisissant dans la liste des équivalences, vous pouvez composer votre propre menu.

Déjeuner	Dîner	Souper
250 ml (1 tasse) de salade de fruits 1 tranche de pain de blé entier 15 ml (1 c. à soupe) de beurre d'arachide naturel 175 g (6 oz) de yogourt aux fruits	250 ml (1 tasse) de crudités 1 ciabatta de blé entier 40 g (1 ⅓ oz) de jambon maigre, en tranches 15 ml (1 c. à soupe) de mayonnaise légère 1 tranche de tomate 1 feuille de laitue romaine	250 ml (1 tasse) de riz basmati 75 g (2 ½ oz) d'aiglefin cuit au four 1 quartier de citron 250 ml (1 tasse) de pois mange-tout 250 ml (1 tasse) d'épinards frais 10 ml (2 c. à thé) de vinaigrette balsamique 125 ml (½ tasse) de boisson de soya enrichie
Collations		
1 pomme 125 ml (½ tasse) de lait		

Déjeuner	Dîner	Souper
+ 1 tranche de pain de blé entier	+ 40 g (1 ⅓ oz) de jambon maigre + 125 ml (½ tasse) de jus de légumes	+ 10 ml (2 c. à thé) de vinaigrette
Collations		
Aucun ajout		

Déjeuner	Dîner	Souper
Aucun ajout	+ 25 g (1 oz) de fromage suisse allégé + 2 clémentines	+ 125 ml (½ tasse) de boisson de soya enrichie en calcium
Collations		
+ 3 biscuits au gingembre		

1er menu type

Déjeuner	Dîner	Souper
2 fruits 1 produit céréalier ½ viande et substituts 1 gras 1 lait et substituts	2 légumes 2 produits céréaliers ½ viande et substituts 1 gras	2 produits céréaliers 1 viande et substituts 3 légumes 1 gras ½ lait et substituts
Collations		
1 fruit ½ lait et substituts		

Déjeuner	Dîner	Souper
+ 1 produit céréalier	+ ½ viande et substituts + 1 légume	+ 1 gras
Collations		
Aucun ajout		

Déjeuner	Dîner	Souper
Aucun ajout	+ ½ lait et substituts + 1 fruit	+ ½ lait et substituts
Collations		
+ 1 produit céréalier		

ÉQUIVALENCES	NOMBRE DE PORTIONS PAR JOUR		
Fruits	3	3	4
Légumes	5	6	6
Produits céréaliers	5	6	7
Lait et substituts	2	2	3
Viandes et substituts	2	2,5	2,5
Gras	3	4	4

■ 1300 kcal   ■ 1500 kcal   ■ 1800 kcal

2ᵉ menu type

Déjeuner	Dîner	Souper
1 fruit 1 produit céréalier 1 lait et substituts 1 gras	2 produits céréaliers 1 viande et substituts 1 gras 3 légumes ½ lait et substituts	2 légumes 2 produits céréaliers 1 gras 1 viande et substituts 1 fruit ½ lait et substituts
Collations		
2 légumes		

Déjeuner	Dîner	Souper
Aucun ajout	Aucun ajout	+ 1 produit céréalier + ½ viande et substituts
Collations		
+ ½ lait et substituts		

Déjeuner	Dîner	Souper
+ 1 fruit + 1 produit céréalier·	+ ½ viande et substituts	+ 1 gras + ½ lait et substituts
Collations		
Aucun ajout		

■ 1300 kcal   ■ 1500 kcal   ■ 1800 kcal

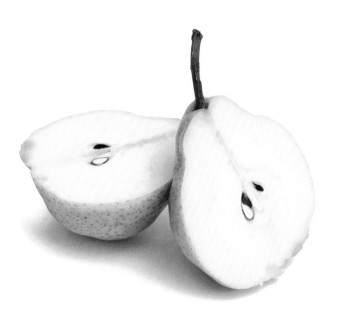

Exemple

Déjeuner	Dîner	Souper
60 ml (¼ tasse) de canneberges séchées 30 g (1 oz) de céréales de son 250 ml (1 tasse) de lait 15 ml (1 c. à soupe) de noix de Grenoble	1 bagel de blé entier 75 g (2 ½ oz) de saumon fumé 30 ml (2 c. à soupe) de fromage à la crème léger 2 rondelles d'oignon rouge 250 ml (1 tasse) de tomates cerises 125 ml (½ tasse) de concombres 125 ml (½ tasse) de boisson de soya enrichie en calcium	250 ml (1 tasse) de haricots verts et jaunes à la vapeur 250 ml (1 tasse) de nouilles aux œufs avec 5 ml (1 c. à thé) d'huile d'olive, du persil et de l'ail 75 g (2 ½ oz) de filet de porc cuit avec 15 ml (1 c. à soupe) de moutarde forte 1 poire 100 g (3 ½ oz) de yogourt aux fruits
Collations		
250 ml (1 tasse) de carottes en bâtonnets		

Déjeuner	Dîner	Souper
Aucun ajout	Aucun ajout	+ 30 g (1 oz) de baguette de blé entier + 40 g (1 ⅓ oz) de filet de porc
Collations		
+ 25 g (1 oz) de fromage cheddar allégé		

Déjeuner	Dîner	Souper
+ 125 ml (½ tasse) de mûres + 30 g (1 oz) de céréales de son	+ 40 g (1 ⅓ oz) de saumon fumé	+ 5 ml (1 c. à thé) de margarine non hydrogénée ou de beurre (pour la baguette) + 25 g (1 oz) de fromage allégé
Collations		
Aucun ajout		

ÉQUIVALENCES	NOMBRE DE PORTIONS PAR JOUR		
Fruits	2	2	3
Légumes	7	7	7
Produits céréaliers	5	6	7
Lait et substituts	2	2,5	3
Viandes et substituts	2	2,5	3
Gras	3	3	4

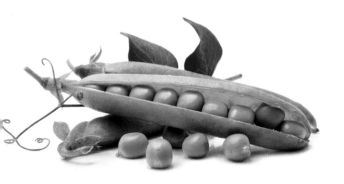

3e menu type

Déjeuner	Dîner	Souper
1 fruit 2 produits céréaliers 1 gras ½ lait et substituts ½ viande et substituts	2 légumes 2 produits céréaliers ½ viande et substituts 1 gras ½ lait et substituts	2 légumes 2 produits céréaliers 1 gras 1 viande et substituts 1 fruit

Collations
1 lait et substituts

Déjeuner	Dîner	Souper
Aucun ajout	+ 1 légume + ½ lait et substituts	+ 1 légume

Collations
+ 1 produit céréalier

Déjeuner	Dîner	Souper
+ ½ viande et substituts	+ ½ viande et substituts	+ 1 fruit + ½ lait et substituts

Collations
+ 1 fruit

Exemple

Déjeuner	Dîner	Souper
125 ml (½ tasse) de jus de pomme naturel 1 muffin anglais de blé entier 5 ml (1 c. à thé) de margarine non hydrogénée ou de beurre 25 g (1 oz) de fromage Monterey Jack allégé 1 œuf	250 ml (1 tasse) de poivrons verts et de tomates en cubes 250 ml (1 tasse) de quinoa cuit 40 g (1 ⅓ oz) de poulet cuit, en cubes 30 ml (2 c. à soupe) de vinaigrette italienne légère 125 ml (½ tasse) de lait	200 ml (¾ tasse) de carottes, de navet et de brocoli cuits 60 ml (¼ tasse) de tomates broyées en conserve 60 ml (¼ tasse) de bouillon de poulet réduit en gras et en sodium 250 ml (1 tasse) de couscous cuit avec 5 ml (1 c. à thé) d'huile d'olive 175 ml (¾ tasse) de pois chiches 125 ml (½ tasse) de salade de fruits

Collations
1 yogourt à boire

Déjeuner	Dîner	Souper
Aucun ajout	+ 125 ml (½ tasse) de céleri en cubes + 25 g (1 oz) de fromage allégé	+ 125 ml (½ tasse) de carottes, de navet et de brocoli cuits

Collations
+ 1 barre tendre nature

Déjeuner	Dîner	Souper
+ 1 œuf	+ 40 g (1 ⅓ oz) de poulet	+ 125 ml (½ tasse) de salade de fruits + 25 g (1 oz) de mozzarella allégée, en cubes

Collations
+ 125 ml (½ tasse) de mangue

■ 1300 kcal   ■ 1500 kcal   ■ 1800 kcal

ÉQUIVALENCES	NOMBRE DE PORTIONS PAR JOUR		
Fruits	2	2	4
Légumes	4	6	6
Produits céréaliers	6	7	7
Lait et substituts	2	2,5	3
Viandes et substituts	2	2	3
Gras	3	3	3

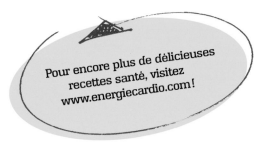

Pour encore plus de délicieuses recettes santé, visitez www.energiecardio.com!

► Équivalences par groupe alimentaire

Les menus types font référence à des équivalences en termes de groupes alimentaires. Pour bâtir votre propre menu, il vous suffit de choisir les aliments équivalents qui vous conviennent dans les listes qui suivent. Chaque équivalence est calculée en fonction du document *Bien manger avec le Guide alimentaire canadien.*

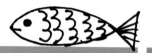

Viandes et substituts (VS)

Choisissez des viandes maigres et des substituts préparés avec peu ou pas de matières grasses et de sel. Cuisinez sans gras. Consommez davantage de poisson et de légumineuses (pois, lentilles, fèves sans lard et autres) que de viande. Consommez au moins deux portions de poisson par semaine. Consommez avec modération les aliments suivis d'un astérisque.

Une portion de viandes et substituts équivaut à :

Agneau	75 g (2 ½ oz)
Amandes écalées (+1 gras)	60 ml (¼ tasse)
Arachides écalées (+1 gras).	60 ml (¼ tasse)
Beurre d'arachide (+1 gras)	30 ml (2 c. à soupe)
Bœuf	75 g (2 ½ oz)
Boudin*	75 g (2 ½ oz)
Charcuterie* (+1 gras)	75 g (2 ½ oz)
Crabe cuit	75 g (2 ½ oz)
Crevettes	75 g (2 ½ oz)
Cretons gras* (+1 gras)	30 ml (2 c. à soupe)
Cretons maigres	30 ml (2 c. à soupe)
Dinde	75 g (2 ½ oz)
Fèves de soya rôties (+1 gras)	60 ml (¼ tasse)
Foie	75 g (2 ½ oz)
Graines de tournesol	60 ml (¼ tasse)
Hommmos	175 ml (¾ tasse)
Huîtres	75 g (2 ½ oz)
Jambon cuit	75 g (2 ½ oz)
Légumineuses cuites	175 ml (¾ tasse)
Noix de cajou	60 ml (¼ tasse)
Noix de Grenoble	60 ml (¼ tasse)
Noix ou arachides (+1 gras)	60 ml (¼ tasse)
Œufs	2 gros
Pacanes	60 ml (¼ tasse)
Palourdes, pétoncles	75 g (2 ½ oz)
Poisson	75 g (2 ½ oz)
Porc maigre	75 g (2 ½ oz)
Poulet	75 g (2 ½ oz)
Sardines	75 g (2 ½ oz)
Sauce à spaghetti à la viande (dégraissée)	125 ml (½ tasse)
Saucisses à cocktail* (+1 gras)	75 g (2 ½ oz)
Saucisses fumées* (+1 gras)	75 g (2 ½ oz)
Tofu	150 g (5 oz)
Veau	75 g (2 ½ oz)
Viande chevaline	75 g (2 ½ oz)

Lipides (gras) et autres aliments

Lisez les étiquettes et évitez les aliments contenant des gras trans et saturés. Privilégiez les gras d'origine végétale. Vous pouvez consommer une petite quantité – de 30 à 45 ml (de 2 à 3 c. à soupe) – de lipides insaturés par jour. Consommez avec modération les aliments suivis d'un astérisque.

Une portion de matières grasses équivaut à :

Bacon croustillant*	1 tranche
Beurre	5 ml (1 c. à thé)
Beurre d'arachide ou de noix	10 ml (2 c. à thé)
Beurre réduit en calories	10 ml (2 c. à thé)
Crème 35 %*	5 ml (1 c. à thé)
Crème à café 10-15 %*	30 ml (2 c. à soupe)
Crème sure*	30 ml (2 c. à soupe)
Fromage à la crème	15 ml (1 c. à soupe)
Fromage à la crème léger	30 ml (2 c. à soupe)
Graisse végétale*	5 ml (1 c. à thé)
Huile	5 ml (1 c. à thé)
Margarine non hydrogénée	5 ml (1 c. à thé)
Margarine réduite en calories	10 ml (2 c. à thé)
Mayonnaise	5 ml (1 c. à thé)
Mayonnaise légère	15 ml (1 c. à soupe)
Noix mélangées	15 ml (1 c. à soupe)
Pâté de foie*	15 ml (1 c. à soupe)
Sauce à salade	15 ml (1 c. à soupe)
Sauce (BBQ ou autre)*	30 ml (2 c. à soupe)
Vinaigrette	10 ml (2 c. à thé)
Vinaigrette légère	30 ml (2 c. à soupe)

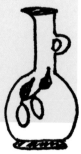

Produits céréaliers (féculents) (PC)

Privilégiez les produits céréaliers à grains entiers. Lisez les étiquettes. Choisissez des céréales contenant plus de 4 g de fibres et moins de 5 g de sucre par portion de 30 g. Choisissez des produits céréaliers faibles en lipides, en sucre et en sel.

Une portion de produits céréaliers équivaut à :

Bagel	½
Biscottes Melba	4
Biscuits secs	2
Biscuits soda	7
Boulgour ou millet cuit	125 ml (½ tasse)
Céréales chaudes	175 ml (¾ tasse)
Céréales en flocons	30 g (1 oz)
Céréales froides	30 g (1 oz)
Céréales pour bébés enrichies en fer	30 g (1 oz)
Céréales soufflées	30 g (1 oz)
Chapelure ou croûtons	27 g (1 oz)
Couscous cuit	125 ml (½ tasse)
Craquelins de seigle	2
Crêpe	1 petite
Farine	20 g (¾ oz)
Galettes de riz	2
Galettes de seigle	2
Gaufre	1
Germe de blé	30 g (1 oz)
Gruau cuit	30 g (1 oz)
Maïs soufflé nature ou léger	500 ml (2 tasses)
Muffin anglais	½
Muffin aux fruits* (+1 gras, +1 fruit)	½
Pain	1 tranche
Pain à hamburger ou à hot-dog	½
Pain à salade	1 petit
Pâtes alimentaires cuites	75 g (2 ½ oz)
Pita de 15 cm (6 po)	½
Pomme de terre	1 petite
Pommes de terre en purée	125 ml (½ tasse)
Quinoa cuit	75 g (2 ½ oz)
Riz cuit	125 ml (½ tasse)
Tortilla de 6 po (15 cm)	½

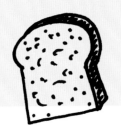

Source : www.harmoniesante.com

Fruits (FR.)

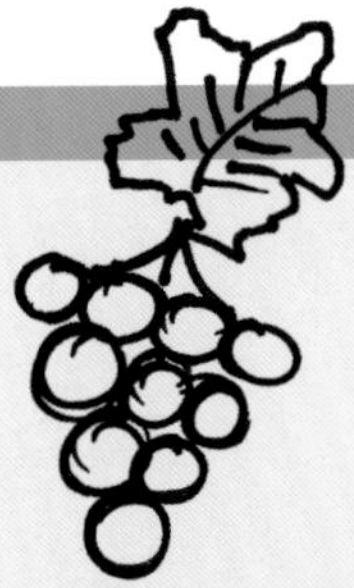

Choisissez des fruits frais de préférence. Les fruits surgelés offrent également une bonne valeur nutritive. Rincez les fruits en conserve. Consommez des fruits plutôt que des jus de fruits.

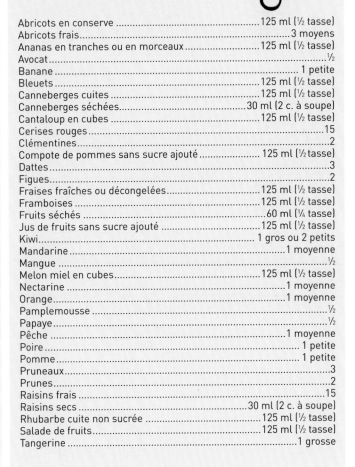

Une portion de fruits équivaut à :

Abricots en conserve	125 ml (½ tasse)
Abricots frais	3 moyens
Ananas en tranches ou en morceaux	125 ml (½ tasse)
Avocat	½
Banane	1 petite
Bleuets	125 ml (½ tasse)
Canneberges cuites	125 ml (½ tasse)
Canneberges séchées	30 ml (2 c. à soupe)
Cantaloup en cubes	125 ml (½ tasse)
Cerises rouges	15
Clémentines	2
Compote de pommes sans sucre ajouté	125 ml (½ tasse)
Dattes	3
Figues	2
Fraises fraîches ou décongelées	125 ml (½ tasse)
Framboises	125 ml (½ tasse)
Fruits séchés	60 ml (¼ tasse)
Jus de fruits sans sucre ajouté	125 ml (½ tasse)
Kiwi	1 gros ou 2 petits
Mandarine	1 moyenne
Mangue	½
Melon miel en cubes	125 ml (½ tasse)
Nectarine	1 moyenne
Orange	1 moyenne
Pamplemousse	½
Papaye	½
Pêche	1 moyenne
Poire	1 petite
Pomme	1 petite
Pruneaux	3
Prunes	2
Raisins frais	15
Raisins secs	30 ml (2 c. à soupe)
Rhubarbe cuite non sucrée	125 ml (½ tasse)
Salade de fruits	125 ml (½ tasse)
Tangerine	1 grosse

Source : www.harmoniesante.com

Légumes (LÉG.)

Les légumes peuvent être consommés à volonté, mais évitez de développer une mauvaise habitude alimentaire en grignotant constamment.

Une portion de légumes équivaut à :

Légumes frais, surgelés ou en conserve .... 125 ml (½ tasse)

Artichaut, asperge, aubergine, betterave, brocoli, carotte, céleri, champignon, châtaigne d'eau, chou de Bruxelles, chou frisé, concombre, courge, courge spaghetti, courgette, germe de haricot (fève germée), haricot jaune ou vert, jus de légumes, jus de tomate, luzerne, macédoine, navet, oignon, oignon vert, panais, persil, poireau, pois mange-tout, pois vert, poivron, radis, salsifis, soupe aux légumes, etc.

Légumes feuillus crus .... 250 ml (1 tasse)

Cresson, endive, feuilles d'épinard, laitues variées, etc.

Privilégiez les légumes frais vert foncé et orangés. Les légumes surgelés offrent également une bonne valeur nutritive. Consommez davantage de légumes que de jus de légumes. Privilégiez les légumes cultivés localement.

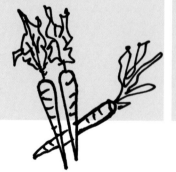

Lait et substituts (LS)

Choisissez du lait et du yogourt contenant 2 % et moins de matières grasses (M.G.) et des fromages contenant moins de 20 % de matières grasses. Buvez chaque jour du lait ou des boissons de soya pour avoir suffisamment de vitamine D.

Une portion de lait et substituts équivaut à :

Babeurre	250 ml (1 tasse)
Boisson de soya enrichie en calcium	250 ml (1 tasse)
Fromage allégé contenant moins de 7 % de matières grasses	50 g (2 oz)
Fromage contenant moins de 20 % de matières grasses	50 g (2 oz)
Fromage contenant plus de 20 % de matières grasses (+1 gras)	50 g (2 oz)
Fromage cottage 1 %	250 ml (1 tasse)
Fromage râpé (+1 gras)	50 g (2 oz)
Kéfir	175 g (6 oz)
Lait 2 % et moins	250 ml (1 tasse)
Lait en poudre non dilué	75 ml (⅓ tasse)
Lait évaporé en conserve	125 ml (½ tasse)
Yogourt à boire	200 ml (¾ tasse)
Yogourt aux fruits	175 g (6 oz)
Yogourt nature	175 g (6 oz)

Ces petits desserts équivalent à ½ portion de lait et substituts :

Blanc-manger*	125 ml (½ tasse)
Crème glacée*	125 ml (½ tasse)
Crème prise (cossetarde)*	125 ml (½ tasse)
Flan*	125 ml (½ tasse)
Lait glacé*	125 ml (½ tasse)
Yogourt glacé*	125 ml (½ tasse)

* Plus caloriques, ces aliments seront consommés à l'occasion seulement.

Note : Limitez votre consommation d'aliments et de boissons riches en calories, en matières grasses, en sucre ou en sel tels que : beignes et muffins, biscuits, chocolat et bonbons, crème glacée et desserts surgelés, croustilles, nachos et autres grignotines salées, frites, gâteaux et pâtisseries, alcool, boissons aromatisées aux fruits, boissons gazeuses, boissons sportives et énergisantes, boissons sucrées chaudes ou froides.

▶ Équivalences des légumes et des fruits

Pour ajouter de la variété aux menus, on peut remplacer les fruits et les légumes indiqués par des équivalents qui apportent un nombre similaire de calories. Le tableau suivant dresse une liste de plusieurs fruits et légumes selon leur apport énergétique (par portion de 125 ml).

Moins de 25 Calories	De 25 à 50 Calories	De 50 à 75 Calories	Plus de 75 Calories
Asperges	Abricots	Clémentines	Bananes
Bettes à carde	Ananas	Figues fraîches	Fruits de la Passion
Céleri	Bleuets	Goyaves	Maïs en grains
Champignons	Brocoli	Grenades	Manioc
Chou	Cantaloup	Kiwis	Patates douces
Chou-fleur	Carottes	Litchis	Pommes de terre
Concombre	Céleri-rave	Mangues	
Courge spaghetti	Cerises	Nectarines	
Courgettes	Cerises de terre	Oranges	
Endives	Choux de Bruxelles	Panais	
Épinards	Framboises	Pommes	
Fraises	Germes de haricot (fèves germées)	Salade de fruits	
Haricots	Groseilles		
Laitue	Mandarines		
Melon d'eau	Melon miel		
Navet	Mûres		
Pak-choï (bok choy)	Oignons		
Poivrons	Pamplemousses		
Radis	Papayes		
Rapinis	Pêches		
Tomates	Pois mange-tout		
	Prunes		
	Raisins		

▶ Équivalences des produits céréaliers

Moins de 50 Calories	De 50 à 75 Calories	Plus de 75 Calories
1 craquelin de seigle	2 craquelins de seigle	½ bagel de grains entiers
1 galette de riz brun	2 galettes de riz brun	30 g (1 oz) de céréales à déjeuner
2 biscottes Melba	½ muffin anglais de blé entier	125 g (½ tasse) de couscous, riz, pâtes alimentaires, quinoa ou vermicelles de riz
5 craquelins de riz		30 g (1 oz) de gruau (ou 1 sachet)
		½ ciabatta de blé entier
		1 morceau de baguette de blé entier de 30 g (1 oz)
		½ petit pain empereur (kaiser) de blé entier
		½ pita de blé entier de 16 cm (6 ¼ po) de diamètre
		½ tortilla de blé entier de 16 cm (6 ¼ po) de diamètre
		1 tranche de pain aux raisins
		1 tranche de pain de blé entier

Source : Fichier canadien sur les éléments nutritifs (FCEN), 2007.

▶ Équivalences des recettes de plats principaux

Toutes les recettes de ce livre sont classées en fonction de leur apport énergétique. Si vous appréciez moins une recette ou souffrez d'une allergie alimentaire, vous pouvez donc la remplacer par une autre contenant autant de calories.

Moins de 200 Calories	De 200 à 299 Calories	De 300 à 399 Calories	Plus de 400 Calories
Aiglefin sur fenouil braisé	Coleslaw au poulet	Bagel au saumon fumé	Couscous au poulet et aux fruits séchés
Brochettes de lotte teriyaki aux pêches	Côtelettes de porc aux pommes	Bœuf aux herbes et au brie	Couscous royal au poulet
Crevettes croustillantes au coco	Croque-monsieur fruité	Cari de tofu	Linguines aux palourdes
Crevettes marinées au lait de coco	Doré sur ratatouille	Chaudrée de poisson	Penne au thon et aux tomates
Dindon en croûte de noix et de miel	Fajitas de poulet en feuilles de laitue	Ciabatta poulet-pesto	Pizza mexicaine
Escalopes de poulet pané au maïs	Frittata aux légumes et au fromage	Dindon burger	Salade quinoa, tofu et gouda
Escalopes de veau façon saltimbocca	Galette forestière	Falafels avec tzatziki	Tofu mariné aux tomates
Filet de porc aux canneberges	Kefta de veau	Flétan sur lentilles vertes	
Galette complète	Maquereau, salsa de mangue et de coriandre	Jarret d'agneau	
Mahi-mahi en croûte de germe de blé	Médaillons de bœuf teriyaki	Magret de canard à l'orange	
Minestrone	Minipains végés	Mijoté de bœuf aux bleuets	
Morue aux olives	Omelette feta, olives noires et basilic	Pizza au poulet	
Pain aux noix pomme-ricotta	Omelette florentine	Poivron farci à la mexicaine	
Poulet façon tandoori	Pâté chinois revisité	Poulet marocain sur légumes-racines	
Saumon sauce vierge	Pilons de poulet aux herbes	Risotto d'orge au poulet et petits pois	
Sole à l'orange	Pita moyen-oriental	Salade César	
Soupe à la courge musquée, au cari et aux pommes	Poulet farci au fromage et aux épinards	Salade œufs et feta	
Soupe aux carottes et au gingembre	Poulet, sauce aux arachides	Salade pâtes, tomates et olives noires	
Tilapia à la lime	Quiche sans croûte jambon et asperges	Salade saumon et pommes de terre	
Tilapia cajun	Rouleaux de printemps au poulet	Sandwich au porc à la dijonnaise	
Tournedos de pétoncles	Salade arc-en-ciel	Sandwich au prosciutto	
	Salade crevettes et ananas	Sandwich aux œufs et aux petites feuilles de fenouil	
	Salade de la mer	Sandwich poulet-raisins	
	Salade endives, noix de Grenoble et feta	Taboulé aux lentilles	
	Salade prosciutto, laitue, tomates	Wrap thon et avocat	
	Salade tomates, fromage et amandes		
	Sandwich à la garniture de tofu		
	Saumon en croûte de sésame		
	Sauté de poulet thaï aux poivrons		
	Sole amandine		
	Soupe espagnole		
	Truite à l'érable		
	Vivaneau en papillote		

▶ Équivalences métriques

Les mesures métriques sont plus précises que les mesures anglaises. Dans certains cas, les mesures anglaises ont été arrondies. Par exemple, une quantité de 25 g de fromage équivaut à un peu moins de 1 oz.

Volume	Mesures liquides	Mesures sèches	Mesures liquides	Masse		Chaleur du four	
¼ tasse (2 oz)	60 ml	1 c. à thé	5 ml	1 oz	~ 30 g	150 °F	65 °C
½ tasse (4 oz)	125 ml	1 c. à soupe	15 ml	2 oz	~ 60 g	200 °F	95 °C
¾ tasse (6 oz)	180 ml	¼ tasse	60 ml	3 oz	~ 90 g	250 °F	120 °C
1 tasse (8 oz)	250 ml	½ tasse	125 ml	4 oz	~ 120 g	300 °F	150 °C
		1 tasse	250 ml			350 °F	180 °C
						400 °F	200 °C
						450 °F	230 °C
						500 °F	260 °C
						Broil	Gril

Note : Toutes les valeurs nutritives des aliments et des recettes ont été calculées grâce à la banque de données du groupe Harmonie Santé (www.harmoniesante.com). Vous trouverez sur leur site une liste de nutritionnistes en pratique privée dans toutes les régions du Québec.

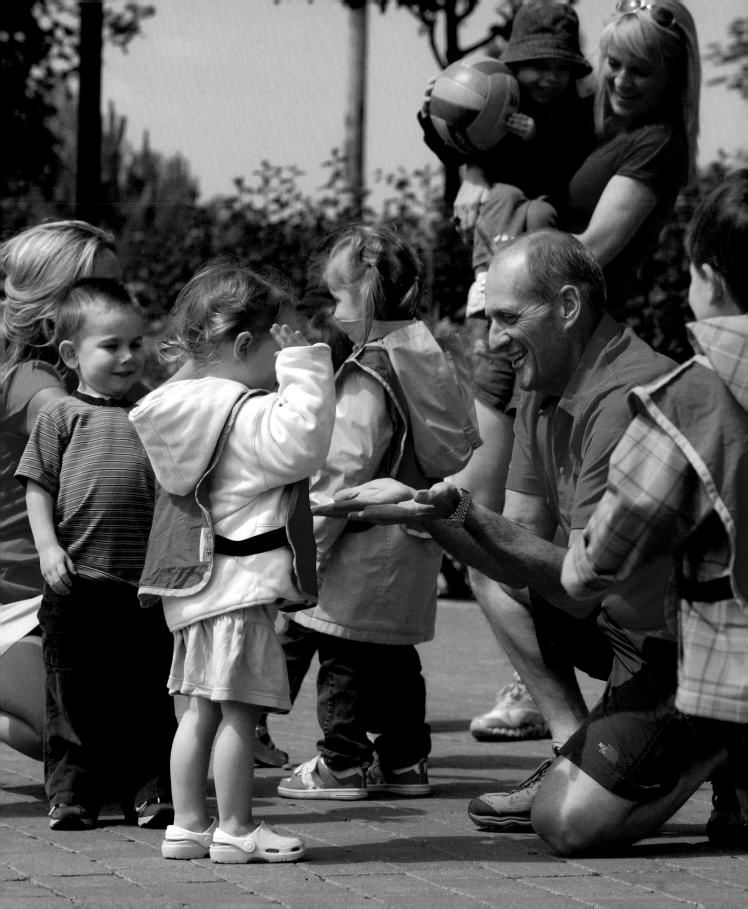

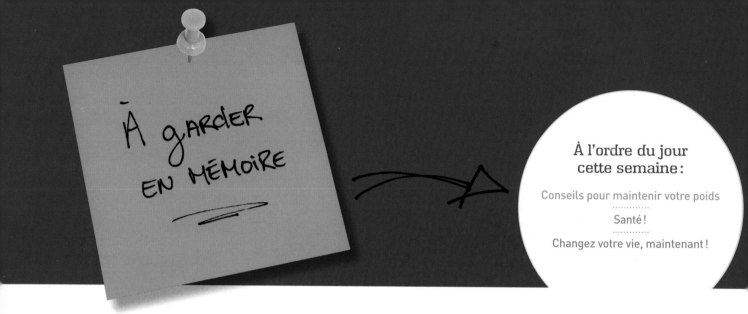

À l'ordre du jour
cette semaine :

Conseils pour maintenir votre poids
....
Santé !
....
Changez votre vie, maintenant !

Les conseils d'Isabelle

Conseils pour maintenir votre poids

Une période difficile s'amorce : maintenir votre nouveau poids à long terme. Le programme de huit semaines vous a permis de perdre bon nombre de kilos. Vous voilà donc devant un nouveau défi, celui de conserver vos nouvelles habitudes, ce qui vous permettra de maintenir votre poids santé.

Quelques conseils pour y parvenir :

▶ **Essayez de respecter les équivalences en termes de groupes alimentaires.** Depuis huit semaines, votre menu comprend un nombre précis de légumes, de fruits, de produits céréaliers et de viandes et substituts. Vous n'avez plus besoin de calculer, car la consommation du nombre de portions par groupe est devenue un automatisme. Si vous savez que vous irez dans un restaurant italien, par exemple, et que vous mangerez des pâtes ou de la pizza, conservez vos portions de produits céréaliers pour ce repas. Optez alors pour une belle salade le midi, pour ne pas dépasser le maximum de féculents que vous pouvez manger dans la journée.

▶ **Conservez toujours des aliments sains** au frigo et dans le garde-manger. Vous pourrez alors vous préparer un repas santé en tout temps. Vous avez aussi appris à faire une épicerie santé grâce à ce livre. Conservez cette habitude, cela vous aidera à manger sainement en tout temps.

▶ **Gâtez-vous raisonnablement.** Pas question de ne pas partager un gâteau d'anniversaire ou de sauter l'apéro parce que vous surveillez votre poids. Il suffit de prendre de petites portions des aliments plus caloriques (deux ou trois bouchées au lieu de dix, par exemple, ou un tout petit morceau de gâteau).

▶ **Appliquez la règle des 80/20.** Selon cette règle, 80 % du temps, vous mangez selon le Guide alimentaire canadien et 20 % du temps, vous vous accordez des extras. Les extras peuvent prendre la forme de croissants le dimanche, de fondant au chocolat le samedi ou de frites le vendredi. Chacun se fait plaisir à sa façon, et si la majorité des menus de la semaine sont bien équilibrés, il n'y a aucun problème à ça. Plusieurs personnes conservent leur poids en étant vigilantes durant la semaine et plus permissives le week-end.

▶ **Développez une saine relation avec les aliments.** Difficile de conserver votre poids si vous mangez de façon compulsive, au-delà de votre faim réelle. Si vous n'arrivez pas à vous contrôler et que vous souffrez de compulsions alimentaires, un psychologue saura vous aider à vous recentrer sur votre faim réelle et à stabiliser votre poids.

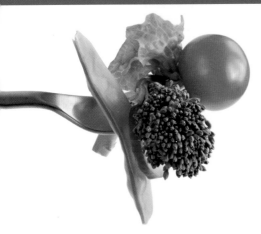

▶ **Redécouvrez la sensation de faim.** Certains l'ont perdue, ne sachant pas évaluer leur niveau de faim et de satiété. Prenez le temps de vous écouter : avez-vous faim pour un gros bol de pâtes ce soir ou pour une salade ? Les deux sont possibles, les besoins de l'organisme varient en fonction de nos activités. Si l'on a vraiment faim, il ne faut pas se gêner pour manger davantage, même si on surveille son poids. Si nous écoutons nos signaux de faim et de satiété, notre poids se régule automatiquement.

▶ **Apprenez à déguster.** Avaler la nourriture plutôt que la déguster mène à de l'embonpoint. Redécouvrez la saveur des aliments, apprenez à les apprécier. Les premières bouchées sont toujours les meilleures, il ne faut pas hésiter à laisser des restes si nous sommes rassasiés.

▶ **Mangez lentement.** Simplement parce qu'il faut au cerveau 20 minutes pour envoyer le signal qu'on a assez mangé, on prend le temps de déposer sa fourchette, de boire de l'eau et de bien mastiquer, car la digestion commence dans la bouche.

▶ **Évitez les distractions pendant les repas.** Quand on écoute la télé ou qu'on lit le journal, on mange souvent au-delà de notre faim réelle. Le repas est un moment privilégié, concentrez-vous sur le plaisir qu'il vous procure, partagez-le et échangez avec vos proches.

▶ **Ne laissez pas d'aliments tentants en vue.** Les études le prouvent, si l'on a un plat de bonbons devant soi, on en mangera plus que si les bonbons sont rangés. Un plat transparent incitera encore plus à la surconsommation. Dans le même ordre d'idées, on ne laisse pas en vue des aliments auxquels on a du mal à résister (biscuits, croustilles et autres). On peut soit éviter d'acheter des aliments dits « déclencheurs », soit les ranger afin qu'ils ne soient pas visibles.

▶ **Cessez de manger en soirée.** Beaucoup de calories superflues sont prises en soirée lors de grignotages devant la télé. Un petit truc : brossez-vous les dents dès la fin du souper. Vous serez alors moins tenté de manger en soirée. Seules les personnes qui pratiquent une activité sportive en soirée devraient manger une collation au retour de l'entraînement. Dans les autres cas, on attend au déjeuner du lendemain.

▶ **Recherchez du soutien.** Votre conjoint, vos collègues, vos amis, tous peuvent vous aider à maintenir vos nouvelles habitudes. Entourez-vous de personnes clés qui vous aideront à garder le cap.

▶ **Consultez des spécialistes.** Pour vous aider dans la poursuite du programme, n'hésitez pas à venir rencontrer mon équipe spécialisée en perte de poids (nutritionnistes, kinésiologue et psychologue spécialisée). Affiliée au Centre Santé Sourire, la clinique de nutrition Kilo Solution cible les personnes qui désirent atteindre ou maintenir leur poids santé. Des rencontres personnalisées avec les spécialistes, dans un environnement consacré à la santé et au mieux-être, permettent l'atteinte des objectifs. Des activités mensuelles (visite à l'épicerie ou atelier sur le développement d'une saine relation avec les aliments) sont aussi offertes pour de petits groupes. Peu importe où vous habitez, l'équipe de Kilo Solution peut vous offrir des consultations.

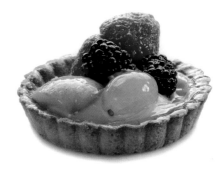

Pour information :
Kilo Solution, la clinique de nutrition d'Isabelle Huot
www.centresantesourire.com / www.conseilsnutrition.tv
514 761-KILO (5456)

Les conseils de Josée

Santé !

Votre lecture s'achève, mais votre désir de bouger et d'améliorer votre condition physique s'éveille à peine. Pour la suite, je sais que vous avez compris. Je suis convaincue que vous avez tous les outils en main pour faire les bons choix.

Alors, profitez de toutes les occasions pour bouger et souvenez-vous qu'elles comptent toutes !

La petite marche à l'heure du dîner, le temps au centre de conditionnement physique, les escaliers qui vous invitent, à côté de l'escalier mobile, ou encore les enfants qui insistent pour que vous fassiez partie du jeu... Chaque moment que vous choisirez pour bouger, au quotidien, fera de vous une personne en plus grande forme !

Mais surtout, n'oubliez pas que chacun de ces moments fait aussi de vous un individu qui a plus d'énergie, qui est de meilleure humeur, qui a plus d'assurance et qui peut affronter les obstacles sans trembler...

Prenez le temps d'observer et d'apprécier le merveilleux phénomène de contagion que vous allez créer... c'est une belle contagion !

Vous vous apercevrez que les gens vous remarqueront. Et ils vous imiteront ! Quel cadeau formidable ce sera pour votre famille, vos collègues de travail ou vos amis ! Et quel antidote puissant pour un Québec que l'on dit en pauvre condition physique !

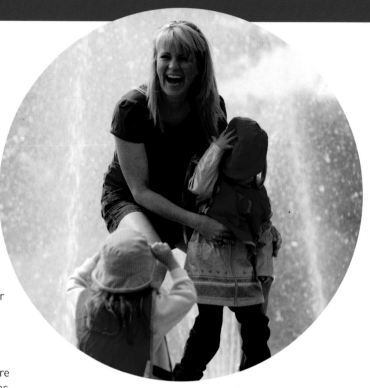

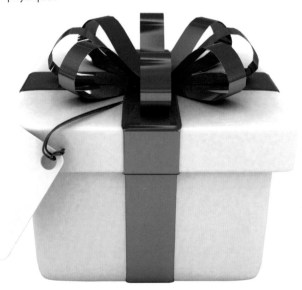

Imaginez le changement, l'effet, si chacun d'entre vous influençait quelques personnes de son entourage... Tout deviendrait possible !

Depuis la sortie du premier tome de *Kilo Cardio,* vous avez été vraiment très nombreux à nous saluer et à nous remercier. Ça m'a beaucoup touchée... et ça m'a fait réfléchir aussi... Vous nous dites merci et c'est très apprécié. Je dois vous dire que la confiance que vous avez en mes compétences et en mes conseils, depuis un grand nombre d'années, me va droit au cœur.

C'est vous qui, grâce à votre appréciation et à vos commentaires, donnez un sens à mon travail et à ma grande passion... C'est pourquoi je profite de ces pages pour vous remercier et pour vous féliciter ! Vous avez franchi une étape essentielle en commençant votre démarche vers une meilleure santé et une meilleure condition physique !

Je vous souhaite tout simplement... la santé. Parce qu'au fond, c'est l'objectif ultime de la voie que vous avez choisie. Je vous souhaite que cette nouvelle route, souvent belle, mais parfois sinueuse, devienne la vôtre, sans détour, sans hésitation et surtout, qu'elle soit remplie de bons moments. Parce qu'on le sait bien : le but d'un long parcours est essentiel, mais le chemin que l'on prend est tout aussi important !

Pour obtenir les conseils d'un kinésiologue (le spécialiste de l'activité physique), consultez le site Web d'Énergie Cardio au : www.energiecardio.com.

Les conseils de Guy

Changez votre vie, maintenant !

Je ne sais pas où vous en êtes dans votre vie personnelle, mais si vous êtes rendu à ce stade dans le programme Kilo Cardio, vous savez quel bout de chemin vous venez de parcourir. Les huit semaines du programme vous ont déjà permis de vous estimer davantage. En vous regardant dans le miroir, vous avez noté un nouveau sourire sur votre visage. Vous avez éprouvé un sentiment de satisfaction en faisant une nouvelle prouesse grâce aux derniers exercices proposés par Josée. Votre fierté et votre ego ont monté d'un cran quand un collègue a remarqué que vous aviez perdu du poids et vous a félicité. De plus, grâce aux menus proposés par Isabelle, vous êtes en train d'acquérir de nouvelles et saines habitudes de vie qui augmentent aussi votre estime de vous-même.

Équipé de ces nouveaux outils, vous avez maintenant la responsabilité de maintenir votre motivation jusqu'à l'atteinte de votre objectif final. À ce propos, vous avez d'ailleurs signé un engagement moral avec vous-même. Continuez d'y penser et d'utiliser l'échelle de motivation durant les semaines et les mois à venir, cela vous aidera à rester sur la bonne voie.

En 2005, j'ai fait le choix de changer de vie et de nourrir mon estime de moi plutôt que mon estomac. Ma vie a alors changé du tout au tout. Vous êtes en train de faire la même chose. Surtout, n'abandonnez pas ! Il n'en tient qu'à vous.

Pour plus de renseignements sur les formations et les conférences de motivation de Guy Bourgeois, visitez son site Web au : www.guybourgeois.com.

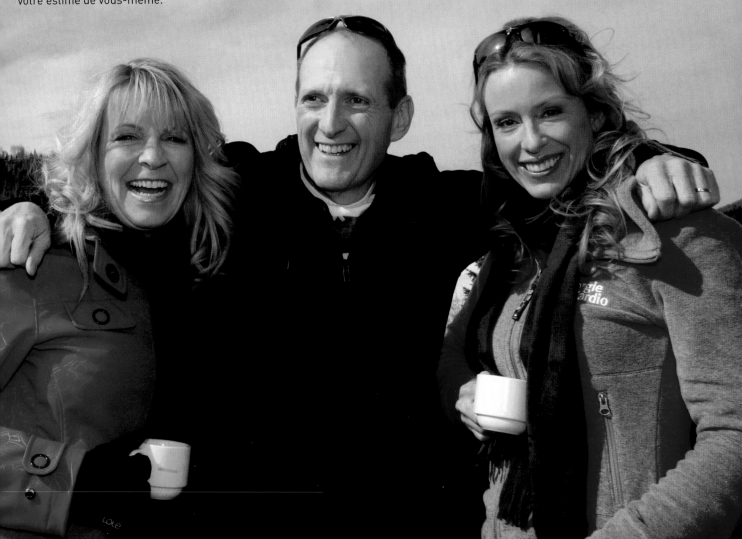

Annexes

Salades et sandwichs
pour 1 portion et pour 2 portions

....

Collations

....

Engagement moral

....

Échelle de motivation

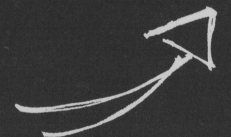

Cal. : Calories
Lip. : lipides
Prot. : protéines
Gluc. : glucides
Fibr. : fibres

Catégories d'aliments selon
le Guide alimentaire canadien :
LF : Légumes et fruits
PC : Produits céréaliers
LS : Lait et substituts
VS : Viandes et substituts

▶ Salades repas (1 portion)

Salade	Valeur nutritive	Base	Protéines	Garnitures	Vinaigrette	Préparation
Coleslaw au poulet LF : 2,25 PC : 0 LS : 0 VS : 0,75	Cal. : 230 Lip. : 7 g Prot. : 17 g Gluc. : 24 g Fibr. : 3 g	250 ml (1 tasse) de chou en lanières	50 g (1 ⅔ oz) de poulet cuit, refroidi, en dés	60 ml (¼ tasse) de carottes râpées, ½ pomme en dés et 15 ml (1 c. à soupe) de raisins secs	7,5 ml (½ c. à soupe) de mayonnaise, 7,5 ml (½ c. à soupe) de yogourt nature, 2,5 ml (½ c. à thé) de moutarde de Dijon, 1 ml (¼ c. à thé) de sucre ou de miel et sel et poivre, au goût	Préparer la vinaigrette. Déposer les carottes, la pomme, les raisins et le poulet sur le chou. Ajouter la vinaigrette, bien mélanger et réfrigérer.
Couscous au poulet et aux fruits séchés LF : 1 PC : 2 LS : 0,5 VS : 1	Cal. : 440 Lip. : 12 g Prot. : 32 g Gluc. : 50 g Fibr. : 3 g	250 ml (1 tasse) de couscous cuit	75 g (2 ½ oz) de poulet cuit, refroidi, en dés et 25 g (1 oz) de feta ou de mozzarella en cubes	½ pomme en dés, 30 ml (2 c. à soupe) de poivron rouge en dés, 15 ml (1 c. à soupe) de canneberges séchées ou d'abricots séchés, ½ oignon vert haché finement et persil, au goût	5 ml (1 c. à thé) d'huile d'olive, 5 ml (1 c. à thé) de jus de citron, 1 ml (¼ c. à thé) de poudre de cari et sel et poivre, au goût	Préparer la vinaigrette. Mélanger tous les ingrédients de la salade. Ajouter la vinaigrette et bien mélanger.
Salade arc-en-ciel LF : 2,25 PC : 0 LS : 0,5 VS : 0,25	Cal. : 270 Lip. : 10 g Prot. : 13 g Gluc. : 33 g Fibr. : 6 g	125 ml (½ tasse) de maïs en grains	60 ml (¼ tasse) de haricots noirs, rincés et égouttés et 25 g (1 oz) de feta ou d'un autre fromage allégé en dés	60 ml (¼ tasse) de concombre en dés, 60 ml (¼ tasse) de poivron en dés, 30 ml (2 c. à soupe) de carottes râpées et ½ oignon vert haché finement	5 ml (1 c. à thé) d'huile d'olive, 5 ml (1 c. à thé) de vinaigre de vin, 5 ml (1 c. à thé) de jus de citron et sel et poivre, au goût	Préparer la vinaigrette. Mélanger tous les ingrédients de la salade. Ajouter la vinaigrette et bien mélanger.
Salade César LF : 1,5 PC : 0,5 LS : 0 VS : 0,5	Cal. : 310 Lip. : 20 g Prot. : 20 g Gluc. : 12 g Fibr. : 2 g	125 ml (½ tasse) de laitue et 125 ml (½ tasse) de radicchio	1 tranche de bacon et 50 g (1 ⅔ oz) de poulet cuit, refroidi, en dés	4 tomates cerises coupées en deux et 60 ml (¼ tasse) de croûtons	10 ml (2 c. à thé) de mayonnaise, 10 ml (2 c. à thé) de yogourt nature, 2,5 ml (½ c. à thé) de jus de citron, ½ gousse d'ail hachée finement, 2,5 ml (½ c. à thé) de parmesan et 1 ml (¼ c. à thé) de sauce Worcestershire	Au four à micro-ondes, cuire le bacon entre deux feuilles de papier absorbant environ 1 minute ou jusqu'à ce qu'il soit sec. Laisser refroidir. Préparer la vinaigrette. Déposer le poulet et les tomates sur la laitue et le radicchio. Ajouter la vinaigrette et bien mélanger. Garnir de croûtons et de bacon émietté.
Salade crevettes et ananas LF : 1 PC : 1 LS : 0 VS : 1	Cal. : 230 Lip. : 5 g Prot. : 16 g Gluc. : 31 g Fibr. : 1 g	125 ml (½ tasse) de vermicelles de riz cuits	75 g (2 ½ oz) de crevettes nordiques cuites	60 ml (¼ tasse) d'ananas en cubes et 80 ml (⅓ tasse) de poivron rouge en dés	5 ml (1 c. à thé) d'huile d'olive, 5 ml (1 c. à thé) de vinaigre de riz, 5 ml (1 c. à thé) de jus de citron, 1 ml (¼ c. à thé) de gingembre râpé et sel et poivre, au goût	Préparer la vinaigrette. Mélanger tous les ingrédients de la salade. Ajouter la vinaigrette et bien mélanger.

▶ Salades repas (1 portion, suite)

Salade	Valeur nutritive	Base	Protéines	Garnitures	Vinaigrette	Préparation
Salade de la mer LF : 2,5 PC : 0 LS : 0 VS : 0,5	Cal. : 200 Lip. : 10 g Prot. : 12 g Gluc. : 15 g Fibr. : 3 g	250 ml (2 tasses) de laitue	45 g (1 ½ oz) de saumon cuit	½ pomme en dés et 125 ml (½ tasse) de fenouil en julienne	5 ml (1 c. à thé) d'huile d'olive, 7,5 ml (½ c. à soupe) de jus d'orange ou de citron, zeste de ½ orange et sel et poivre, au goût	Préparer la vinaigrette. Déposer le saumon, la pomme et le fenouil sur la laitue. Verser la vinaigrette et mélanger.
Salade endives, noix de Grenoble et feta LF : 1 PC : 0 LS : 0,5 VS : 0,5	Cal. : 200 Lip. : 17 g Prot. : 6 g Gluc. : 5 g Fibr. : 2 g	250 ml (1 tasse) d'endives	30 ml (2 c. à soupe) de noix de Grenoble et 25 g (1 oz) de feta		5 ml (1 c. à thé) d'huile de noix, 5 ml (1 c. à thé) de vinaigre balsamique, 2,5 ml (½ c. à thé) de jus de citron et sel et poivre, au goût	Préparer la vinaigrette. Déposer les noix et le fromage sur les feuilles d'endive déchiquetées. Arroser de vinaigrette et bien mélanger.
Salade œufs et feta LF : 2,5 PC : 0 LS : 1 VS : 1	Cal. : 360 Lip. : 26 g Prot. : 22 g Gluc. : 10 g Fibr. : 2 g	125 ml (½ tasse) d'épinards	2 œufs cuits dur et 50 g (1 ⅔ oz) de feta	1 tomate en dés et 125 ml (½ tasse) de concombre en dés	5 ml (1 c. à thé) d'huile d'olive, 5 ml (1 c. à thé) de vinaigre de vin, 5 ml (1 c. à thé) de jus de citron et sel et poivre, au goût	Préparer la vinaigrette. Mettre les œufs et le fromage sur les légumes. Arroser de vinaigrette.
Salade pâtes, tomates et olives noires LF : 0,5 PC : 2 LS : 0,5 VS : 0	Cal. : 330 Lip. : 11 g Prot. : 14 g Gluc. : 44 g Fibr. : 3 g	250 ml (1 tasse) de penne cuits, refroidis (conserver un peu d'eau de cuisson pour détendre la salade, au besoin)	25 g (1 oz) de feta ou de bocconcini	30 ml (2 c. à soupe) d'olives noires ordinaires ou Kalamata, en tranches, 60 ml (¼ tasse) de tomates cerises coupées en deux et feuilles de sauge, au goût	5 ml (1 c. à thé) d'huile d'olive, 5 ml (1 c. à thé) de vinaigre balsamique, 1 ml (¼ c. à thé) d'origan séché et eau de cuisson en quantité suffisante	Préparer la vinaigrette. Mélanger les pâtes refroidies avec le fromage, les olives, les tomates et la sauge. Verser la vinaigrette et mélanger. Réfrigérer avant de servir.
Salade prosciutto, laitue, tomates LF : 1,75 PC : 0,25 LS : 0,25 VS : 0,5	Cal. : 230 Lip. : 14 g Prot. : 14 g Gluc. : 12 g Fibr. : 2 g	250 ml (1 tasse) de laitue	30 g (1 oz) de prosciutto et 25 ml (5 c. à thé) de parmesan allégé, râpé	5 tomates cerises coupées en deux, 60 ml (¼ tasse) de céleri en dés et 30 ml (2 c. à soupe) de croûtons	10 ml (2 c. à thé) de mayonnaise, 5 ml (1 c. à thé) de yogourt nature, 2,5 ml (½ c. à thé) de vinaigre de cidre et 1 ml (¼ c. à thé) de sucre ou de miel	Au four à micro-ondes, cuire le prosciutto entre deux feuilles de papier absorbant environ 1 minute ou jusqu'à ce qu'il soit sec. Mélanger les ingrédients de la vinaigrette. Mettre les tomates et le céleri sur la laitue. Verser la vinaigrette et mélanger. Piquer la chips de prosciutto dans la salade, puis parsemer de parmesan et de croûtons.
Salade quinoa, tofu et gouda LF : 1 PC : 2 LS : 0,5 VS : 0,5	Cal. : 410 Lip. : 18 g Prot. : 24 g Gluc. : 39 g Fibr. : 6 g	250 ml (1 tasse) de quinoa cuit, refroidi	75 g (2 ½ oz) de tofu émietté et 25 g (1 oz) de gouda allégé ou de mozzarella allégée	125 ml (½ tasse) de carottes râpées et 1 oignon vert haché	5 ml (1 c. à thé) d'huile d'olive, zeste et jus de ½ lime, quelques gouttes de tabasco au goût et sel et poivre, au goût	Préparer la vinaigrette. Mélanger le quinoa, le tofu, le fromage, les carottes et l'oignon vert. Arroser de vinaigrette et bien mélanger.

Salade	Valeur nutritive	Base	Protéines	Garnitures	Vinaigrette	Préparation
Salade saumon et pommes de terre LF : 4 PC : 0 LS : 0 VS : 1	Cal. : 360 Lip. : 12 g Prot. : 20 g Gluc. : 44 g Fibr. : 7 g	125 ml (½ tasse) de laitue	90 g (3 oz) de saumon en conserve	4 radis en tranches, 1 oignon vert haché finement, 5 ml (1 c. à thé) de câpres et 3 ou 4 pommes de terre grelot cuites, soit 250 g (½ lb)	5 ml (1 c. à thé) d'huile d'olive ou d'huile de la conserve, 5 ml (1 c. à thé) de jus de citron, 5 ml (1 c. à thé) de vinaigre balsamique blanc ou d'un autre vinaigre de vin blanc, 1 ml (¼ c. à thé) de pâte de cari et sel et poivre, au goût	Préparer la vinaigrette, puis mettre le reste des ingrédients sur la laitue. Verser la vinaigrette et mélanger. Servir tiède ou froid.
Salade tomates, fromage et amandes LF : 2 PC : 0 LS : 0,5 VS : 0,5	Cal. : 250 Lip. : 18 g Prot. : 11 g Gluc. : 11 g Fibr. : 2 g	125 ml (½ tasse) de tomates italiennes en dés et 125 ml (½ tasse) de concombre en dés	25 g (1 oz) de fromage allégé et 30 ml (2 c. à soupe) d'amandes effilées, grillées		5 ml (1 c. à thé) d'huile de noix, 5 ml (1 c. à thé) de vinaigre balsamique, 2,5 ml (½ c. à thé) de jus de citron et sel et poivre, au goût	Préparer la vinaigrette. Mélanger les tomates, le concombre, le fromage et les amandes. Arroser de vinaigrette et bien mélanger.
Taboulé aux lentilles LF : 1 PC : 2 LS : 0 VS : 0,5	Cal. : 330 Lip. : 6 g Prot. : 13 g Gluc. : 57 g Fibr. : 10 g	250 ml (1 tasse) de boulgour ou de couscous cuit	80 ml (⅓ tasse) de lentilles rincées et égouttées	60 ml (¼ tasse) de tomate en dés, 1 oignon vert haché, 60 ml (¼ tasse) de persil haché et 15 ml (1 c. à soupe) de menthe hachée	5 ml (1 c. à thé) d'huile d'olive, 7,5 ml (½ c. à soupe) de jus de citron, sel et poivre au goût et quelques gouttes de tabasco, au goût	Préparer la vinaigrette. Mélanger le boulgour, les lentilles, la tomate, l'oignon vert, le persil et la menthe. Verser la vinaigrette sur les ingrédients et bien mélanger. Réfrigérer au moins 1 heure.

▶ Salades d'accompagnement (1 portion)

Salade	Valeur nutritive	Base	Garnitures	Vinaigrette	Préparation
Salade carottes et raisins secs LF : 2,5 PC : 0 LS : 0 VS : 0	Cal. : 120 Lip. : 5 g Prot. : 1 g Gluc. : 17 g Fibr. : 3 g	250 ml (1 tasse) de carottes râpées	10 ml (2 c. à thé) de raisins secs	10 ml (2 c. à thé) de jus d'orange, 5 ml (1 c. à thé) d'huile d'olive, une pincée de cannelle ou de cumin et sel et poivre, au goût	Préparer la vinaigrette, puis la verser sur l'ensemble des ingrédients. Bien mélanger.
Salade de chou crémeuse LF : 1 PC : 0 LS : 0 VS : 0	Cal. : 140 Lip. : 11 g Prot. : 2 g Gluc. : 7 g Fibr. : 1 g	250 ml (1 tasse) de chou en lanières		15 ml (½ c. à soupe) de mayonnaise, 15 ml (½ c. à soupe) de yogourt nature, 1 ml (¼ c. à thé) de vinaigre blanc et 1 ml (¼ c. à thé) de miel	

▶ Salades d'accompagnement (1 portion, suite)

Salade	Valeur nutritive	Base	Garnitures	Vinaigrette	Préparation
Salade d'épinards LF : 1 PC : 0 LS : 0 VS : 0	Cal. : 65 Lip. : 4,5 g Prot. : 1 g Gluc. : 6 g Fibr. : 1 g	180 ml (¾ tasse) d'épinards	Au choix : 4 raisins rouges coupés en deux ou 30 ml (2 c. à soupe) de fraises en dés ou 4 radis en tranches	5 ml (1 c. à thé) d'huile d'olive, 5 ml (1 c. à thé) de vinaigre de framboise ou de vinaigre balsamique, 5 ml (1 c. à thé) de jus de citron ou de jus d'orange et sel et poivre, au goût	
Salade de roquette LF : 1,5 PC : 0 LS : 0 VS : 0	Cal. : 70 Lip. : 5 g Prot. : 1 g Gluc. : 4 g Fibr. : 1 g	180 ml (¾ tasse) de roquette	60 ml (¼ tasse) de concombre en rondelles et 2 tomates cerises coupées en deux	5 ml (1 c. à thé) d'huile de noix ou d'huile d'olive, 5 ml (1 c. à thé) de vinaigre balsamique, 2,5 ml (½ c. à thé) de jus de citron et sel et poivre, au goût.	Préparer la vinaigrette, puis la verser sur l'ensemble des ingrédients. Bien mélanger.
Salade tiède de pois chiches LF : 0 PC : 0 LS : 0 VS : 1	Cal : 250 Lip. : 8 g Prot. : 11 g Gluc. : 34 g Fibr. : 6 g	180 ml (¾ tasse) de pois chiches réchauffés	1 gousse d'ail hachée et 30 ml (2 c. à soupe) de persil haché finement	5 ml (1 c. à thé) d'huile d'olive, 5 ml (1 c. à thé) de bouillon de poulet, 2,5 ml (½ c. à thé) de zeste de citron et sel et poivre, au goût	
Salade toute verte LF : 1,5 PC : 0 LS : 0 VS : 0	Cal. : 60 Lip. : 4,5 g Prot. : 1 g Gluc. : 3 g Fibr. : 1 g	180 ml (¾ tasse) de laitue	60 ml (¼ tasse) de concombre en rondelles, 30 ml (2 c. à soupe) de céleri haché, herbes de Provence et un peu d'oignon vert en rondelles	5 ml (1 c. à thé) d'huile d'olive, 2,5 ml (½ c. à thé) d'eau, 5 ml (1 c. à thé) de vinaigre balsamique, 2 ml (½ c. à thé) de moutarde de Dijon et sel et poivre, au goût	

▶ Sandwichs (1 portion)

Sandwich	Valeur nutritive	Pain	Protéines	Légumes	Garnitures	Préparation
Bagel au saumon fumé LF : 0,5 PC : 2 LS : 0 VS : 0,75	Cal. : 320 Lip. : 8 g Prot. : 20 g Gluc. : 43 g Fibr. : 3 g	1 bagel de blé entier	50 g (1 ⅔ oz) de saumon fumé	¼ d'oignon rouge en rondelles	30 ml (2 c. à soupe) de fromage à la crème léger et 5 ml (1 c. à thé) de câpres	Tartiner le bagel ouvert en deux de fromage à la crème. Y déposer le saumon fumé, les rondelles d'oignon et les câpres.
Ciabatta poulet-pesto LF : 1 PC : 2 LS : 0 VS : 1	Cal. : 370 Lip. : 13 g Prot. : 30 g Gluc. : 32 g Fibr. : 2 g	1 ciabatta de blé entier	75 g (2 ½ oz) de poulet cuit, en lanières	60 ml (¼ tasse) de poivron rouge grillé et 125 ml (½ tasse) de roquette ou de laitue	7,5 ml (½ c. à soupe) de pesto et 7 g (¼ oz) de parmesan râpé	Tartiner le pain de pesto. Y étendre le poulet et le poivron rouge. Saupoudrer de parmesan, garnir de laitue, puis refermer.
Croque-monsieur fruité LF : 0,5 PC : 1 LS : 0,5 VS : 0,5	Cal. : 230 Lip. : 6 g Prot. : 16 g Gluc. : 28 g Fibr. : 5 g	1 tranche de pain de blé entier (Variante : vous pouvez choisir du pain aux raisins.)	1 à 2 tranches de jambon cuit, soit 35 à 40 g (1 ⅓ oz)		½ poire en tranches et 25 g (1 oz) de fromage suisse ou mozzarella allégé	Mettre le jambon et la poire sur le pain, ajouter le fromage, puis gratiner sous le gril du four (broil) avant de servir.
Pain aux noix pomme-ricotta LF : 1 PC : 1 LS : 0,25 VS : 0	Cal. : 160 Lip. : 3 g Prot. : 10 g Gluc. : 23 g Fibr. : 2 g	1 tranche de pain aux noix	60 ml (¼ tasse) de fromage ricotta allégé 7 % ou moins ou de fromage blanc (Quark)	125 ml (½ tasse) de roquette, de mâche ou de cresson	½ pomme en fines tranches	Tartiner le pain de fromage. Ajouter les tranches de pomme et la verdure.
Pita moyen-oriental LF : 0,25 PC : 1 LS : 0,5 VS : 0,25	Cal. : 210 Lip. : 9 g Prot. : 9 g Gluc. : 24 g Fibr. : 4 g	1 pita de blé entier	30 ml (2 c. à soupe) de hoummos et 25 g (1 oz) de feta émietté	30 ml (2 c. à soupe) de poivron rouge grillé et 1 feuille de laitue		Tartiner l'intérieur du pita de hoummos. Ajouter le fromage feta émietté, les lanières de poivron grillé et la laitue.
Sandwich à la garniture de tofu LF : 1 PC : 2 LS : 0 VS : 0,5	Cal. : 290 Lip. : 11 g Prot. : 13 g Gluc. : 34 g Fibr. : 5 g	2 tranches de pain de blé entier	80 g (2 ⅔ oz) de tofu ferme, émietté	½ carotte pelée et râpée, ¼ d'oignon vert haché finement et 1 feuille de laitue	1 pincée de curcuma, 7,5 ml (½ c. à soupe) de mayonnaise, 15 ml (1 c. à soupe) de yogourt nature, une pincée de cumin et sel et poivre, au goût (ajouter un peu d'eau si la sauce est trop épaisse)	Mélanger tous les ingrédients, sauf la laitue, et en tartiner une tranche de pain. Garnir de laitue, puis refermer.
Sandwich au porc à la dijonnaise LF : 1 PC : 2 LS : 0 VS : 0,75	Cal. : 320 Lip. : 10 g Prot. : 22 g Gluc. : 35 g Fibr. : 2 g	1 ciabatta de blé entier	50 g (1 ⅔ oz) de porc cuit, en tranches fines	1 feuille de laitue et ½ tomate, en tranches	5 ml (1 c. à thé) de mayonnaise et 2,5 ml (½ c. à thé) de moutarde de Dijon	Mélanger la mayonnaise et la moutarde. En tartiner l'intérieur du pain, puis y mettre la laitue, le porc et la tomate.

▶ Sandwichs (1 portion, suite)

Sandwich	Valeur nutritive	Pain	Protéines	Légumes	Garnitures	Préparation
Sandwich au prosciutto LF : 0,5 PC : 2 LS : 0 VS : 0,75	Cal. : 330 Lip. : 13 g Prot. : 24 g Gluc. : 29 g Fibr. : 5 g	1 morceau de pain baguette de blé entier de 60 g (2 oz)	60 g (2 oz) de prosciutto ou de jambon	80 ml (⅓ tasse) de roquette ou 2 feuilles de laitue, quelques fines tranches de courgette et 15 ml (1 c. à soupe) d'olives noires en tranches	2,5 ml (½ c. à thé) de mayonnaise, 2,5 ml (½ c. à thé) de moutarde de Dijon et sel et poivre, au goût	Mélanger la mayonnaise, la moutarde, le sel et le poivre. En tartiner l'intérieur du pain, puis y mettre le reste des ingrédients.
Sandwich aux œufs et aux petites feuilles de fenouil LF : 0 PC : 2 LS : 0 VS : 1	Cal. : 320 Lip. : 16 g Prot. : 18 g Gluc. : 27 g Fibr. : 4 g	2 tranches de pain de blé entier	2 œufs cuits dur	30 ml (2 c. à soupe) de petites feuilles d'un bulbe de fenouil	Sauce dijonnaise : 5 ml (1 c. à thé) de mayonnaise, 5 ml (1 c. à thé) de yogourt nature, 1 ml (¼ c. à thé) de moutarde de Dijon et sel et poivre, au goût	Préparer la sauce dijonnaise (voir Garnitures). Dans un bol, écraser grossièrement les œufs à la fourchette en conservant des morceaux. Ajouter la sauce et les petites feuilles de fenouil. En tartiner une tranche de pain et refermer.
Sandwich poulet-raisins LF : 1 PC : 2 LS : 0 VS : 1	Cal. : 320 Lip. : 9 g Prot. : 28 g Gluc. : 32 g Fibr. : 5 g	2 tranches de pain de blé entier	75 g (2 ½ oz) de poulet cuit, en dés	15 ml (1 c. à soupe) de menthe hachée et 1 feuille de laitue	5 raisins rouges coupés en deux, 7,5 ml (½ c. à soupe) de mayonnaise, 7,5 ml (½ c. à soupe) de yogourt nature et sel et poivre, au goût	Mélanger le poulet, la menthe, les raisins, la mayonnaise, le yogourt, le sel et le poivre. Étendre la préparation sur une tranche de pain. Ajouter la feuille de laitue et refermer.
Wrap à la tartinade de haricots LF : 1 PC : 2 LS : 0 VS : 1	Cal. : 390 Lip. : 5 g Prot. : 19 g Gluc. : 66 g Fibr. : 13 g	1 tortilla de blé entier	125 ml (1 tasse) de tartinade de haricots rouges (p. 175) ou de hoummos	125 ml (½ tasse) de lanières de poivron, ¼ d'oignon rouge émincé et coriandre fraîche, au goût	15 ml (1 c. à soupe) de yogourt nature et sel et poivre, au goût	Badigeonner la tortilla de tartinade, ajouter les légumes, le yogourt, le sel, le poivre et la coriandre, puis rouler.
Wrap thon et avocat LF : 1,5 PC : 1 LS : 0 VS : 0,75	Cal. : 350 Lip. : 18 g Prot. : 21 g Gluc. : 26 g Fibr. : 5 g	1 tortilla de blé entier	½ boîte de 170 g (6 oz) de thon bien égoutté	1 feuille de laitue Guacamole : ½ avocat bien mûr, ½ tomate épépinée, en petits dés, ¼ d'oignon vert haché finement, le jus et le zeste de ½ lime, une pincée de sel et quelques gouttes de tabasco, au goût		Préparer le guacamole (voir Légumes) et l'étendre sur toute la surface de la tortilla. Garnir de thon, puis y déposer la laitue. Rouler fermement.

Cal.: Calories
Lip.: lipides
Prot.: protéines
Gluc.: glucides
Fibr.: fibres

Catégories d'aliments selon
le Guide alimentaire canadien :
LF : Légumes et fruits
PC : Produits céréaliers
LS : Lait et substituts
VS : Viandes et substituts

▶ Salades repas (2 portions)

Salade	Valeur nutritive*	Base	Protéines	Garnitures	Vinaigrette	Préparation
Coleslaw au poulet LF : 2,25 PC : 0 LS : 0 VS : 0,75	Cal.: 230 Lip.: 7 g Prot.: 17 g Gluc.: 24 g Fibr.: 3 g	500 ml (2 tasses) de chou en lanières	100 g (3 ½ oz) de poulet cuit, refroidi, en dés	125 ml (½ tasse) de carottes râpées, 1 pomme en dés et 30 ml (2 c. à soupe) de raisins secs	15 ml (1 c. à soupe) de mayonnaise, 15 ml (1 c. à soupe) de yogourt nature, 5 ml (1 c. à thé) de moutarde de Dijon, 1 ml (¼ c. à thé) de sucre ou de miel et sel et poivre, au goût.	Préparer la vinaigrette. Déposer les carottes, la pomme, les raisins et le poulet sur le chou. Ajouter la vinaigrette, bien mélanger et réfrigérer.
Couscous au poulet et aux fruits séchés LF : 1 PC : 2 LS : 0,5 VS : 1	Cal.: 440 Lip.: 12 g Prot.: 32 g Gluc.: 50 g Fibr.: 3 g	500 ml (2 tasses) de couscous cuit	150 g (5 oz) de poulet cuit, refroidi, en dés et 50 g (1 ⅔ oz) de feta ou de mozzarella en cubes	1 pomme en dés, 60 ml (¼ tasse) de poivron rouge en dés, 30 ml (2 c. à soupe) de canneberges séchées ou d'abricots séchés, 1 oignon vert haché finement et persil, au goût	10 ml (2 c. à thé) d'huile d'olive, 10 ml (2 c. à thé) de jus de citron, 1 ml (¼ c. à thé) de poudre de cari et sel et poivre, au goût.	Préparer la vinaigrette. Mélanger tous les ingrédients de la salade. Ajouter la vinaigrette et bien mélanger.
Salade arc-en-ciel LF : 2,25 PC : 0 LS : 0,5 VS : 0,25	Cal.: 270 Lip.: 10 g Prot.: 13 g Gluc.: 33 g Fibr.: 6 g	250 ml (1 tasse) de maïs en grains	125 ml (½ tasse) de haricots noirs, rincés et égouttés et 50 g (1 ⅔ oz) de feta ou d'un autre fromage allégé en dés	125 ml (½ tasse) de concombre en dés, 125 ml (½ tasse) de poivron en dés, 60 ml (¼ tasse) de carottes râpées et 1 oignon vert haché finement	10 ml (2 c. à thé) d'huile d'olive, 10 ml (2 c. à thé) de vinaigre de vin, 10 ml (2 c. à thé) de jus de citron et sel et poivre, au goût	Préparer la vinaigrette. Mélanger tous les ingrédients de la salade. Ajouter la vinaigrette et bien mélanger.
Salade César LF : 1,5 PC : 0,5 LS : 0 VS : 0,5	Cal.: 310 Lip.: 20 g Prot.: 20 g Gluc.: 12 g Fibr.: 2 g	250 ml (1 tasse) de laitue et 250 ml (1 tasse) de radicchio	2 tranches de bacon et 100 g (3 ½ oz) de poulet cuit, refroidi, en dés	8 tomates cerises coupées en deux et 125 ml (½ tasse) de croûtons	20 ml (4 c. à thé) de mayonnaise, 20 ml (4 c. à thé) de yogourt nature, 5 ml (1 c. à thé) de jus de citron, ½ gousse d'ail hachée finement, 5 ml (1 c. à thé) de parmesan et 1 ml (¼ c. à thé) de sauce Worcestershire	Au four à micro-ondes, cuire le bacon entre deux feuilles de papier absorbant environ 1 minute ou jusqu'à ce qu'il soit sec. Laisser refroidir. Préparer la vinaigrette. Déposer le poulet et les tomates sur la laitue et le radicchio. Ajouter la vinaigrette et bien mélanger. Garnir de croûtons et de bacon émietté.
Salade crevettes et ananas LF : 1 PC : 1 LS : 0 VS : 1	Cal.: 230 Lip.: 5 g Prot.: 16 g Gluc.: 31 g Fibr.: 1 g	250 ml (1 tasse) de vermicelles de riz cuits	150 g (5 oz) de crevettes nordiques cuites	125 ml (½ tasse) d'ananas en cubes et 160 ml (⅔ tasse) de poivron rouge en dés	10 ml (2 c. à thé) d'huile d'olive, 10 ml (2 c. à thé) de vinaigre de riz, 10 ml (2 c. à thé) de jus de citron, 2,5 ml (½ c. à thé) de gingembre râpé et sel et poivre, au goût	Préparer la vinaigrette. Mélanger tous les ingrédients de la salade. Ajouter la vinaigrette et bien mélanger.

* La valeur nutritive est toujours calculée pour une portion.

▶ Salades repas (2 portions, suite)

Salade	Valeur nutritive*	Base	Protéines	Garnitures	Vinaigrette	Préparation
Salade de la mer LF : 2,5 PC : 0 LS : 0 VS : 0,5	Cal. : 200 Lip. : 10 g Prot. : 12 g Gluc. : 15 g Fibr. : 3 g	500 ml (2 tasses) de laitue	90 g (3 oz) de saumon cuit	1 pomme en dés et 250 ml (1 tasse) de fenouil en julienne	10 ml (2 c. à thé) d'huile d'olive, 15 ml (1 c. à soupe) de jus d'orange ou de citron, zeste de ½ orange et sel et poivre, au goût	Préparer la vinaigrette. Déposer le saumon, la pomme et le fenouil sur la laitue. Verser la vinaigrette et mélanger.
Salade endives, noix de Grenoble et feta LF : 1 PC : 0 LS : 0,5 VS : 0,5	Cal. : 200 Lip. : 17 g Prot. : 6 g Gluc. : 5 g Fibr. : 2 g	500 ml (2 tasses) d'endives	60 ml (¼ tasse) de noix de Grenoble et 50 g (1 ⅔ oz) de feta		10 ml (2 c. à thé) d'huile de noix, 10 ml (2 c. à thé) de vinaigre balsamique, 5 ml (1 c. à thé) de jus de citron et sel et poivre, au goût	Préparer la vinaigrette. Déposer les noix et le fromage sur les feuilles d'endive déchiquetées. Arroser de vinaigrette et bien mélanger.
Salade œufs et feta LF : 2,5 PC : 0 LS : 1 VS : 1	Cal. : 360 Lip. : 26 g Prot. : 22 g Gluc. : 10 g Fibr. : 2 g	250 ml (1 tasse) d'épinards	4 œufs cuits dur et 100 g (3 ½ oz) de feta	2 tomate en dés et 250 ml (1 tasse) de concombre en dés	10 ml (2 c. à thé) d'huile d'olive, 10 ml (2 c. à thé) de vinaigre de vin, 10 ml (2 c. à thé) de jus de citron et sel et poivre, au goût	Préparer la vinaigrette. Mettre les œufs et le fromage sur les légumes. Arroser de vinaigrette.
Salade pâtes, tomates et olives noires LF : 0,5 PC : 2 LS : 0,5 VS : 0	Cal. : 330 Lip. : 11 g Prot. : 14 g Gluc. : 44 g Fibr. : 3 g	500 ml (2 tasses) de penne cuits, refroidis (conserver un peu d'eau de cuisson pour détendre la salade, au besoin)	50 g (1 ⅔ oz) de feta ou de bocconcini	60 ml (¼ tasse) d'olives noires ordinaires ou Kalamata, en tranches, 125 ml (½ tasse) de tomates cerises coupées en deux et feuilles de sauge, au goût	10 ml (2 c. à thé) d'huile d'olive, 10 ml (2 c. à thé) de vinaigre balsamique, 1 ml (¼ c. à thé) d'origan séché et eau de cuisson en quantité suffisante	Préparer la vinaigrette. Mélanger les pâtes refroidies avec le fromage, les olives, les tomates et la sauge. Verser la vinaigrette et mélanger. Réfrigérer avant de servir.
Salade prosciutto, laitue, tomates LF : 1,75 PC : 0,25 LS : 0,25 VS : 0,5	Cal. : 230 Lip. : 14 g Prot. : 14 g Gluc. : 12 g Fibr. : 2 g	500 ml (2 tasses) de laitue	60 g (2 oz) de prosciutto et 45 ml (3 c. à soupe) de parmesan râpé	10 tomates cerises coupées en deux, 80 ml (⅓ tasse) de céleri en dés et 80 ml (⅓ tasse) de croûtons	20 ml (4 c. à thé) de mayonnaise, 10 ml (2 c. à thé) de yogourt nature, 5 ml (1 c. à thé) de vinaigre de cidre et 1 ml (¼ c. à thé) de sucre ou de miel	Au four à micro-ondes, cuire le prosciutto entre deux feuilles de papier absorbant environ 1 minute ou jusqu'à ce qu'il soit sec. Mélanger les ingrédients de la vinaigrette. Mettre les tomates et le céleri sur la laitue. Verser la vinaigrette et mélanger. Piquer les chips de prosciutto dans la salade, puis parsemer de parmesan et de croûtons.
Salade quinoa, tofu et gouda LF : 1 PC : 2 LS : 0,5 VS : 0,5	Cal. : 410 Lip. : 18 g Prot. : 24 g Gluc. : 39 g Fibr. : 6 g	500 ml (2 tasses) de quinoa cuit, refroidi	150 g (5 oz) de tofu émietté et 50 g (1 ⅔ oz) de gouda allégé ou de mozzarella allégée	250 ml (1 tasse) de carottes râpées et 2 oignons verts hachés	10 ml (2 c. à thé) d'huile d'olive, zeste et jus de 1 lime, quelques gouttes de tabasco au goût et sel et poivre, au goût	Préparer la vinaigrette. Mélanger le quinoa, le tofu, le fromage, les carottes et l'oignon vert. Arroser de vinaigrette et bien mélanger.

* La valeur nutritive est toujours calculée pour une portion.

Salade	Valeur nutritive*	Base	Protéines	Garnitures	Vinaigrette	Préparation
Salade saumon et pommes de terre LF : 4 PC : 0 LS : 0 VS : 1	Cal. : 360 Lip. : 12 g Prot. : 20 g Gluc. : 44 g Fibr. : 7 g	250 ml (1 tasse) de laitue	180 g (6 oz) de saumon en conserve	8 radis en tranches, 2 oignons verts hachés finement, 10 ml (2 c. à thé) de câpres et de 5 à 8 pommes de terre grelot cuites, soit 500 g (1 lb)	10 ml (2 c. à thé) d'huile d'olive ou d'huile de la conserve, 10 ml (2 c. à thé) de jus de citron, 10 ml (2 c. à thé) de vinaigre balsamique blanc ou d'un autre vinaigre de vin blanc, 1 ml (¼ c. à thé) de pâte de cari et sel et poivre, au goût	Préparer la vinaigrette, puis mettre le reste des ingrédients sur la laitue. Verser la vinaigrette et mélanger. Servir tiède ou froid.
Salade tomates, fromage et amandes LF : 2 PC : 0 LS : 0,5 VS : 0,5	Cal. : 250 Lip. : 18 g Prot. : 11 g Gluc. : 11 g Fibr. : 2 g	250 ml (1 tasse) de tomates italiennes en dés et 250 ml (1 tasse) de concombre en dés	50 g (1 ⅔ oz) de fromage allégé et 60 ml (¼ tasse) d'amandes effilées, grillées		10 ml (2 c. à thé) d'huile de noix, 10 ml (2 c. à thé) de vinaigre balsamique, 5 ml (1 c. à thé) de jus de citron et sel et poivre, au goût	Préparer la vinaigrette. Mélanger les tomates, le concombre, le fromage et les amandes. Arroser de vinaigrette et bien mélanger.
Taboulé aux lentilles LF : 1 PC : 2 LS : 0 VS : 0,5	Cal. : 330 Lip. : 6 g Prot. : 13 g Gluc. : 57 g Fibr. : 10 g	500 ml (2 tasses) de boulgour ou de couscous cuit	160 ml (⅔ tasse) de lentilles rincées et égouttées	125 ml (½ tasse) de tomates en dés, 1 oignon vert haché, 125 ml (½ tasse) de persil haché et 30 ml (2 c. à soupe) de menthe hachée	10 ml (2 c. à thé) d'huile d'olive, 15 ml (1 c. à soupe) de jus de citron, sel et poivre au goût et quelques gouttes de tabasco, au goût	Préparer la vinaigrette. Mélanger le boulgour, les lentilles, les tomates, l'oignon vert, le persil et la menthe. Verser la vinaigrette sur les ingrédients et bien mélanger. Réfrigérer au moins 1 heure.

▶ # Salades d'accompagnement (2 portions)

Salade	Valeur nutritive*	Base	Garnitures	Vinaigrette	Préparation
Salade carottes et raisins secs LF : 2,5 PC : 0 LS : 0 VS : 0	Cal. : 120 Lip. : 5 g Prot. : 1 g Gluc. : 17 g Fibr. : 3 g	500 ml (2 tasses) de carottes râpées	20 ml (4 c. à thé) de raisins secs	20 ml (4 c. à thé) de jus d'orange, 10 ml (2 c. à thé) d'huile d'olive, une pincée de cannelle ou de cumin et sel et poivre, au goût	Préparer la vinaigrette, puis la verser sur l'ensemble des ingrédients. Bien mélanger.
Salade de chou crémeuse LF : 1 PC : 0 LS : 0 VS : 0	Cal. : 140 Lip. : 11 g Prot. : 2 g Gluc. : 7 g Fibr. : 1 g	500 ml (2 tasses) de chou en lanières		30 ml (1 c. à soupe) de mayonnaise, 30 ml (1 c. à soupe) de yogourt nature, 2,5 ml (½ c. à thé) de vinaigre blanc et 2,5 ml (½ c. à thé) de miel	

* La valeur nutritive est toujours calculée pour une portion.

▶ Salades d'accompagnement (2 portions, suite)

Salade	Valeur nutritive*	Base	Garnitures	Vinaigrette	Préparation
Salade d'épinards LF : 1 PC : 0 LS : 0 VS : 0	Cal. : 65 Lip. : 4,5 g Prot. : 1 g Gluc. : 6 g Fibr. : 1 g	375 ml (1 ½ tasse) d'épinards	Au choix : 8 raisins rouges coupés en deux ou 60 ml (¼ tasse) de fraises en dés ou 8 radis en tranches	10 ml (2 c. à thé) d'huile d'olive, 10 ml (2 c. à thé) de vinaigre de framboise ou de vinaigre balsamique, 10 ml (2 c. à thé) de jus de citron ou de jus d'orange et sel et poivre, au goût	
Salade de roquette LF : 1,5 PC : 0 LS : 0 VS : 0	Cal. : 70 Lip. : 5 g Prot. : 1 g Gluc. : 4 g Fibr. : 1 g	375 ml (1 ½ tasse) de roquette	125 ml (½ tasse) de concombre en rondelles et 4 tomates cerises coupées en deux	10 ml (2 c. à thé) d'huile de noix ou d'huile d'olive, 10 ml (2 c. à thé) de vinaigre balsamique, 5 ml (1 c. à thé) de jus de citron et sel et poivre, au goût	Préparer la vinaigrette, puis la verser sur l'ensemble des ingrédients. Bien mélanger.
Salade tiède de pois chiches LF : 0 PC : 0 LS : 0 VS : 1	Cal. : 250 Lip. : 8 g Prot. : 11 g Gluc. : 34 g Fibr. : 6 g	350 ml (1 ½ tasse) de pois chiches réchauffés	2 gousses d'ail hachées et 60 ml (¼ tasse) de persil haché finement	10 ml (2 c. à thé) d'huile d'olive, 10 ml (2 c. à thé) de bouillon de poulet, 5 ml (1 c. à thé) de zeste de citron et sel et poivre, au goût	
Salade toute verte LF : 1,5 PC : 0 LS : 0 VS : 0	Cal. : 60 Lip. : 4,5 g Prot. : 1 g Gluc. : 3 g Fibr. : 1 g	375 ml (1 ½ tasse) de laitue	125 ml (½ tasse) de concombre en rondelles, 60 ml (¼ tasse) de céleri haché, herbes de Provence, au goût et un peu d'oignon vert en rondelles	10 ml (2 c. à thé) d'huile d'olive, 7,5 ml (½ c. à soupe) d'eau, 7,5 ml (½ c. à soupe) de vinaigre balsamique, 2 ml (½ c. à thé) de moutarde de Dijon et sel et poivre, au goût	

* La valeur nutritive est toujours calculée pour une portion.

▶ Sandwichs (2 portions)

Sandwich	Valeur nutritive*	Pain	Protéines	Légumes	Garnitures	Préparation
Bagel au saumon fumé LF : 0,5 PC : 2 LS : 0 VS : 0,75	Cal. : 320 Lip. : 8 g Prot. : 20 g Gluc. : 43 g Fibr. : 3 g	2 bagels de blé entier	100 g (3 ½ oz) de saumon fumé	½ oignon rouge en rondelles	60 ml (¼ tasse) de fromage à la crème léger et 10 ml (2 c. à thé) de câpres	Tartiner le bagel ouvert en deux de fromage à la crème. Y déposer le saumon fumé, les rondelles d'oignon et les câpres.
Ciabatta poulet-pesto LF : 1 PC : 2 LS : 0 VS : 1	Cal. : 370 Lip. : 13 g Prot. : 30 g Gluc. : 32 g Fibr. : 2 g	2 ciabattas de blé entier	150 g (5 oz) de poulet cuit, en lanières	125 ml (½ tasse) de poivron rouge grillé et 250 ml (1 tasse) de roquette ou de laitue	15 ml (1 c. à soupe) de pesto et 15 g (½ oz) de parmesan râpé	Tartiner le pain de pesto. Y étendre le poulet et le poivron rouge. Saupoudrer de parmesan, garnir de laitue, puis refermer.
Croque-monsieur fruité LF : 0,5 PC : 1 LS : 0,5 VS : 0,5	Cal. : 230 Lip. : 6 g Prot. : 16 g Gluc. : 28 g Fibr. : 5 g	2 tranches de pain de blé entier (Variante : vous pouvez choisir du pain aux raisins.)	2 à 4 tranches de jambon cuit, soit 75 g (2 ½ oz)		1 poire en tranches et 50 g (1 ⅔ oz) de fromage suisse ou mozzarella allégé	Mettre le jambon et la poire sur le pain, ajouter le fromage, puis gratiner sous le gril du four (broil) avant de servir.
Pain aux noix pomme-ricotta LF : 1 PC : 1 LS : 0,25 VS : 0	Cal. : 160 Lip. : 3 g Prot. : 10 g Gluc. : 23 g Fibr. : 2 g	2 tranches de pain aux noix	125 ml (½ tasse) de fromage ricotta allégé 7 % ou moins ou de fromage blanc (Quark)	250 ml (1 tasse) de roquette, de mâche ou de cresson	1 pomme en fines tranches	Tartiner le pain de fromage. Ajouter les tranches de pomme et la verdure.
Pita moyen-oriental LF : 0,25 PC : 1 LS : 0,5 VS : 0,25	Cal. : 210 Lip. : 9 g Prot. : 9 g Gluc. : 24 g Fibr. : 4 g	2 pitas de blé entier	60 ml (¼ tasse) de hoummos et 50 g (1 ⅔ oz) de fromage feta	60 ml (¼ tasse) de poivron rouge grillé et 2 feuilles de laitue		Tartiner l'intérieur des pitas de hoummos. Ajouter le fromage feta émietté et les lanières de poivron grillé. Garnir de laitue.
Sandwich à la garniture de tofu LF : 1 PC : 2 LS : 0 VS : 0,5	Cal. : 290 Lip. : 11 g Prot. : 13 g Gluc. : 34 g Fibr. : 5 g	4 tranches de pain de blé entier	190 g (6 ⅓ oz) de tofu ferme, émietté	1 carotte pelée et râpée, ½ oignon vert haché finement et 2 feuilles de laitue	1 pincée de curcuma, 15 ml (1 c. à soupe) de mayonnaise, 30 ml (2 c. à soupe) de yogourt nature, une pincée de cumin et sel et poivre, au goût (ajouter un peu d'eau si la sauce est trop épaisse)	Mélanger tous les ingrédients, sauf la laitue, et en tartiner une tranche de pain. Garnir de laitue, puis refermer.
Sandwich au porc à la dijonnaise LF : 1 PC : 2 LS : 0 VS : 0,75	Cal. : 320 Lip. : 10 g Prot. : 22 g Gluc. : 35 g Fibr. : 2 g	2 ciabattas de blé entier	100 g (3 ½ oz) de porc cuit, en tranches fines	2 feuilles de laitue et 1 tomate en tranches	10 ml (2 c. à thé) de mayonnaise et 5 ml (1 c. à thé) de moutarde de Dijon	Mélanger la mayonnaise et la moutarde. En tartiner l'intérieur du pain, puis y mettre la laitue, le porc et la tomate.

* La valeur nutritive est toujours calculée pour une portion.

▶ Sandwichs (2 portions, suite)

Sandwich	Valeur nutritive*	Pain	Protéines	Légumes	Garnitures	Préparation
Sandwich au prosciutto LF : 0,5 PC : 2 LS : 0 VS : 0,75	Cal. : 330 Lip. : 13 g Prot. : 24 g Gluc. : 29 g Fibr. : 5 g	2 morceaux de pain baguette de blé entier de 60 g (2 oz) chacun	120 g (4 oz) de prosciutto ou de jambon	175 ml (¾ tasse) de roquette ou 4 feuilles de laitue, quelques fines tranches de courgette et 30 ml (2 c. à soupe) d'olives noires en tranches	5 ml (1 c. à thé) de mayonnaise, 5 ml (1 c. à thé) de moutarde de Dijon et sel et poivre, au goût	Mélanger la mayonnaise, la moutarde, le sel et le poivre. En tartiner l'intérieur du pain, puis y mettre le reste des ingrédients.
Sandwich aux œufs et aux petites feuilles de fenouil LF : 0 PC : 2 LS : 0 VS : 1	Cal. : 320 Lip. : 16 g Prot. : 18 g Gluc. : 27 g Fibr. : 4 g	4 tranches de pain de blé entier	4 œufs cuits dur	60 ml (¼ tasse) de petites feuilles d'un bulbe de fenouil	Sauce dijonnaise : 10 ml (2 c. à thé) de mayonnaise, 10 ml (2 c. à thé) de yogourt nature, 2,5 ml (½ c. à thé) de moutarde de Dijon et sel et poivre, au goût	Préparer la sauce dijonnaise (voir Garnitures). Dans un bol, écraser grossièrement les œufs à la fourchette en conservant des morceaux. Ajouter la sauce et les petites feuilles de fenouil. En tartiner une tranche de pain et refermer.
Sandwich poulet-raisins LF : 1 PC : 2 LS : 0 VS : 1	Cal. : 320 Lip. : 9 g Prot. : 28 g Gluc. : 32 g Fibr. : 5 g	4 tranches de pain de blé entier	150 g (5 oz) de poulet cuit, en dés	30 ml (2 c. à soupe) de menthe hachée et 2 feuilles de laitue	10 raisins rouges coupés en deux, 15 ml (1 c. à soupe) de mayonnaise, 15 ml (1 c. à soupe) de yogourt nature et sel et poivre, au goût	Mélanger le poulet, la menthe, les raisins, la mayonnaise, le yogourt, le sel et le poivre. Étendre la préparation sur une tranche de pain. Ajouter la laitue et refermer.
Wrap à la tartinade de haricots LF : 1 PC : 2 LS : 0 VS : 1	Cal. : 390 Lip. : 5 g Prot. : 19 g Gluc. : 66 g Fibr. : 13 g	2 tortillas de blé entier	250 ml (1 tasse) de tartinade de haricots rouges (p. 175) ou de hoummos	250 ml (1 tasse) de lanières de poivron, ½ oignon rouge émincé et coriandre fraîche, au goût	30 ml (2 c. à soupe) de yogourt nature et sel et poivre, au goût	Badigeonner les tortillas de tartinade, ajouter les légumes, le yogourt, le sel, le poivre et la coriandre, puis rouler.
Wrap thon et avocat LF : 1,5 PC : 1 LS : 0 VS : 0,75	Cal. : 350 Lip. : 18 g Prot. : 21 g Gluc. : 26 g Fibr. : 5 g	2 tortillas de blé entier	1 boîte de 170 g (6 oz) de thon bien égoutté	2 feuilles de laitue Guacamole : 1 avocat bien mûr, 1 tomate épépinée, en petits dés, ½ oignon vert haché finement, le jus et le zeste de 1 lime, une pincée de sel et quelques gouttes de tabasco, au goût		Préparer le guacamole (voir Légumes) et l'étendre sur toute la surface des tortillas. Garnir de thon, puis y déposer la laitue. Rouler fermement.

* La valeur nutritive est toujours calculée pour une portion.

▶ Collations

Exemples d'aliments ou de collations qui vous permettront d'ajouter de 100 à 200 Calories à vos menus.

Collations de 100 Calories

Abricots séchés..125 ml (½ tasse)

Amandes ....30 ml (2 c. à soupe)

Banane ....1 moyenne

Biscottes Melba..2
  + beurre d'arachide naturel........................10 ml (2 c. à thé)

Biscuits au son d'avoine 2
  + melon d'eau......................................125 ml (½ tasse)

Bleuets...125 ml (½ tasse)
  + biscuits secs...3

Boisson de soya enrichie en calcium ....200 ml (¾ tasse)

Brocoli..125 ml (½ tasse)
  + chou-fleur ....125 ml (½ tasse)
  + poivron vert...125 ml (½ tasse)
  + trempette aux épinards légère ....30 ml (2 c. à soupe)

Carottes..125 ml (½ tasse)
  + fromage cottage 1 %.............................125 ml (½ tasse)

Céréales de son ....125 ml (½ tasse)
  + lait 1 % .... 80 ml (⅓ tasse)

Compote de fruits sans sucre ajouté ....125 ml (½ tasse)
  + biscuits au gingembre...2

Compote de pommes sans sucre ajouté................... 250 ml (1 tasse)

Fèves de soya fraîches (edamames) ....125 ml (½ tasse)

Figues fraîches 3

Fromage cheddar allégé...25 g (1 oz)
  + ananas frais, coupé...............................125 ml (½ tasse)

Galettes de riz brun 2
  + fraises fraîches ....125 ml (½ tasse)

Graines de soya sans sel ....30 ml (2 c. à soupe)

Gruau à l'avoine ....175 ml (¾ tasse)

Jus d'orange fraîchement pressé.......................... 250 ml (1 tasse)

Kéfir..200 ml (¾ tasse)

Kiwis...2

Lait 1 %...200 ml (¾ tasse)

Maïs soufflé nature...................................... 250 ml (1 tasse)
  + jus d'orange.......................................125 ml (½ tasse)

Mousse au soya légère .... 100 g (3 ½ oz)

Noix de cajou...30 ml (2 c. à soupe)

Pacanes...30 ml (2 c. à soupe)

Poire 1

Raisins secs .... 60 ml (¼ tasse)

Salade de fruits tropicaux frais
  dans du jus de fruits sans sucre ajouté...................125 ml (½ tasse)

Yogourt à faible teneur en calories............................. 100 g (3 ½ oz)

Yogourt glacé ....125 ml (½ tasse)

Collations de 150 Calories

Bagel aux graines de lin ....½
  + fromage à la crème léger ....15 ml (1 c. à soupe)

Barre tendre nature.................................. 1 barre de 28 g (1 oz)
  + cantaloup...125 ml (½ tasse)

Biscuits à la mélasse...3

Biscuits aux figues..2
  + poire..1

Boisson de soya enrichie en calcium ....250 ml (1 tasse)
  + framboises ....250 ml (1 tasse)

Canneberges séchées..................................... 60 ml (¼ tasse)
  + jus de pomme naturel sans sucre ajouté ....125 ml (½ tasse)

Carottes..125 ml (½ tasse)
  + poivron rouge ....125 ml (½ tasse)
  + tomates cerises....................................125 ml (½ tasse)
  + trempette pour légumes................................60 ml (¼ tasse)

Clémentines...2
  + noix mélangées......................................20 ml (4 c. à thé)

Craquelins de blé entier 5
  + beurre d'arachide naturel........................10 ml (2 c. à thé)

Craquelins de seigle 2
  + fromage mozzarella 18 % ....25 g (1 oz)

Fromage cottage 1 % ....125 ml (½ tasse)
  + pomme...1

Fromage ricotta allégé .... 80 ml (⅓ tasse)
  + concombre ....125 ml (½ tasse)
  + poivron vert..125 ml (½ tasse)
  + radis...10

Kéfir..175 ml (¾ tasse)
  + melon miel...250 ml (1 tasse)

Lait 1 % ....250 ml (1 tasse)
  + fraises...125 ml (½ tasse)

Collations de 150 Calories (suite)

Mandarines en conserve dans un sirop léger ....125 ml (½ tasse)
+ amandes effilées..30 ml (2 c. à soupe)

Mangue ....125 ml (½ tasse)
+ yogourt à faible teneur en calories.........................100 g (3 ½ oz)

Minipitas de blé entier ....5 (ou 45 g [1 ½ oz])
+ tzatziki léger..30 ml (2 c. à soupe)

Mousse au soya légère .... 100 g (3 ½ oz)
+ mûres ....125 ml (½ tasse)

Noisettes ....45 ml (3 c. à soupe)

Noix de Grenoble...30 ml (2 c. à soupe)
+ ananas en morceaux ....125 ml (½ tasse)

Noix du Brésil ....45 ml (3 c. à soupe)

Pain de blé entier..1 tranche
+ beurre d'amande...10 ml (2 c. à thé)

Petit pain pita de blé entier 1
+ hoummos ....30 ml (2 c. à soupe)

Pouding au soya ....125 g (4 oz)
+ biscuit sec 1

Raisins secs...45 ml (3 c. à soupe)
+ yogourt glacé..125 ml (½ tasse)

Salade de fruits en conserve dans l'eau...................125 ml (½ tasse)
+ biscuits au gingembre...2

Salsa..125 ml (½ tasse)
+ croustilles de maïs...10

Thon pâle...125 ml (½ tasse)
+ biscottes Melba 2

Tomates en dés ....125 ml (½ tasse)
+ fromage feta émietté...60 ml (¼ tasse)
+ vinaigrette italienne légère.....................................15 ml (1 c. à soupe)

Yogourt à boire ....200 ml (¾ tasse)

Yogourt nature 1-2 % ....200 ml (¾ tasse)
+ bleuets ....125 ml (½ tasse)

Collations de 200 Calories

Arachides ....60 ml (¼ tasse)

Bagel de blé entier ....½
+ fromage à la crème léger ....15 ml (1 c. à soupe)
+ bleuets..125 ml (½ tasse)

Banane .... 1 petite
+ noisettes ....30 ml (2 c. à soupe)

Barre tendre aux noix et aux fruits séchés .... 1 barre de 28 g (1 oz)
+ boisson de soya enrichie en calcium ....125 ml (½ tasse)

Biscuits à la mélasse...2
+ jus de pomme naturel sans sucre ajouté ....125 ml (½ tasse)

Canneberges séchées..60 ml (¼ tasse)
+ amandes ....30 ml (2 c. à soupe)

Carré aux dattes .... 60 g (2 oz)

Céréales de son ....125 ml (½ tasse)
+ yogourt nature 1-2 % ....200 ml (¾ tasse)
+ mûres ....125 ml (½ tasse)

Craquelins de blé entier 7
+ hoummos ....30 ml (2 c. à soupe)

Craquelins de seigle 2
+ fromage suisse allégé...50 g (2 oz)
+ thon pâle en morceaux..60 ml (¼ tasse)

Dattes fraîches..2
+ lait 1 %..125 ml (½ tasse)

Fromage allégé (cheddar, mozzarella, etc.)..............50 g (2 oz)
+ raisins frais ....250 ml (1 tasse)

Fromage ricotta allégé ....125 ml (½ tasse)
+ carottes ....125 ml (½ tasse)

Galettes de riz brun 2
+ beurre d'arachide naturel ....20 ml (4 c. à thé)

Graines de tournesol ....60 ml (¼ tasse)

Guacamole (voir Wrap thon et avocat, p. 202) ....60 ml (¼ tasse)
+ petit pain pita de blé entier 1

Jus de pamplemousse ....125 ml (½ tasse)
+ fromage cottage 1 %..125 ml (½ tasse)
+ raisins secs ....45 ml (3 c. à soupe)

Lait 1 % ....200 ml (¾ tasse)
+ poire...1

Muffin maison ....1 moyen de 60 g (2 oz)

Noix du Brésil ....60 ml (¼ tasse)

Orange...1
+ céréales de type granola légères............................30 ml (2 c. à soupe)

Pain aux raisins...2 tranches

Pistaches...60 ml (¼ tasse)

Pomme...1
+ yogourt avec des fruits au fond 1-2 % ....125 ml (½ tasse)

Pouding au riz .... 100 g (3 ½ oz)

Pouding au tapioca ....125 ml (½ tasse)
+ biscuit au son d'avoine..1

Sorbet aux fruits ....200 ml (¾ tasse)
+ biscuits secs...2

Yogourt à faible teneur en calories............................125 ml (½ tasse)
+ muesli faible en gras et en sucre ....30 ml (2 c. à soupe)
+ framboises ....125 ml (½ tasse)

Yogourt glacé à la vanille...200 ml (¾ tasse)

Engagement moral

Vous vous dites que cette fois-ci c'est la bonne et que vous êtes sérieux par rapport à votre démarche vers l'atteinte de votre poids santé, parfait ! Alors, pourquoi ne pas vous engager envers vous-même en remplissant et en signant cet Engagement moral Kilo Cardio ? Cet outil vous aidera à rester motivé !

Je souhaite perdre du poids et améliorer ma condition physique pour les trois raisons suivantes :

1. _____
_____
2. _____
_____
_____
3. _____
_____
_____

Moi, _____ ,
je m'engage envers moi-même à :

• **Perdre** _____ **lb** ou _____ **kg** et à atteindre mon poids santé.
ou
• **Perdre** _____ **lb** ou _____ **kg** par mois.

• Poursuivre ma perte de poids jusqu'à **l'atteinte de mon objectif final.**

• Faire tout ce qu'il faut pour **conserver ma motivation** à son plus haut point.

• Suivre à la lettre le **programme d'alimentation** Kilo Cardio d'Isabelle Huot.

• Suivre à la lettre le **programme d'entraînement** Kilo Cardio de Josée Lavigueur.

• Ne plus **jamais reprendre le poids perdu.**

• **Conserver ce nouveau mode de vie** pour le reste de mes jours.

Je suis conscient que mon succès repose, en grande partie, sur mon implication totale par rapport à cet engagement moral.

Signature : _____

Date : _____

Nous vous suggérons d'afficher votre Engagement moral Kilo Cardio bien en vue sur la porte de votre réfrigérateur ou dans votre chambre.

Échelle de motivation

Votre niveau de motivation vers l'atteinte de votre objectif santé peut varier d'une semaine à l'autre, voire d'une journée à l'autre. Au quotidien, votre motivation peut être influencée par une foule de facteurs externes, comme votre travail, vos obligations personnelles et familiales, votre santé et même la qualité de votre sommeil. Elle peut aussi être influencée par des facteurs émotionnels comme la peine, le bonheur, le sentiment d'être seul à faire des efforts, le plateau (le fait de ne pas perdre de poids pendant quelques semaines, même si l'on suit le programme à la lettre) et la faim psychologique.

Évidemment, le succès, c'est d'être capable de placer ses objectifs santé et sa motivation à réussir au premier plan et de faire abstraction des facteurs négatifs qui nous influencent à l'occasion.

Comme vous le constaterez bientôt, votre niveau de motivation sera plus élevé dans les premières semaines et aura tendance à fléchir après la quatrième ou la cinquième semaine. C'est normal, il ne faut pas vous en faire. Par contre, il faut réagir.

L'outil suivant vous permettra de mieux vous connaître par rapport aux facteurs extérieurs et aux émotions qui vous motivent ou qui vous démotivent. Il vous aidera aussi à vous motiver de nouveau en vous concentrant sur ce que vous faisiez lors de vos périodes de haute motivation.

Cette semaine, par rapport à ma démarche Kilo Cardio, ma motivation est :

Semaine 1	Très basse	Basse	Moyenne	Élevée	Très élevée
Lundi					
Mardi					
Mercredi					
Jeudi					
Vendredi					
Samedi					
Dimanche					
Moyenne					

Ma motivation est à ce niveau-là parce que _____
_____

Semaine 2	Très basse	Basse	Moyenne	Élevée	Très élevée
Lundi					
Mardi					
Mercredi					
Jeudi					
Vendredi					
Samedi					
Dimanche					
Moyenne					

Ma motivation est à ce niveau-là parce que _____

_____

Semaine 3	Très basse	Basse	Moyenne	Élevée	Très élevée
Lundi					
Mardi					
Mercredi					
Jeudi					
Vendredi					
Samedi					
Dimanche					
Moyenne					

Ma motivation est à ce niveau-là parce que _____

_____

Semaine 4	Très basse	Basse	Moyenne	Élevée	Très élevée
Lundi					
Mardi					
Mercredi					
Jeudi					
Vendredi					
Samedi					
Dimanche					
Moyenne					

Ma motivation est à ce niveau-là parce que _____

_____

Semaine 5	Très basse	Basse	Moyenne	Élevée	Très élevée
Lundi					
Mardi					
Mercredi					
Jeudi					
Vendredi					
Samedi					
Dimanche					
Moyenne					

Ma motivation est à ce niveau-là parce que _____

_____

Semaine 6	Très basse	Basse	Moyenne	Élevée	Très élevée
Lundi					
Mardi					
Mercredi					
Jeudi					
Vendredi					
Samedi					
Dimanche					
Moyenne					

Ma motivation est à ce niveau-là parce que _____

_____

Semaine 7	Très basse	Basse	Moyenne	Élevée	Très élevée
Lundi					
Mardi					
Mercredi					
Jeudi					
Vendredi					
Samedi					
Dimanche					
Moyenne					

Ma motivation est à ce niveau-là parce que _____

_____

Semaine 8	Très basse	Basse	Moyenne	Élevée	Très élevée
Lundi					
Mardi					
Mercredi					
Jeudi					
Vendredi					
Samedi					
Dimanche					
Moyenne					

Ma motivation est à ce niveau-là parce que _____

_____

Après avoir suivi le programme Kilo Cardio pendant 8 semaines, j'ai atteint les objectifs suivants : _____

_____

_____

Je suis fier de moi pour les raisons suivantes : _____

_____

_____

▶ Index des recettes

Remerciements

Les Éditions de l'Homme remercient

Lolë, qui a habillé Josée et Isabelle pour les séances de photos, et spécialement Evelyn Trempe, Mélanie Tremblay et Amy Fotheringam, pour leur générosité.

 Aimez la vie, elle vous le rendra bien. Lolë est conçue pour suivre les femmes qui profitent de tous les instants. Avec ses couleurs, ses textures et son style qui sont autant d'expressions de la vie en mouvement. Pour chaque seconde, chaque minute, chaque jour. Vivre pleinement. Lolë.

Lise Paradis et toute son équipe, et plus particulièrement Marc-Antoine Arrieta, pour leur précieuse collaboration et leur accueil chaleureux cet hiver lors de la séance de photos.

 Cette organisation dédiée à la jeunesse a pour mission première d'offrir aux jeunes de toutes conditions un environnement et des activités favorisant l'épanouissement personnel. Découvrez les séjours en classes nature et camp de vacances au www.ptitbonheur.com.

 Toute l'équipe du Loblaws Angus situé au 2925, Rachel Est, à Montréal, qui a permis de prendre des photos.

 Énergie Cardio Saint-Denis, qui a permis de prendre les photos d'exercices.

 Madame Nathalie Cantin ainsi que les éducatrices et tous les enfants de la garderie Cœur de Cannelle, qui sont venus s'amuser au parc pour la prise de photos.

Isabelle remercie

L'équipe d'Énergie Cardio, pour leur foi en ce projet et leur aide dans sa promotion.

Les membres de l'équipe des Éditions de l'Homme, pour leur savoir-faire et leur expertise.

Julie Aubé, nutritionniste et fidèle collaboratrice, qui a su, par son professionnalisme, aider Isabelle à livrer un contenu aussi précis.

Rachel Brasseur-Picard, qui a calculé les valeurs nutritives des recettes avec une grande rigueur.

Ève Godin, qui a testé les recettes et apporté ses précieux commentaires à titre de professionnelle de la cuisine et de la nutrition.

Josée remercie

Léane, Sarah et Norman... patients et formidables ! Source d'inspiration quotidienne ! Comme je vous aime !

L'incroyable équipe d'Énergie Cardio, pour son précieux appui et sa grande confiance. Je vous adore ! Vous êtes ma deuxième famille !

Quebecor Media, pour son soutien professionnel sans cesse réitéré depuis plus de 10 ans.

Les Laboratoires Boiron, pour leur confiance et leur grande expertise.

Jean-Denis Thomson, kinésiologue, directeur du département d'entraînement chez Énergie Cardio, pour ses précieux conseils.

Guy remercie

Les lecteurs de *Kilo Cardio 1,* particulièrement ceux qui ont envoyé des commentaires et des suggestions.

Toute l'équipe des Éditions de l'Homme, pour son travail colossal.

Isabelle et Josée, pour leur confiance et leur esprit de camaraderie.

Myriam, sa conjointe, pour son inspiration et les nombreuses corrections qu'elle a apportées à ses textes.

Crédits

Malgré de nombreuses tentatives, nous ne sommes pas parvenus à joindre tous les ayants droit des documents reproduits. Les personnes possédant des renseignements supplémentaires à ce sujet sont priées de communiquer avec les Éditions de l'Homme à l'adresse électronique suivante : edhomme@groupehomme.com.

La presque totalité des photos reproduites dans ce livre ont été prises par Tango, sauf les suivantes :

page 5 : © Julie Gauthier.
page 26hg : © 55794991, Shutterstock.
page 26b : © 39489487, Shutterstock.
page 31g : © François Larivière.
page 31d : © Julie Gauthier.
page 44 : © Julie Gauthier.
page 45 : © 53690692, Shutterstock.
page 46 : © Julie Gauthier.
page 51g : © 53997595, Shutterstock.
page 51c : © 50759347, Shutterstock.
page 65g : © 48137086, Shutterstock.
page 65d : © 10990072, Shutterstock.
page 70 : © 50249092, Shutterstock.
page 71 : © Julie Gauthier.
page 85bd : © 52801837, Shutterstock.
page 86g : © 51317755, Shutterstock.
page 86d : © Julie Gauthier.
page 104 : © Julie Gauthier.
page 105 : © 48036517, Shutterstock.
page 106g : © 55764277, Shutterstock.
page 106d : © Julie Gauthier.

page 125g : © 54437911, Shutterstock.
page 125d : © 6596053, Shutterstock.
page 126d : © 27146698, Shutterstock.
page 131c : © 35041111, Shutterstock.
page 131d : © Julie Gauthier.
page 136h : © 53484694, Shutterstock.
page 136b : © 54586540, Shutterstock.
page 145 : © 13264102, Shutterstock.
page 146hg : © 55538458, Shutterstock.
page 146hd : © Julie Gauthier.
page 146b : © 10342246, Shutterstock.
page 164 : © 36966202, Shutterstock.
page 166g : © 45176869, Shutterstock.
page 171g : © 42098467, Shutterstock.
page 171d : © Julie Gauthier.
page 184 : © 29907100, Shutterstock.
page 185 : © 44473333, Shutterstock.
page 193h : © 13263484, Shutterstock.
page 193b : © 56479732, Shutterstock.
page 194g : © 43508074, Shutterstock.
page 195 : © Julie Gauthier.

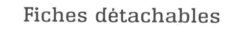

Fiches détachables

Listes d'épicerie
pour 1 portion et pour 2 portions

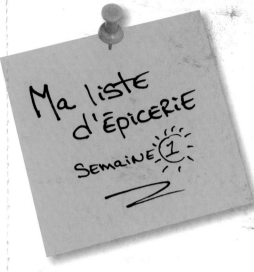

PRODUITS CÉRÉALIERS

	1300	1500	1800
○ Craquelins de seigle : 1 boîte, min. 6 craquelins		+1	+6
○ Galettes[1] de riz brun : 1 sac, min. 1 galette		+1	+2
○ Muffins anglais de blé entier : 2		-	-
○ Pain de blé entier : 1, min. 7 tranches		-	-
○ Tortilla de blé entier de 60 g (2 oz) : 1 sac, min. 1 tortilla		-	-

1. Si vous ne trouvez pas de galettes de riz brun, vous pouvez opter pour des galettes de riz blanc.

LAIT ET SUBSTITUTS

	1300	1500	1800
○ Fromage feta allégé : 100 g (3 ½ oz)		-	-
○ Fromage allégé (mozzarella, cheddar, gouda ou suisse) : 160 g (5 ⅓ oz)		+50 g (1 ⅔ oz)	+25 g (1 oz)
○ Fromage ricotta allégé 7 % ou moins : 1 petit pot, min. 60 ml (¼ t.)		-	-
○ Lait 1 % : 3 l (12 t.)		-	+1 l (4 t.)
○ Petits yogourts de 100 g (3 ½ oz) 2 % ou moins : 1		+2	+3
○ Yogourt nature 1-2 % : 1 petit pot, min. 125 ml (½ t.)		-	-

▶ LÉGUMES ET FRUITS

LÉGUMES

	1300	1500	1800
○ Avocat : 1		-	-
○ Brocoli : 1, min. 375 ml (1 ½ t.)		-	+125 ml (½ t.)
○ Carottes : 1 sac, min. 4 grosses		-	-
○ Céleri : 1, min. 750 ml (3 t.)		+60 ml (¼ t.)	+125 ml (½ t.)
○ Concombres : 2, min. 500 ml (2 t.)		+60 ml (¼ t.)	-
○ Coriandre fraîche : 1 petit bouquet		-	-
○ Courgettes moyennes : 3		-	-
○ Endives : 2-3, min. 250 ml (1 t.)		-	-
○ Épinards : 1 sac, min. 500 ml (2 t.)		-	-
○ Jus de légumes : 1 bouteille, min. 125 ml (½ t.)		+125 ml (½ t.)	-
○ Laitue : 1, min. 500 ml (2 t.)		+250 ml (1 t.)	-
○ Maïs en grains surgelé : 1 sac, min. 60 ml (¼ t.)		-	-
○ Oignons verts : 3		+1	-
○ Persil frais : 1 petit bouquet		-	-
○ Poivrons rouges : 3		-	-
○ Pomme de terre : 1 petite		-	-
○ Tomates rouges moyennes : 2		+1	-

FRUITS

	1300	1500	1800
○ Bleuets : min. 500 ml (2 t.)		-	+250 ml (1 t.)
○ Citrons : 3		-	-
○ Compote de pommes sans sucre ajouté : 1 pot, min. 125 ml (½ t.)		+250 ml (1 t.)	+125 ml (½ t.)
○ Fraises : min. 500 ml (2 t.)		-	+125 ml (½ t.)
○ Limes : 2		-	-
○ Melon d'eau : ½, min. 375 ml (1 ½ t.)		+125 ml (½ t.)	+125 ml (½ t.)
○ Pamplemousse : 1		-	-
○ Poires : 3		-	+1
○ Pommes : 1		-	+1
○ Raisins frais : 1 grappe, min. 45 raisins		+20	-

▶ VIANDES ET SUBSTITUTS

	1300	1500	1800
○ Bœuf haché extra-maigre : 75 g (2 ½ oz)		-	-
○ Dindon, escalope : 1 de 80 g (2 ⅔ oz)		-	-
○ Flétan : 135 g (4 ½ oz)		-	-
○ Hoummos : 1 pot, min. 30 ml (2 c. à s.)		+125 ml (½ t.)	+125 ml (½ t.)
○ Jambon cuit tranché : 40 g (1 ⅓ oz)		-	-
○ Noix de Grenoble ou pacanes : 125 ml (½ t.)		+30 ml (2 c. à s.)	+60 ml (¼ t.)
○ Œufs : 6		-	+1
○ Poulet, poitrine désossée, sans la peau : 180 g (6 oz)		-	-
○ Thon pâle en conserve : 1 boîte de 170 g (6 oz)		-	-
○ Tilapia, filets : 135 g (4 ½ oz)		-	-
○ Tofu ferme : 1 bloc, min. 225 g (8 oz)		-	-

▶ S'ASSURER D'AVOIR AU FRIGO, AU GARDE-MANGER OU AU JARDIN...

- ○ Abricots et canneberges séchés
- ○ Céréales de maïs
- ○ Céréales de son
- ○ Cumin en poudre
- ○ Gingembre frais, petit tronçon
- ○ Haricots blancs ou rouges, 1 boîte de 540 ml (19 oz)
- ○ Huile de noix (facultatif)
- ○ Lait de coco allégé, min. 125 ml (½ t.)
- ○ Lentilles vertes sèches
- ○ Pâte de cari rouge
- ○ Poudre de cari
- ○ Poudre de chili
- ○ Quinoa sec
- ○ Sucre
- ○ Tomates en dés, 2 boîtes de 540 ml (19 oz) chacune
- ○ Vinaigre blanc

Ingrédients du menu de base à 1300 Calories.
Ajouter les ingrédients inscrits en bleu au menu de base.
Ajouter les ingrédients inscrits en vert au menu de base ainsi qu'au menu de 1500 Calories.

Pour bien choisir vos yogourts, votre pain et vos céréales, privilégiez les yogourts avec probiotiques, choisissez du pain à grains entiers, sans gras et sans sucre ajouté (la gamme de la Boulangerie St-Méthode est particulièrement indiquée), et optez pour des céréales à déjeuner qui apportent moins de 5 g de sucre et plus de 4 g de fibres par portion de 30 g (les céréales Bran Flakes et Shredded Wheat comptent parmi les bons choix).

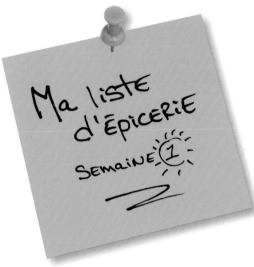

PRODUITS CÉRÉALIERS

	1300	1500	1800
○ Craquelins de seigle : 1 boîte, min. 12 craquelins		+2	+12
○ Galettes[1] de riz brun : 1 sac, min. 2 galettes		+2	+4
○ Muffins anglais de blé entier : 4		-	-
○ Pain de blé entier : 1, min. 14 tranches		-	-
○ Tortillas de blé entier de 60 g (2 oz) : 1 sac, min. 2 tortillas		-	-

1. Si vous ne trouvez pas de galettes de riz brun, vous pouvez opter pour des galettes de riz blanc.

LAIT ET SUBSTITUTS

	1300	1500	1800
○ Fromage feta allégé : 200 g (7 oz)		-	-
○ Fromage allégé (mozzarella, cheddar, gouda ou suisse) : 300 g (10 oz)		+100 g (3 ½ oz)	+50 g (1 ⅔ oz)
○ Fromage ricotta allégé 7 % ou moins : 1 petit pot, min. 125 ml (½ t.)		-	-
○ Lait 1 % : 5 l (20 t.)		-	+2 l (8 t.)
○ Petits yogourts de 100 g (3 ½ oz) 2 % ou moins : 2		+4	+6
○ Yogourt nature 1-2 % : 1 petit pot, min. 125 ml (½ t.)		-	-

▶ LÉGUMES ET FRUITS

	1300	1500	1800
LÉGUMES			
○ Avocat : 1		-	-
○ Brocoli : 1, min. 750 ml (3 t.)		-	+250 ml (1 t.)
○ Carottes : 1 sac, min. 7-8 grosses		-	-
○ Céleri : 1, min. 1,25 l (5 t.)	+60 ml (¼ t.)		+250 ml (1 t.)
○ Concombres : 4, min. 1 l (4 t.)	+125 ml (½ t.)		-
○ Coriandre fraîche : 1 petit bouquet			
○ Courgettes moyennes : 4		-	-
○ Endives : 4-5, min. 500 ml (2 t.)		-	-
○ Épinards : 1 sac, min. 1 l (4 t.)		-	-
○ Jus de légumes : 1 bouteille, min. 250 ml (1 t.)		+250 ml (1 t.)	-
○ Laitue : 1, min. 750 ml (3 t.)		+500 ml (2 t.)	-
○ Maïs en grains surgelé : 1 sac, min. 125 ml (½ t.)		-	-
○ Oignons verts : 5		+1	-
○ Persil frais : 1 petit bouquet		-	-
○ Poivrons rouges : 6		-	-
○ Pomme de terre : 1 petite		-	-
○ Tomates rouges moyennes : 4	+1		-
FRUITS			
○ Bleuets : min. 1 l (4 t.)		-	+500 ml (2 t.)
○ Citrons : 4		-	-
○ Compote de pommes sans sucre ajouté : 1 pot, min. 250 ml (1 t.)		+500 ml (2 t.)	+250 ml (1 t.)
○ Fraises : min. 750 ml (3 t.)		-	+250 ml (1 t.)
○ Limes : 4		-	-
○ Melon d'eau : ½, min. 750 ml (3 t.)		+250 ml (1 t.)	+250 ml (1 t.)
○ Pamplemousses : 2		-	-
○ Poires : 3		-	+2
○ Pommes : 1		-	+2
○ Raisins frais : 1 grappe, min. 90 raisins		+40	

▶ VIANDES ET SUBSTITUTS

	1300	1500	1800
○ Bœuf haché extra-maigre : 150 g (5 oz)		-	-
○ Dindon, escalopes : 2 de 80 g (2 ⅔ oz) chacune		-	-
○ Flétan : 270 g (9 oz)		-	-
○ Hommos : 1 pot, min. 60 ml (¼ t.)		+250 ml (1 t.)	+180 ml (¾ t.)
○ Jambon cuit tranché : 75 g (2 ½ oz)		-	-
○ Noix de Grenoble ou pacanes : 250 ml (1 t.)		+60 ml (¼ t.)	+125 ml (½ t.)
○ Œufs : 11		-	+2
○ Poulet, poitrine désossée, sans la peau : 360 g (12 oz)		-	-
○ Thon pâle en conserve : 1 boîte de 170 g (6 oz)		-	-
○ Tilapia, filets : 270 g (9 oz)		-	-
○ Tofu ferme : 1 bloc, min. 450 g (1 lb)		-	-

◢ S'ASSURER D'AVOIR AU FRIGO, AU GARDE-MANGER OU AU JARDIN...

- ○ Abricots et canneberges séchés
- ○ Céréales de maïs
- ○ Céréales de son
- ○ Cumin en poudre
- ○ Gingembre frais, petit tronçon
- ○ Haricots blancs ou rouges, 1 boîte de 540 ml (19 oz)
- ○ Huile de noix (facultatif)
- ○ Lait de coco allégé, min. 125 ml (½ t.)
- ○ Lentilles vertes sèches
- ○ Pâte de cari rouge
- ○ Poudre de cari
- ○ Poudre de chili
- ○ Quinoa sec
- ○ Sucre
- ○ Tomates en dés, 2 boîtes de 540 ml (19 oz) chacune
- ○ Vinaigre blanc

Ingrédients du menu de base à 1300 Calories.
Ajouter les ingrédients inscrits en bleu au menu de base.
Ajouter les ingrédients inscrits en vert au menu de base ainsi qu'au menu de 1500 Calories.

Pour bien choisir vos yogourts, votre pain et vos céréales, privilégiez les yogourts avec probiotiques, choisissez du pain à grains entiers, sans gras et sans sucre ajouté (la gamme de la Boulangerie St-Méthode est particulièrement indiquée), et optez pour des céréales à déjeuner qui apportent moins de 5 g de sucre et plus de 4 g de fibres par portion de 30 g (les céréales Bran Flakes et Shredded Wheat comptent parmi les bons choix).

Avant de faire de nouveaux achats, vérifiez ce que vous avez déjà en main.

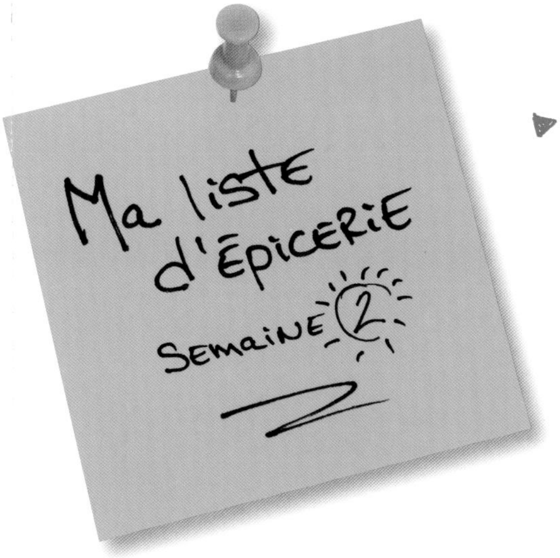

Semaine 2

1 portion

Ma liste d'épicerie
Semaine 2

▶ PRODUITS CÉRÉALIERS

	1300	1500	1800
◯ Bagels[1] de blé entier : 3	-	+1
◯ Galettes[2] de riz brun : 1 sac, min. 3 galettes	-	+2
◯ Pain aux noix : 1, min. 2 tranches	+1	-
◯ Pain de blé entier : 1, min. 5 tranches	-	+2
◯ Pitas de blé entier de 16 cm (6 ¼ po) : 2	+1	+1

1. Choisissez des bagels de petit format (60 g par portion).
2. Si vous ne trouvez pas de galettes de riz brun, vous pouvez opter pour des galettes de riz blanc.

▶ LAIT ET SUBSTITUTS

	1300	1500	1800
◯ Fromage à la crème léger : 1 petit pot, min. 60 ml (¼ t.)	-	+15 ml (1 c. à s.)
◯ Fromage cottage 1 % : 1 pot, min. 375 ml (1 ½ t.)	-	-
◯ Fromage feta allégé : 25 g (1 oz)	-	-
◯ Fromage allégé (mozzarella, cheddar, gouda ou suisse) : 120 g (4 oz)	+25 g (1 oz)	+50 g (1 ⅔ oz)
◯ Fromage ricotta allégé 7 % ou moins : 1 pot, min. 125 ml (½ t.)	-	-
◯ Lait 1 % : 2 l (8 t.)	+1 l (4 t.), min. 500 ml (2 t.)	+1 l (4 t.), min. 500 ml (2 t.)
◯ Petits yogourts de 100 g (3 ½ oz) 2 % ou moins : 3	-	-
◯ Yogourt nature 1-2 % : 1 pot, min. 500 ml (2 t.)	+250 ml (1 t.)	+250 ml (1 t.)

▶ LÉGUMES ET FRUITS

LÉGUMES

	1300	1500	1800
◯ Basilic frais : 1 petit bouquet	-	-
◯ Carottes : 1 sac, min. 4-5 grosses	-	min. +1
◯ Céleri : 1, min. 375 ml (1 ½ t.)	min. +60 ml (¼ t.)	min. +125 ml (½ t.)
◯ Chou-fleur : 1, min. 375 ml (1 ½ t.)	-	-
◯ Concombres : 2	+1	-
◯ Courge musquée (butternut) : 1 de 700 g (1 ½ lb)	-	-
◯ Courgette : 1	-	-
◯ Épinards : 1 sac, min. 250 ml (1 t.)	-	-
◯ Jus de légumes : 1 bouteille, min. 375 ml (1 ½ t.)	-	+125 ml (½ t.)
◯ Laitue : 1, min. 500 ml (2 t.)	+250 ml (1 t.)	-
◯ Oignon rouge : 1	-	-
◯ Oignons verts : 2	+1	-
◯ Persil frais : 1 petit bouquet	-	-
◯ Poivrons rouges : 3	-	-
◯ Pommes de terre moyennes : 1	+1	-
◯ Radicchio : 1	-	-
◯ Roquette : 1 sac, min. 125 ml (½ t.)	-	-
◯ Tomates cerises : 1 barquette, min. 10 tomates	-	-
◯ Tomate italienne : 1	-	-
◯ Tomates rouges moyennes : 2	-	-

FRUITS

	1300	1500	1800
◯ Bananes moyennes : 2	+1	-
◯ Bleuets : min. 125 ml (½ t.)	+125 ml (½ t.)	min. +250 ml (1 t.)
◯ Citrons : 3	+1	-
◯ Clémentines : 3	+2	+3
◯ Fraises : min. 500 ml (2 t.)	+125 ml (½ t.)	+250 ml (1 t.)
◯ Mangues : 1	+1	+1
◯ Menthe fraîche : 1 petit bouquet	-	-
◯ Pamplemousse : 1	-	-
◯ Pêches : 3	-	+1
◯ Pommes : 3	-	-

▶ VIANDES ET SUBSTITUTS

	1300	1500	1800
◯ Amandes : 125 ml (½ t.)	+60 ml (¼ t.)	+60 ml (¼ t.)
◯ Bacon : 1 tranche	-	-
◯ Bœuf, cubes à mijoter : 90 g (3 oz)	-	-
◯ Œufs : 3	-	+1
◯ Poulet, haut de cuisse désossé, sans la peau : 150 g (5 oz)	-	-
◯ Poulet, poitrine désossée, sans la peau : 180 g (6 oz)	-	-
◯ Saumon, filet frais : 90 g (3 oz)	-	-
◯ Saumon fumé : 50 g (1 ⅔ oz)	-	-
◯ Vivaneau, filets : 135 g (4 ½ oz)	-	-

▶ S'ASSURER D'AVOIR AU FRIGO, AU GARDE-MANGER OU AU JARDIN...

- ◯ Bouillon de bœuf réduit en sel
- ◯ Câpres
- ◯ Céréales de blé filamenté
- ◯ Céréales de type granola légères
- ◯ Croûtons
- ◯ Cumin ou coriandre en poudre
- ◯ Curcuma en poudre
- ◯ Épices à couscous (ras-el-hanout)
- ◯ Gingembre frais, petit tronçon
- ◯ Lentilles, 1 boîte de 540 ml (19 oz)
- ◯ Nouilles de riz (vermicelles)
- ◯ Olives noires
- ◯ Orge perlé
- ◯ Parmesan allégé
- ◯ Pois chiches, 1 boîte de 540 ml (19 oz)
- ◯ Poudre de cari
- ◯ Raisins secs et autres fruits séchés

Ingrédients du menu de base à 1300 Calories.
Ajouter les ingrédients inscrits en bleu au menu de base.
Ajouter les ingrédients inscrits en vert au menu de base ainsi qu'au menu de 1500 Calories.

Avant de faire de nouveaux achats, vérifiez ce que vous avez déjà en main.

Semaine 2

2 portions

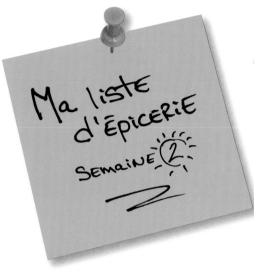

PRODUITS CÉRÉALIERS

	1300	1500	1800
○ Bagels[1] de blé entier : 5		-	+1
○ Galettes[2] de riz brun : 1 sac, min. 6 galettes		-	+4
○ Pain aux noix : 1, min. 3 tranches		+1	-
○ Pain de blé entier : 1, min. 10 tranches		-	+4
○ Pitas de blé entier de 16 cm (6 ¼ po) : 3		+1	+1

1. Choisissez des bagels de petit format (60 g par portion).
2. Si vous ne trouvez pas de galettes de riz brun, vous pouvez opter pour des galettes de riz blanc.

LAIT ET SUBSTITUTS

	1300	1500	1800
○ Fromage à la crème léger : 1 petit pot, min. 125 ml (½ t.)		-	+30 ml (2 c. à s.)
○ Fromage cottage 1 % : 2 pots, min. 750 ml (3 t.)		-	-
○ Fromage feta allégé : 50 g (1 ⅔ oz)		-	-
○ Fromage allégé (mozzarella, cheddar, gouda ou suisse) : 250 g (½ lb)		+50 g (1 ⅔ oz)	+100 g (3 ½ oz)
○ Fromage ricotta allégé 7 % ou moins : 1 pot, min. 250 ml (1 t.)		-	-
○ Lait 1 % : 4 l (16 t.)		+1 l (4 t.),	+1 l (4 t.)
○ Petits yogourts de 100 g (3 ½ oz) 2 % ou moins : 6		-	-
○ Yogourt nature 1-2 % : 1 pot, min. 750 ml (3 t.)		+375 ml (1 ½ t.)	+375 ml (1 ½ t.)

► LÉGUMES ET FRUITS

	1300	1500	1800
LÉGUMES			
○ Basilic frais : 1 petit bouquet		-	-
○ Carottes : 1 sac, min. 9 grosses		-	min. +2
○ Céleri : 1, min. 875 ml (3 ½ t.)		min. +125 ml (½ t.)	min. +250 ml (1 t.)
○ Chou-fleur : 1, min. 750 ml (3 t.)		-	-
○ Concombres : 3		+1	+1
○ Courge musquée (butternut) : 1 de 700 g (1 ½ lb)		-	-
○ Courgettes : 2		-	-
○ Épinards : 1 sac, min. 500 ml (2 t.)		-	-
○ Jus de légumes : 1 bouteille, min. 750 ml (3 t.)		-	+250 ml (1 t.)
○ Laitue : 1, min. 750 ml (3 t.)		+500 ml (2 t.)	
○ Oignon rouge : 1		-	-
○ Oignons verts : 3		+1	-
○ Persil frais : 1 petit bouquet		-	-
○ Poivrons rouges : 5		-	-
○ Pommes de terre moyennes : 1		+1	-
○ Radicchio : 1		-	-
○ Roquette : 1 sac, min. 250 ml (1 t.)		-	-
○ Tomates cerises : 1 barquette, min. 20 tomates		-	-
○ Tomates rouges moyennes : 4		-	-
FRUITS			
○ Bananes moyennes : 3		+1	-
○ Bleuets : min. 250 ml (1 t.)		+250 ml (1 t.)	+500 ml (2 t.)
○ Citrons : 3		+1	-
○ Clémentines : 6		+4	+6
○ Fraises : min. 1 l (4 t.)		+250 ml (1 t.)	+500 ml (2 t.)
○ Mangues : 1		+1	+1
○ Menthe fraîche : 1 petit bouquet		-	-
○ Pamplemousse : 1		-	-
○ Pêches : 6		-	+2
○ Pommes : 4		-	+2

► VIANDES ET SUBSTITUTS

	1300	1500	1800
○ Amandes : 180 ml (¾ t.)		+125 ml (½ t.)	+125 ml (½ t.)
○ Bacon : 2 tranches		-	-
○ Bœuf, cubes à mijoter : 180 g (6 oz)		-	-
○ Œufs : 6		-	+2
○ Poulet, haut de cuisse désossé, sans la peau : 300 g (10 oz)		-	-
○ Poulet, poitrine désossée, sans la peau : 360 g (12 oz)		-	-
○ Saumon, filet frais : 180 g (6 oz)		-	-
○ Saumon fumé : 100 g (3 ½ oz)		-	-
○ Vivaneau, filets : 270 g (9 oz)		-	-

► S'ASSURER D'AVOIR AU FRIGO, AU GARDE-MANGER OU AU JARDIN...

- ○ Bouillon de bœuf réduit en sel
- ○ Câpres
- ○ Céréales de blé filamenté
- ○ Céréales de type granola légères
- ○ Croûtons
- ○ Cumin ou coriandre en poudre
- ○ Curcuma en poudre
- ○ Épices à couscous (ras-el-hanout)
- ○ Gingembre frais, petit tronçon
- ○ Lentilles, 1 boîte de 540 ml (19 oz)
- ○ Nouilles de riz (vermicelles)
- ○ Olives noires
- ○ Orge perlé
- ○ Parmesan allégé
- ○ Pois chiches, 1 boîte de 540 ml (19 oz)
- ○ Poudre de cari
- ○ Raisins secs et autres fruits séchés

Ingrédients du menu de base à 1300 Calories.
Ajouter les ingrédients inscrits en bleu au menu de base.
Ajouter les ingrédients inscrits en vert au menu de base ainsi qu'au menu de 1500 Calories.

Avant de faire de nouveaux achats, vérifiez ce que vous avez déjà en main.

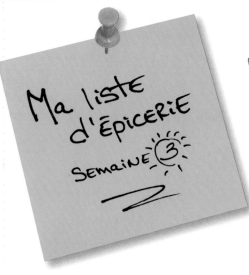

Ma liste d'épicerie
Semaine 3

PRODUITS CÉRÉALIERS

	1300	1500	1800
○ Biscottes Melba : 1 boîte, min. 7 biscottes		+2	+4
○ Ciabattas de blé entier de 6 x 12 cm (2 ½ x 5 po), 60 g (2 oz) chacune : 2		-	-
○ Pain aux raisins : 1, min. 2 tranches		+1	+1
○ Pain baguette de blé entier : ½ de 240 g (8 oz), min. 2 portions de 60 g (2 oz) ch.		-	-
○ Pain de blé entier : 1, min. 6 tranches		+1	-

LAIT ET SUBSTITUTS

	1300	1500	1800
○ Fromage bocconcini : 50 g (1 ⅔ oz)		-	+25 g (1 oz)
○ Fromage cottage 1% : 1 pot, min. 250 ml (1 t.)		+60 ml (¼ t.)	+125 ml (½ t.)
○ Fromage allégé (mozzarella, cheddar, gouda ou suisse) : 90 g (3 oz)		+25 g (1 oz)	+50 g (1 ⅔ oz)
○ Lait 1% : 2 l (8 t.)		+250 ml (1 t.)	+125 ml (½ t.)
○ Petits yogourts de 100 g (3 ½ oz) 2% ou moins : 2		-	+3
○ Yogourt nature 1-2% : 1-2 pots, min. 625 ml (2 ½ t.)		-	+250 ml (1 t.)

LÉGUMES ET FRUITS

	1300	1500	1800
LÉGUMES			
○ Asperges : 1 botte ou 375 ml (1 ½ t.)		-	-
○ Brocoli : 1 gros, min. 500 ml (2 t.)		+125 ml (½ t.)	-
○ Carottes : 1 sac, min. 1-2 grosses		-	+1
○ Céleri : 1, min. 375 ml (1 ½ t.)		+60 ml (¼ t.)	-
○ Concombres : 2, min. 500 ml (2 t.)		+ 2, min. 375 ml (1 ½ t.)	-
○ Courgettes : 3, min. 750 ml (3 t.)		-	-
○ Fenouil : 1 bulbe		-	-
○ Jus de légumes : 1 bouteille, min. 125 ml (½ t.)		+125 ml (½ t.)	+125 ml (½ t.)
○ Laitue : 1, min. 250 ml (1 t.)		+250 ml (1 t.)	-
○ Oignons verts : 2		+1	-
○ Persil frais : 1 petit bouquet		-	-
○ Pois verts surgelés : 1 sac, min. 375 ml (1 ½ t.)		-	-
○ Pommes de terre grelot : 4-5		+1	+1
○ Radis : 1 grosse botte, min. 375 ml (1 ½ t)		-	-
○ Roquette : 1 sac, min. 750 ml (3 t.)		-	-
○ Sauge fraîche : 1 petit bouquet		-	-
○ Thym frais : 1 petit bouquet		-	-
○ Tomates cerises : 1-2 barquettes, min. 500 ml (2 t.)		-	+125 ml (½ t.)
FRUITS			
○ Bananes moyennes : 1		-	+3
○ Cantaloup : 1 gros, min. 500 ml (2 t.)		+125 ml (½ t.)	-
○ Citrons : 3		-	-
○ Framboises : 500 ml (2 t.)		+125 ml (½ t.)	+125 ml (½ t.)
○ Kiwis moyens : 1		+2	+3
○ Oranges : 3		+1	+1

VIANDES ET SUBSTITUTS

	1300	1500	1800
○ Agneau, jarret : 120 g (4 oz)		-	-
○ Aiglefin, filets : 135 g (4 ½ oz)		-	-
○ Jambon blanc tranché : 40 g (1 ⅓ oz)		-	-
○ Œufs : 5		-	+1
○ Pétoncles : 135 g (4 ½ oz)		-	-
○ Pistaches non salées : 60 ml (¼ t.)		+15 ml (1 c. à s.)	+125 ml (½ t.)
○ Poulet, poitrine désossée, sans la peau : 90 g (3 oz)		-	-
○ Prosciutto tranché mince : 90 g (3 oz)		-	-
○ Sardines en conserve : 3		-	-
○ Sole, filets : 135 g (4 ½ oz)		-	-
○ Veau, escalope : 1 de 80 g (2 ⅔ oz)		-	-

S'ASSURER D'AVOIR AU FRIGO, AU GARDE-MANGER OU AU JARDIN...

- ○ Baileys ou liqueur de café
- ○ Café
- ○ Câpres
- ○ Céréales de son
- ○ Céréales Müslix
- ○ Gingembre frais, petit tronçon
- ○ Olives noires
- ○ Orge perlé
- ○ Parmesan (allégé, de préférence)
- ○ Pâte de cari rouge
- ○ Penne de blé entier[1]
- ○ Pesto
- ○ Pois chiches, 2 boîtes de 540 ml (19 oz) chacune
- ○ Poivrons rouges grillés, 1 pot (ou poivrons grillés maison[2])
- ○ Saumon en conserve, 1 boîte de 213 g (7 ½ oz)
- ○ Spaghettis de blé entier[1]
- ○ Tomates en dés, 1 boîte de 796 ml (28 oz)

1. Vous pouvez remplacer les pâtes de blé entier par des pâtes Smart enrichies en fibres.
2. On peut préparer soi-même les poivrons rouges grillés en les enfournant de 20 à 30 minutes à 200 °C (400 °F). Faites-les refroidir dans un sac de plastique ou dans du papier d'aluminium, puis pelez-les, épépinez-les et tranchez-les en lanières. Comptez un poivron par personne.

Ingrédients du menu de base à 1300 Calories.
Ajouter les ingrédients inscrits en bleu au menu de base.
Ajouter les ingrédients inscrits en vert au menu de base ainsi qu'au menu de 1500 Calories.

Avant de faire de nouveaux achats, vérifiez ce que vous avez déjà en main.

2 portions

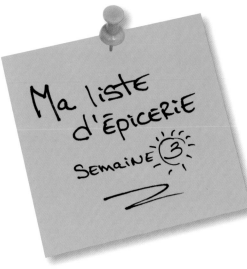

Ma liste d'épicerie semaine 3

▶ PRODUITS CÉRÉALIERS

	1300	1500	1800
◯ Biscottes Melba : 1 boîte, min. 14 biscottes		+4	+8
◯ Ciabattas de blé entier de 6 x 12 cm (2 ½ x 5 po), 60 g (2 oz) chacune : 4		-	-
◯ Pain aux raisins : 1, min. 4 tranches		+2	+2
◯ Pain baguette de blé entier : 1 de 240 g (8 oz), min. 4 portions de 60 g (2 oz) ch.		-	-
◯ Pain de blé entier : 1, min. 11 tranches		+2	-

▶ LAIT ET SUBSTITUTS

	1300	1500	1800
◯ Fromage bocconcini : 100 g (3 ½ oz)		-	+50 g (1 ⅔ oz)
◯ Fromage cottage 1% : 1 pot, min. 375 ml (1 ½ t.)		+125 ml (½ t.)	+250 ml (1 t.)
◯ Fromage allégé (mozzarella, cheddar, gouda ou suisse) : 175 g (6 oz)		+50 g (1 ⅔ oz)	+100 g (3 ½ oz)
◯ Lait 1% : 4 l (16 t.)		+500 ml (2 t.)	+250 ml (1 t.)
◯ Petits yogourts de 100 g (3 ½ oz) 2% ou moins : 4		-	+6
◯ Yogourt nature 1-2% : 1-2 pots, min. 1 l (4 t.)		-	+375 ml (1 ½ t.)

▶ LÉGUMES ET FRUITS

LÉGUMES	1300	1500	1800
◯ Asperges : 1 botte ou 750 ml (3 t.)		-	-
◯ Brocoli : 1 gros, min. 1 l (4 t.)		+250 ml (1 t.)	-
◯ Carottes : 1 sac, min. 2-3 grosses		-	+1-2
◯ Céleri : 1, min. 750 ml (3 t.)		+60 ml (¼ t.)	-
◯ Concombres : 3, min. 750 ml (3 t.)		+ 2, min. 375 ml (1 ½ t.)	-
◯ Courgettes : 4, min. 1 l (4 t.)		-	-
◯ Fenouil : 1 bulbe			
◯ Jus de légumes : 1 bouteille, min. 250 ml (1 t.)		+250 ml (1 t.)	+250 ml (1 t.)
◯ Laitue : 1, min. 250 ml (1 t.)		+500 ml (2 t.)	
◯ Oignons verts : 3		+1	
◯ Persil frais : 1 petit bouquet		-	
◯ Pois verts surgelés : 1 sac, min. 750 ml (3 t.)		-	
◯ Pommes de terre grelot : 7		+2	+2
◯ Radis : 1 grosse botte, min. 750 ml (3 t.)		-	
◯ Roquette : 1 sac, min. 1,25 l (5 t.)		-	
◯ Sauge fraîche : 1 petit bouquet			
◯ Thym frais : 1 petit bouquet		-	-
◯ Tomates cerises : 1-2 barquettes, min. 750 ml (3 t.)		-	+250 ml (1 t.)

FRUITS	1300	1500	1800
◯ Bananes moyennes : 1		+1	+5
◯ Cantaloup : 1 gros, min. 1 l (4 t.)		+250 ml (1 t.)	-
◯ Citrons : 3			
◯ Framboises : 1 l (4 t.)		+250 ml (1 t.)	+250 ml (1 t.)
◯ Kiwis moyens : 1		+3	+6
◯ Oranges : 6		+2	+2

▶ VIANDES ET SUBSTITUTS

	1300	1500	1800
◯ Agneau, jarret : 240 g (8 oz)		-	-
◯ Aiglefin, filets : 270 g (9 oz)		-	-
◯ Jambon blanc tranché : 75 g (2 ½ oz)		-	-
◯ Œufs : 9		-	+2
◯ Pétoncles : 270 g (9 oz)		-	-
◯ Pistaches non salées : 125 ml (½ t.)		+30 ml (2 c. à s.)	+180 ml (¾ t.)
◯ Poulet, poitrine désossée, sans la peau : 180 g (6 oz)		-	-
◯ Prosciutto tranché mince : 180 g (6 oz)		-	-
◯ Sardines en conserve : 6		-	-
◯ Sole, filets : 270 g (9 oz)		-	-
◯ Veau, escalopes : 2 de 80 g (2 ⅔ oz) chacune		-	-

▶ S'ASSURER D'AVOIR AU FRIGO, AU GARDE-MANGER OU AU JARDIN...

◯ Baileys ou liqueur de café
◯ Café
◯ Câpres
◯ Céréales de son
◯ Céréales Müslix
◯ Gingembre frais, petit tronçon
◯ Olives noires
◯ Orge perlé
◯ Parmesan (allégé, de préférence)
◯ Pâte de cari rouge
◯ Penne de blé entier[1]
◯ Pesto
◯ Pois chiches, 2 boîtes de 540 ml (19 oz) chacune
◯ Poivrons rouges grillés, 1 pot (ou poivrons grillés maison, voir p. 221, note 2)
◯ Saumon en conserve, 1 boîte de 213 g (7 ½ oz)
◯ Spaghettis de blé entier[1]
◯ Tomates en dés, 1 boîte de 796 ml (28 oz)

1. Vous pouvez remplacer les pâtes de blé entier par des pâtes Smart enrichies en fibres.

Ingrédients du menu de base à 1300 Calories.
Ajouter les ingrédients inscrits en bleu au menu de base.
Ajouter les ingrédients inscrits en vert au menu de base ainsi qu'au menu de 1500 Calories.

Avant de faire de nouveaux achats, vérifiez ce que vous avez déjà en main.

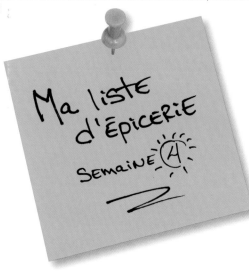

PRODUITS CÉRÉALIERS

	1300	1500	1800
○ Craquelins de seigle : 1 boîte, min. 9 craquelins		+2	+2
○ Muffin anglais de blé entier : 1		-	-
○ Pain aux raisins : 1, min. 2 tranches		+1	+2
○ Pain de blé entier : 1, min. 4 tranches		-	-
○ Pitas de blé entier de 16 cm (6 ¼ po) : 2		-	+1

LAIT ET SUBSTITUTS

	1300	1500	1800
○ Fromage cottage 1 % : 1 pot, min. 250 ml (1 t.)		-	+125 ml (½ t.)
○ Fromage feta allégé : 50 g (1 ⅔ oz)		-	-
○ Fromage allégé (mozzarella, cheddar, gouda ou suisse) : 75 g (2 ½ oz)		+50 g (1 ⅔ oz)	+50 g (1 ⅔ oz)
○ Lait 1 % : min. 2 l (8 t.)		-	+1 l (4 t.), min. 625 ml (2 ½ t.)
○ Petits yogourts de 100 g (3 ½ oz) 2 % ou moins : 3		-	+2
○ Yogourt nature (1-2 %) : 1 pot, min. 375 ml (1 ½ t.)		+125 ml (½ t.)	+125 ml (½ t.)

LÉGUMES ET FRUITS

	1300	1500	1800
LÉGUMES			
○ Asperges : 1 grosse botte, min. 375 ml (1 ½ t.)		-	+125 ml (½ t.)
○ Basilic frais : 1 petit bouquet		-	-
○ Carottes : 1 sac, min. 1 grosse		-	+1
○ Céleri : 1, min. 375 ml (1 ½ t.)	+125 ml (½ t.)		
○ Champignons variés : 1 barquette, min. 150 g (5 oz)		-	-
○ Chou-fleur : 1, min. 375 ml (1 ½ t.)		-	+125 ml (½ t.)
○ Chou vert ou frisé : 1, min. 500 ml (2 t.)		-	-
○ Concombres : 2, min. 500 ml (2 t.)		-	-
○ Coriandre fraîche : 1 petit bouquet		-	-
○ Épinards frais : 1 sac, min. 250 ml (1 t.)	+250 ml (1 t.)		
○ Fenouil : 1 bulbe		-	-
○ Jus de légumes : 1 bouteille, min. 125 ml (½ t.)		-	+375 ml (1 ½ t.)
○ Laitue : 1, min. 750 ml (3 t.)		-	-
○ Maïs en grains surgelé : 1 sac, min. 125 ml (½ t.)		-	-
○ Oignons verts : 2		-	-
○ Poivrons rouges : 4		-	-
○ Pommes de terre moyennes : 1		+1	-
○ Tomates italiennes : 2		-	-
FRUITS			
○ Ananas : 1 gros, min. 625 ml (2 ½ t.)		-	+125 ml (½ t.)
○ Citrons : 2		+1	-
○ Clémentines : 3		+1	+1
○ Fraises : 500 ml (2 t.)		+250 ml (1 t.)	+125 ml (½ t.)
○ Lime : 1		-	-
○ Mangues : 1		+1	-
○ Oranges : 1		-	+1
○ Pamplemousse : 1		-	-
○ Papaye : 1 petite		-	-
○ Pommes : 1		+1	+1
○ Prunes : 3		-	+2

VIANDES ET SUBSTITUTS

	1300	1500	1800
○ Canard, magret : 200 g (7 oz)		-	-
○ Crevettes crues : 6 grosses de 7 g (¼ oz) ch.		-	-
○ Crevettes nordiques cuites : 75 g (2 ½ oz)		-	-
○ Graines de tournesol : 125 ml (½ t.)		+15 ml (1 c. à s.)	+60 ml (¼ t.)
○ Hoummos : 125 ml (½ t.)		+30 ml (2 c. à s.)	+125 ml (½ t.)
○ Morue, filet : 135 g (4 ½ oz)		-	-
○ Poulet, pilons avec la peau : 4 de 64 g (2 ¼ oz) ch., 250 g (½ lb) au total		-	-
○ Poulet, poitrine sans la peau : 150 g (5 oz)		-	-
○ Œufs : 4		-	+1
○ Saumon, filets : 140 g (4 ½ oz)		-	-

S'ASSURER D'AVOIR AU FRIGO, AU GARDE-MANGER OU AU JARDIN...

- ○ Céréales de blé filamenté
- ○ Céréales de maïs
- ○ Cumin en poudre
- ○ Échalote française
- ○ Farine de sarrasin
- ○ Gingembre frais, petit tronçon
- ○ Graines de sésame
- ○ Haricots noirs, 1 boîte de 540 ml (19 oz)
- ○ Huile de sésame (facultatif)
- ○ Lait de coco (allégé, de préférence), 1 boîte de 398 ml (14 oz)
- ○ Marmelade d'orange
- ○ Nouilles de riz (vermicelles)
- ○ Olives noires dénoyautées
- ○ Pâte de cari rouge
- ○ Poivrons rouges grillés, 1 pot (ou poivrons grillés maison, voir p. 221, note 2)
- ○ Quinoa sec
- ○ Raisins secs
- ○ Vin blanc
- ○ Vinaigre balsamique

Ingrédients du menu de base à 1300 Calories.
Ajouter les ingrédients inscrits en bleu au menu de base.
Ajouter les ingrédients inscrits en vert au menu de base ainsi qu'au menu de 1500 Calories.

Avant de faire de nouveaux achats, vérifiez ce que vous avez déjà en main.

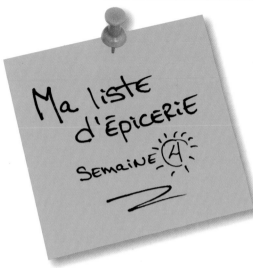

Ma liste d'épicerie
Semaine 4

▶ PRODUITS CÉRÉALIERS

	1300	1500	1800
○ Craquelins de seigle : 1 boîte, min. 18 craquelins		+4	+4
○ Muffins anglais de blé entier : 2		-	-
○ Pain aux raisins : 1, min. 4 tranches		+1	+3
○ Pain de blé entier : 1, min. 8 tranches		-	-
○ Pitas de blé entier de 16 cm (6 ¼ po) : 4		-	+2

▶ LAIT ET SUBSTITUTS

	1300	1500	1800
○ Fromage cottage 1% : 1 pot, min. 500 ml (2 t.)		-	+250 ml (1 t.)
○ Fromage feta allégé : 100 g (3 ½ oz)		-	-
○ Fromage allégé (mozzarella, cheddar, gouda ou suisse) : 150 g (5 oz)		+100 g (3 ½ oz)	+100 g (3 ½ oz)
○ Lait 1% : min. 4 l (16 t.)		-	+1,5 l (6 t.)
○ Petits yogourts de 100 g (3 ½ oz) 2% ou moins : 6		-	+4
○ Yogourt nature (1-2%) : 1 pot, min. 750 ml (3 t.)		+250 ml (1 t.)	+250 ml (1 t.)

▶ LÉGUMES ET FRUITS

LÉGUMES

	1300	1500	1800
○ Asperges : 3 grosses bottes, min. 750 ml (3 t.)		-	+125 ml (½ t.)
○ Basilic frais : 1 petit bouquet		-	-
○ Carottes : 1 sac, min. 2 grosses		-	+1
○ Céleri : 1, min. 625 ml (2 ½ t.)	+250 ml (1 t.)		-
○ Champignons variés : 1 barquette, min. 300 g (10 oz)		-	-
○ Chou-fleur : 1, min. 750 ml (3 t.)		-	+250 ml (1 t.)
○ Chou vert ou frisé : 1, min. 1 l (4 t.)		-	-
○ Concombres : 3, min. 750 ml (3 t.)		-	-
○ Coriandre fraîche : 1 petit bouquet		-	-
○ Épinards frais : 1 sac, min. 500 ml (2 t.)	+500 ml (2 t.)		-
○ Fenouil : 2 bulbes		-	-
○ Jus de légumes : 1 bouteille, min. 250 ml (1 t.)		-	+750 ml (3 t.)
○ Laitue : 1, min. 1 l (4 t.)		-	-
○ Maïs en grains surgelé : 1 sac, min. 250 ml (1 t.)		-	-
○ Oignons verts : 2		-	-
○ Poivrons rouges : 5		-	-
○ Pommes de terre moyennes : 1		+1	-
○ Tomates italiennes : 3			

FRUITS

	1300	1500	1800
○ Ananas : 1 gros, min. 1,25 l (5 t.)		-	+250 ml (1 t.)
○ Citrons : 2		+1	-
○ Clémentines : 6		+2	+2
○ Fraises : 1 l (4 t.)		+375 ml (1 ½ t.)	+250 ml (1 t.)
○ Lime : 1		-	-
○ Mangues : 1		+1	-
○ Oranges : 2		-	+2
○ Pamplemousses : 2		-	-
○ Papaye : 1 petite		-	-
○ Pommes : 2		+2	+2
○ Prunes : 6		-	+4

▶ VIANDES ET SUBSTITUTS

	1300	1500	1800
○ Canard, magret : 400 g (14 oz)		-	-
○ Crevettes crues : 12 grosses de 7 g (¼ oz) chacune		-	-
○ Crevettes nordiques cuites : 150 g (5 oz)		-	-
○ Graines de tournesol : 180 ml (¾ t.)		+30 ml (2 c. à s.)	+125 ml (½ t.)
○ Hoummos : 250 ml (1 t.)		+60 ml (¼ t.)	+250 ml (1 t.)
○ Morue, filet : 270 g (9 oz)		-	-
○ Pilons de poulet avec la peau : 8 de 64 g (2 ¼ oz) ch., 500 g (1 lb) au total		-	-
○ Poulet, poitrine sans la peau : 300 g (10 oz)		-	-
○ Œufs : 9		-	+2
○ Saumon, filets : 280 g (9 oz)		-	-

▶ S'ASSURER D'AVOIR AU FRIGO, AU GARDE-MANGER OU AU JARDIN...

- ○ Céréales de blé filamenté
- ○ Céréales de maïs
- ○ Cumin en poudre
- ○ Échalote française
- ○ Farine de sarrasin
- ○ Gingembre frais, petit tronçon
- ○ Graines de sésame
- ○ Haricots noirs, 1 boîte de 540 ml (19 oz)
- ○ Huile de sésame (facultatif)
- ○ Lait de coco (allégé, de préférence), 1 boîte de 398 ml (14 oz)
- ○ Marmelade d'orange
- ○ Nouilles de riz (vermicelles)
- ○ Olives noires dénoyautées
- ○ Pâte de cari rouge
- ○ Poivrons rouges grillés, 1 pot (ou poivrons grillés maison, voir p. 221, note 2)
- ○ Quinoa sec
- ○ Raisins secs
- ○ Vin blanc
- ○ Vinaigre balsamique

Ingrédients du menu de base à 1300 Calories.
Ajouter les ingrédients inscrits en bleu au menu de base.
Ajouter les ingrédients inscrits en vert au menu de base ainsi qu'au menu de 1500 Calories.

Avant de faire de nouveaux achats, vérifiez ce que vous avez déjà en main.

Semaine 5

1 portion

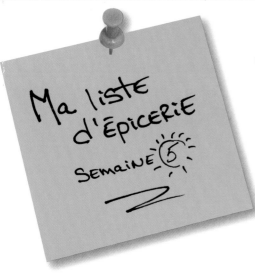

Ma liste d'épicerie

Semaine 5

► PRODUITS CÉRÉALIERS

	1300	1500	1800
○ Galettes[1] de riz brun : 1 sac, min. 4 galettes		+1	-
○ Gaufre de blé entier de 70 g (2 ⅓ oz) : 1		-	-
○ Pain de blé entier : 1, min. 7 tranches		-	+1
○ Petits pains empereur (kaiser) de blé entier : 3		+1	-
○ Pitas de blé entier de 16 cm (6 ¼ po) : 2		+1	+1
○ Tortillas de blé entier de 60 g (2 oz) : 1 sac, min. 2 tortillas		-	-

1. Si vous ne trouvez pas de galettes de riz brun, vous pouvez opter pour des galettes de riz blanc.

► LAIT ET SUBSTITUTS

	1300	1500	1800
○ Fromage allégé (mozzarella, cheddar, gouda ou suisse) : 65 g (2 ¼ oz)		+25 g (1 oz)	+50 g (1 ⅔ oz)
○ Lait 1 % : 3 l (12 t.)		-	+1 l (4 t.)
○ Yogourts à boire de 200 ml (7 oz) : 3		+1	+2
○ Yogourt nature 1-2 % : 1 pot, min. 750 ml (3 t.)		+125 ml (½ t.)	-

► LÉGUMES ET FRUITS

	1300	1500	1800
LÉGUMES			
○ Avocat : 1		-	-
○ Basilic frais : 1 petit bouquet		-	-
○ Bok choy, mini (pak-choï) : 1 sac, min. 500 ml (2 t.)		-	-
○ Carottes : 1 sac, min. 2 grosses		-	+1
○ Céleri : min. 375 ml (1 ½ t.)		-	-
○ Céleri-rave, petit : min. 250 ml (1 t.)		-	-
○ Concombres : 3, min. 625 ml (2 ½ t.)		+1	-
○ Épinards frais : 1 sac, min. 250 ml (1 t.)		+250 ml (1 t.)	-
○ Jus de légumes : 1 bouteille, min. 250 ml (1 t.)		+125 ml (½ t.)	+375 ml (1 ½ t.)
○ Laitue : 1-2, min. 1,5 l (6 t.)		-	-
○ Maïs en grains surgelé : 1 sac, min. 125 ml (½ t.)		-	-
○ Menthe fraîche : 1 petit bouquet		-	-
○ Oignons verts : 3		-	-
○ Persil frais : 1 petit bouquet		-	-
○ Poivrons : 2, 1 rouge, 1 jaune		+1	-
○ Pomme de terre moyenne : 1		-	-
○ Radicchio : 1		-	-
○ Tomate rouge moyenne : 1		-	-
○ Tomates cerises : 1 barquette, min. 625 ml (2 ½ t.)		-	-
FRUITS			
○ Bananes : 3		-	+2
○ Bleuets : min. 375 ml (1 ½ t.)		+250 ml (1 t.)	+250 ml (1 t.)
○ Citrons : 1		+1	-
○ Clémentines : 2		+2	+4
○ Compote de pommes sans sucre ajouté : 1 pot, min. 250 ml (1 t.)		+125 ml (½ t.)	+250 ml (1 t.)
○ Lime : 1		-	-
○ Melon miel : 1, min. 500 ml (2 t.)		+125 ml (½ t.)	-
○ Pamplemousses : 1		+1	-
○ Raisins frais : 1 grappe, min. 15 raisins		+15	+25

► VIANDES ET SUBSTITUTS

	1300	1500	1800
○ Bacon : 1 tranche		-	-
○ Dindon haché : 90 g (3 oz)		-	-
○ Noix de Grenoble ou pacanes : 60 ml (¼ t.)		+30 ml (2 c. à s.)	+125 ml (½ t.)
○ Œufs : 2		-	-
○ Pangasius, filet : 75 g (2 ½ oz)		-	-
○ Poulet, poitrine désossée, sans la peau : 150 g (5 oz)		-	-
○ Prosciutto en tranches : 30 g (1 oz)		-	-
○ Thon pâle en conserve : 1 boîte de 170 g (6 oz)		-	-
○ Tilapia, filet : 135 g (4 ½ oz)		-	-
○ Tofu ferme : 1 bloc, 250 g (8 oz)		-	-
○ Veau haché : 240 g (8 oz)		-	-

► S'ASSURER D'AVOIR AU FRIGO, AU GARDE-MANGER OU AU JARDIN...

- ○ Cacao en poudre
- ○ Céréales de son
- ○ Céréales de type granola légères
- ○ Croûtons
- ○ Cumin en poudre
- ○ Curcuma en poudre
- ○ Fumet de poisson (facultatif)
- ○ Nouilles de riz (vermicelles)
- ○ Olives noires
- ○ Parmesan (allégé, de préférence)
- ○ Piment de Cayenne en poudre
- ○ Poudre de chili
- ○ Tapioca fin, sec
- ○ Tomates en dés, 1 boîte de 540 ml (19 oz)
- ○ Vinaigre balsamique
- ○ Vinaigre de cidre (facultatif)

Ingrédients du menu de base à 1300 Calories.
Ajouter les ingrédients inscrits en bleu au menu de base.
Ajouter les ingrédients inscrits en vert au menu de base ainsi qu'au menu de 1500 Calories.

Avant de faire de nouveaux achats, vérifiez ce que vous avez déjà en main.

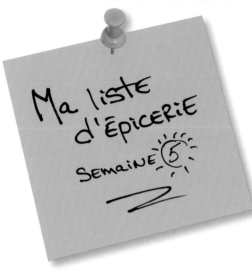

Ma liste d'épicerie semaine 5

▶ PRODUITS CÉRÉALIERS

	1300	1500	1800
○ Galettes[1] de riz brun : 1 sac, min. 8 galettes		+1	-
○ Gaufres de blé entier de 70 g (2 ⅓ oz) : 2		-	-
○ Pain de blé entier : 1, min. 14 tranches		-	+2
○ Petits pains empereur *(kaiser)* de blé entier : 5		+1	-
○ Pitas de blé entier de 16 cm (6 ¼ po) : 3		+1	+1
○ Tortillas de blé entier de 60 g (2 oz) : 1 sac, min. 3 tortillas		-	-

1. Si vous ne trouvez pas de galettes de riz brun, vous pouvez opter pour des galettes de riz blanc.

▶ LAIT ET SUBSTITUTS

	1300	1500	1800
○ Fromage allégé (mozzarella, cheddar, gouda ou suisse) : 130 g (4 ¼ oz)		+25 g (1 oz)	+50 g (1 ⅔ oz)
○ Lait 1 % : 5 l (20 t.)		-	+1 ½ l (6 t.)
○ Yogourts à boire de 200 ml (7 oz) : 6		+2	+4
○ Yogourts nature 1-2 % : 1 pot, min. 1,25 l (5 t.)		+250 ml (1 t.)	-

▶ LÉGUMES ET FRUITS

	1300	1500	1800
LÉGUMES			
○ Avocat : 1		-	-
○ Basilic frais : 1 petit bouquet		-	-
○ *Bok choy,* mini (pak-choï) : 1 sac, min 1 l (4 t.)			
○ Carottes : 1 sac, min. 2 grosses		-	+2
○ Céleri : min. 750 ml (3 t.)		-	-
○ Céleri-rave, gros : min. 500 ml (2 t.)			
○ Concombres : 4, min. 1 l (4 t.)		+1	-
○ Épinards frais : 1 sac, min. 500 ml (2 t.)		+500 ml (2 t.)	-
○ Jus de légumes : 1 bouteille, min. 500 ml (2 t.)		+250 ml (1 t.)	+750 ml (3 t.)
○ Laitue : 1-2, min. 2,5 l (10 t.)		-	-
○ Maïs en grains surgelé : 1 sac, min. 250 ml (1 t.)		-	
○ Menthe fraîche : 1 petit bouquet		-	
○ Oignons verts : 4		-	-
○ Persil frais : 1 petit bouquet		-	-
○ Poivrons : 4, 3 rouges, 1 jaune		+1	-
○ Pomme de terre moyenne : 1		-	-
○ Radicchio : 1		-	-
○ Tomate rouge moyenne : 1		-	-
○ Tomates cerises : 1 barquette, min. 1,25 l (5 t.)		-	-
FRUITS			
○ Bananes : 4		-	+3
○ Bleuets : min. 750 ml (3 t.)		+500 ml (2 t.)	+500 ml (2 t.)
○ Citrons : 1		+1	-
○ Clémentines : 4		+4	+8
○ Compote de pommes sans sucre ajouté : 1 pot, min. 375 ml (1 ½ t.)		+250 ml (1 t.)	+500 ml (2 t.)
○ Lime : 1		-	-
○ Melon miel : 1, min. 1 l (4 t.)		+250 ml (1 t.)	-
○ Pamplemousses : 1		+1	-
○ Raisins frais : 1 grappe, min. 30 raisins		+30	+50

▶ VIANDES ET SUBSTITUTS

	1300	1500	1800
○ Bacon : 2 tranches		-	-
○ Dindon haché : 180 g (6 oz)		-	-
○ Noix de Grenoble ou pacanes : 125 ml (½ t.)		+60 ml (¼ t.)	+250 ml (1 t.)
○ Œufs : 2		-	-
○ Pangasius, filet : 150 g (5 oz)		-	-
○ Poulet, poitrine désossée, sans la peau : 300 g (10 oz)		-	-
○ Prosciutto en tranches : 60 g (2 oz)		-	-
○ Thon pâle en conserve : 1 boîte de 170 g (6 oz)		-	-
○ Tilapia, filet : 270 g (9 oz)		-	-
○ Tofu ferme : 1 bloc, 500 g (1 lb)		-	-
○ Veau haché : 480 g (1 lb)		-	-

▶ S'ASSURER D'AVOIR AU FRIGO, AU GARDE-MANGER OU AU JARDIN…

- ○ Cacao en poudre
- ○ Céréales de son
- ○ Céréales de type granola légères
- ○ Croûtons
- ○ Cumin en poudre
- ○ Curcuma en poudre
- ○ Fumet de poisson (facultatif)
- ○ Nouilles de riz (vermicelles)
- ○ Olives noires
- ○ Parmesan (allégé, de préférence)
- ○ Piment de Cayenne en poudre
- ○ Poudre de chili
- ○ Tapioca fin, sec
- ○ Tomates en dés, 1 boîte de 540 ml (19 oz)
- ○ Vinaigre balsamique
- ○ Vinaigre de cidre (facultatif)

Ingrédients du menu de base à 1300 Calories.
Ajouter les ingrédients inscrits en bleu au menu de base.
Ajouter les ingrédients inscrits en vert au menu de base ainsi qu'au menu de 1500 Calories.

Avant de faire de nouveaux achats, vérifiez ce que vous avez déjà en main.

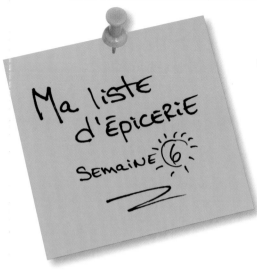

Ma liste d'épicerie
semaine 6

PRODUITS CÉRÉALIERS

	1300	1500	1800
Bagels[1] de blé entier : 2		-	-
Biscottes Melba : 1 boîte, min. 6 biscottes		-	-
Ciabattas de blé entier de 60 g (2 oz) ch. : 2		+1	
Galettes de riz de 23 cm (9 po) de diamètre ch. : 2		-	-
Pain de blé entier : 1, min. 6 tranches		+1	+1
Pitas de blé entier de 16 cm (6 ¼ po) : 2		-	+1

1. Choisissez des bagels de petit format (60 g par portion).

LAIT ET SUBSTITUTS

	1300	1500	1800
Fromage cottage 1% : 1-2 pots, min. 375 ml (1 ½ t.)		-	+125 ml (½ t.)
Fromage feta allégé : 75 g (2 ½ oz)		-	-
Fromage allégé (mozzarella, cheddar, gouda ou suisse) : 75 g (2 ½ oz)		+50 g (1 ⅔ oz)	-
Lait 1% : 2 l (8 t.)		+1 l (4 t.) min. 125 ml (½ t.)	+1 l (4 t.) min. 500 ml (2 t.)
Petits yogourts de 100 g (3 ½ oz) 2% ou moins : 1		+1	+2
Yogourt nature 1-2% : 1 pot, min. 375 ml (1 ½ t.)		-	+125 ml (½ t.)

LÉGUMES ET FRUITS

	1300	1500	1800
LÉGUMES			
Carottes : 1 sac, min. 8 grosses		-	+1
Céleri : 1, min. 375 ml (1 ½ t.)		+60 ml (¼ t.)	+125 ml (½ t.)
Concombres libanais : 4-5		+1	-
Coriandre fraîche : 1 petit bouquet			
Courgettes : 2		-	-
Épinards frais : 1 sac, min. 750 ml (3 t.)		-	-
Jus de légumes : 1 bouteille, min. 375 ml (1 ½ t.)		-	+375 ml (1 ½ t.)
Laitue : 1, min. 750 ml (3 t.)		+250 ml (1 t.)	
Menthe fraîche : 1 petit bouquet		-	-
Oignons verts : 4		+1	-
Persil frais : 1 petit bouquet		-	-
Pois mange-tout : 500 ml (2 t.)		+125 ml (½ t.)	
Poivrons rouges : 2		-	+1
Pomme de terre moyenne : 1			
Radis : 1 botte, min. 375 ml (1 ½ t.)		-	
Tomates rouges moyennes : 2		-	-
Tomates cerises : 1 barquette, min. 500 ml (2 t.)		+125 ml (½ t.)	-
FRUITS			
Bleuets : min. 250 ml (1 t.)		+125 ml (½ t.)	+125 ml (½ t.)
Canneberges fraîches ou surgelées : 1 sac, min. 60 ml (¼ t.)		-	-
Citrons : 3		-	-
Compote de pommes sans sucre ajouté : 1 pot, min. 250 ml (1 t.)		+125 ml (½ t.)	+125 ml (½ t.)
Framboises : min. 375 ml (1 ½ t.)		+250 ml (1 t.)	+125 ml (½ t.)
Mangues : 2		-	+1
Melon d'eau : ½, min. 375 ml (1 ½ t.)		+250 ml (1 t.)	+125 ml (½ t.)
Oranges : 4		-	+1
Poires : 1		+1	+1
Raisins frais : 1 grappe, min. 5 raisins		+10	-

VIANDES ET SUBSTITUTS

	1300	1500	1800
Amandes : 125 ml (½ t.)		+60 ml (¼ t.)	+60 ml (¼ t.)
Hoummos : 1 pot, min. 125 ml (½ t.)		-	+125 ml (½ t.)
Maquereau : 90 g (3 oz)		-	-
Œufs : 5		-	+1
Palourdes en conserve : 1 boîte de 142 g (5 oz)			
Porc, filet : 165 g (5 ½ oz)			
Poulet, poitrine désossée, sans la peau : 340 g (12 oz)			
Truite, filet : 90 g (3 oz)		-	-

S'ASSURER D'AVOIR AU FRIGO, AU GARDE-MANGER OU AU JARDIN...

- Céréales de blé filamenté
- Céréales Müslix
- Cumin en poudre
- Feuilles de riz de 23 cm (9 po) pour rouleaux
- Fumet de poisson (facultatif)
- Gélatine neutre en poudre
- Gingembre frais, petit tronçon
- Lentilles, 1 boîte de 540 ml (19 oz)
- Linguines de blé entier[2]
- Mirin (vin de riz doux)
- Orge perlé
- Poivrons rouges grillés, 1 pot (ou poivrons grillés maison, voir, p. 221, note 2)
- Raisins secs
- Sauce de poisson (nuoc-mam)
- Sucre

2. Vous pouvez remplacer les pâtes de blé entier par des pâtes Smart enrichies en fibres.

Ingrédients du menu de base à 1300 Calories.
Ajouter les ingrédients inscrits en bleu au menu de base.
Ajouter les ingrédients inscrits en vert au menu de base ainsi qu'au menu de 1500 Calories.

Avant de faire de nouveaux achats, vérifiez ce que vous avez déjà en main.

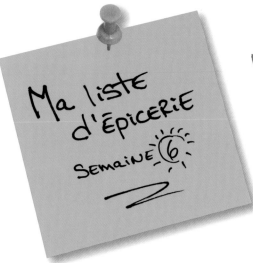

Ma liste d'épicerie

Semaine 6

▶ PRODUITS CÉRÉALIERS

	1300	1500	1800
○ Bagels[1] de blé entier : 4		-	-
○ Biscottes Melba : 1 boîte, min. 12 biscottes		-	-
○ Ciabattas de blé entier de 60 g (2 oz) ch. : 3		+1	-
○ Galettes de riz de 23 cm (9 po) de diamètre ch. : 4		-	-
○ Pain de blé entier : 1, min. 12 tranches		+2	+2
○ Pitas de blé entier de 16 cm (6 ¼ po) : 3		-	+1

1. Choisissez des bagels de petit format (60 g par portion).

▶ LAIT ET SUBSTITUTS

	1300	1500	1800
○ Fromage cottage 1 % : 1-2 pots, min. 750 ml (3 t.)		-	+250 ml (1 t.)
○ Fromage feta allégé : 150 g (5 oz)		-	-
○ Fromage allégé (mozzarella, cheddar, gouda ou suisse) : 150 g (5 oz)		+100 g (3 ½ oz)	-
○ Lait 1 % : 4 l (16 t.)		+250 ml (1 t.)	+1 l (4 t.)
○ Petits yogourts de 100 g (3 ½ oz) 2 % ou moins : 2		+2	+4
○ Yogourt nature 1-2 % : 1 pot, min. 625 ml (2 ½ t.)		-	+250 ml (1 t.)

▶ LÉGUMES ET FRUITS

	1300	1500	1800
LÉGUMES			
○ Carottes : 1 sac, min. 8 grosses		-	+1
○ Céleri : 1, min. 375 ml (1 ½ t.)		+60 ml (¼ t.)	+125 ml (½ t.)
○ Concombres libanais : 4-5		+1	-
○ Coriandre fraîche : 1 petit bouquet			
○ Courgettes : 2		-	-
○ Épinards frais : 1 sac, min. 750 ml (3 t.)		-	-
○ Jus de légumes : 1 bouteille, min. 375 ml (1 ½ t.)		-	+375 ml (1 ½ t.)
○ Laitue : 1, min. 750 ml (3 t.)		+250 ml (1 t.)	-
○ Menthe fraîche : 1 petit bouquet			
○ Oignons verts : 4		+1	
○ Persil frais : 1 petit bouquet		-	-
○ Pois mange-tout : 500 ml (2 t.)		+125 ml (½ t.)	
○ Poivrons rouges : 2		-	+1
○ Pomme de terre moyenne : 1		-	-
○ Radis : 1 botte, min. 375 ml (1 ½ t.)		-	
○ Tomates rouges moyennes : 2		-	-
○ Tomates cerises : 1 barquette, min. 500 ml (2 t.)		+125 ml (½ t.)	
FRUITS			
○ Bleuets : min. 250 ml (1 t.)		+125 ml (½ t.)	+125 ml (½ t.)
○ Canneberges fraîches ou surgelées : 1 sac, min. 60 ml (¼ t.)		-	
○ Citrons : 3		-	-
○ Compote de pommes sans sucre ajouté : 1 pot, min. 250 ml (1 t.)		+125 ml (½ t.)	+125 ml (½ t.)
○ Framboises : min. 375 ml (1 ½ t.)		+250 ml (1 t.)	+125 ml (½ t.)
○ Mangues : 2		-	+1
○ Melon d'eau : ½, min. 375 ml (1 ½ t.)		+250 ml (1 t.)	+125 ml (½ t.)
○ Oranges : 4		-	+1
○ Poires : 1		+1	+1
○ Raisins frais : 1 grappe, min. 5 raisins		+10	-

▶ VIANDES ET SUBSTITUTS

	1300	1500	1800
○ Amandes : 180 ml (¾ t.)		+125 ml (½ t.)	+125 ml (½ t.)
○ Hoummos : 1 pot, min. 180 ml (¾ t.)		-	+250 ml (1 t.)
○ Maquereau : 180 g (6 oz)		-	-
○ Œufs : 10		-	+2
○ Palourdes en conserve : 1 boîte de 142 g (5 oz)			
○ Poulet, poitrine désossée, sans la peau : 675 g (1 ½ lb)			
○ Porc, filet : 330 g (11 oz)			
○ Truite, filet : 180 g (6 oz)		-	-

▶ S'ASSURER D'AVOIR AU FRIGO, AU GARDE-MANGER OU AU JARDIN...

- ○ Céréales de blé filamenté
- ○ Céréales Müslix
- ○ Cumin en poudre
- ○ Feuilles de riz de 23 cm (9 po) pour rouleaux
- ○ Fumet de poisson (facultatif)
- ○ Gélatine neutre en poudre
- ○ Gingembre frais, petit tronçon
- ○ Lentilles, 1 boîte de 540 ml (19 oz)
- ○ Linguines de blé entier[2]
- ○ Mirin (vin de riz doux)
- ○ Orge perlé
- ○ Poivrons rouges grillés, 1 pot (ou poivrons grillés maison, voir p. 221, note 2)
- ○ Raisins secs
- ○ Sauce de poisson (nuoc-mam)
- ○ Sucre

2. Vous pouvez remplacer les pâtes de blé entier par des pâtes Smart enrichies en fibres.

Ingrédients du menu de base à 1300 Calories.
Ajouter les ingrédients inscrits en bleu au menu de base.
Ajouter les ingrédients inscrits en vert au menu de base ainsi qu'au menu de 1500 Calories.

Avant de faire de nouveaux achats, vérifiez ce que vous avez déjà en main.

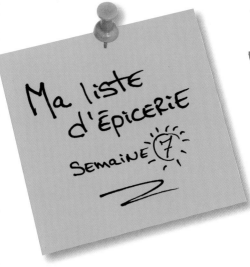

Ma liste d'épicerie
Semaine 7

▶ PRODUITS CÉRÉALIERS

	1300	1500	1800
◯ Ciabattas de blé entier de 60 g (2 oz) chacune : 2		-	-
◯ Craquelins de seigle : 1 boîte, min. 4			+4
◯ Pain aux noix : 1, min. 3 tranches			+1
◯ Pain aux raisins : 1, min. 3 tranches			+1
◯ Pain de blé entier : 1, min. 4 tranches		+1	-

▶ LAIT ET SUBSTITUTS

	1300	1500	1800
◯ Fromage cottage 1 % : 1-2 pots, min. 375 ml (1½ t.)		-	-
◯ Fromage feta allégé : min. 50 g (1⅔ oz)		-	-
◯ Fromage allégé (mozzarella, cheddar, gouda ou suisse) : 125 g (4 oz)	+25 g (1 oz)	+50 g (1⅔ oz)	
◯ Fromage ricotta : 1 pot, min. 60 ml (¼ t.)		-	-
◯ Lait 1 % : 2 l (8 t.)			+1 l (4 t.)
◯ Petits yogourts de 100 g (3½ oz) 2 % ou moins : 1		+1	+3
◯ Yogourt nature 1-2 % : 1 pot, min. 250 ml (1 t.)		-	-

▶ LÉGUMES ET FRUITS

LÉGUMES

	1300	1500	1800
◯ Asperges : 1 botte, min. 125 ml (½ t.)		+125 ml (½ t.)	-
◯ Basilic frais : 1 petit bouquet		-	-
◯ Brocoli : 1, min. 250 ml (1 t.)		+125 ml (½ t.)	+125 ml (½ t.)
◯ Carottes : 1 sac, min. 2 grosses		+1	-
◯ Céleri : 1, min. 375 ml (1½ t.)		-	+125 ml (½ t.)
◯ Concombres : 2-3, min. 500 ml (2 t.)		+1, min. 60 ml (¼ t.)	+1, min. 125 ml (½ t.)
◯ Courgettes : 2		-	-
◯ Jus de légumes : 1 bouteille, min. 250 ml (1 t.)		-	+125 ml (½ t.)
◯ Maïs en grains surgelé : 1 sac, min. 250 ml (1 t.)		+125 ml (½ t.)	-
◯ Menthe fraîche : 1 petit bouquet		-	-
◯ Oignon vert : 1		-	-
◯ Persil frais : 1 petit bouquet		-	-
◯ Poivrons rouges : 3		-	-
◯ Pommes de terre moyennes : 2		-	+1
◯ Roquette : 1 sac, min. 500 ml (2 t.)		+250 ml (1 t.)	-
◯ Sauge fraîche : 1 petit bouquet		-	-
◯ Tomates italiennes moyennes : 3		-	-
◯ Tomates cerises : 1-2 barquettes, min. 750 ml (3 t.)		+60 ml (¼ t.)	-

FRUITS

	1300	1500	1800
◯ Ananas : 1, min. 375 ml (1½ t.)		+125 ml (½ t.)	-
◯ Bleuets : 250 ml (1 t.)		+250 ml (1 t.)	+125 ml (½ t.)
◯ Cantaloup : 1, min. 250 ml (1 t.)		-	+125 ml (½ t.)
◯ Citrons : 4		+1	-
◯ Fraises : 500 ml (2 t.)		-	-
◯ Kiwis : 1		+3	+6
◯ Pommes : 3		-	+1

▶ VIANDES ET SUBSTITUTS

	1300	1500	1800
◯ Amandes effilées : 125 ml (½ t.)		+30 ml (2 c. à s.)	-
◯ Bœuf, médaillons : 150 g (5 oz)		-	-
◯ Doré, filets : 135 g (4½ oz)		-	-
◯ Œufs : 2			
◯ Pistaches : 60 ml (¼ t.)		+15 ml (1 c. à s.)	+60 ml (¼ t.)
◯ Poulet, escalopes : 165 g (5½ oz)		-	-
◯ Poulet, poitrine désossée, sans la peau : 90 g (3 oz)			
◯ Sole, filets : 120 g (4 oz)		-	-
◯ Thon pâle : 1 boîte de 170 g (6 oz)		-	-

▶ S'ASSURER D'AVOIR AU FRIGO, AU GARDE-MANGER OU AU JARDIN...

- ◯ Céréales de maïs
- ◯ Céréales de son
- ◯ Chapelure nature
- ◯ Coriandre en poudre
- ◯ Cumin en poudre
- ◯ Gingembre frais, petit tronçon
- ◯ Graines de sésame
- ◯ Haricots noirs, 1 boîte de 540 ml (19 oz)
- ◯ Huile de noix (facultatif)
- ◯ Lait de coco (allégé, de préférence), min. 125 ml (½ t.)
- ◯ Mirin (vin de riz doux)
- ◯ Nouilles soba
- ◯ Olives noires
- ◯ Parmesan (allégé, de préférence)
- ◯ Penne de blé entier[1]
- ◯ Pesto
- ◯ Pois chiches secs
- ◯ Poivrons rouges grillés, 1 pot (ou poivrons grillés maison, voir p. 221, note 2)
- ◯ Poudre de cari
- ◯ Raisins secs
- ◯ Semoule de maïs

1. Vous pouvez remplacer les pâtes de blé entier par des pâtes Smart enrichies en fibres.

Ingrédients du menu de base à 1300 Calories.
Ajouter les ingrédients inscrits en bleu au menu de base.
Ajouter les ingrédients inscrits en vert au menu de base ainsi qu'au menu de 1500 Calories.

Avant de faire de nouveaux achats, vérifiez ce que vous avez déjà en main.

Semaine 7

2 portions

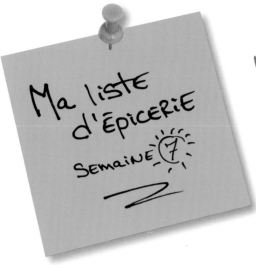

Ma liste d'épicerie
Semaine 7

▶ PRODUITS CÉRÉALIERS

	1300	1500	1800
○ Ciabattas de blé entier de 60 g (2 oz) chacune : 4		-	-
○ Craquelins de seigle : 1 boîte, min. 8		-	+8
○ Pain aux noix : 1, min. 6 tranches		-	+2
○ Pain aux raisins : 1, min. 6 tranches		-	+2
○ Pain de blé entier : 1, min. 8 tranches		+2	-

▶ LAIT ET SUBSTITUTS

	1300	1500	1800
○ Fromage cottage 1 % : 1-2 pots, min. 750 ml (3 t.)		-	-
○ Fromage feta allégé : min. 100 g (3 ½ oz)		-	-
○ Fromage allégé (mozzarella, cheddar, gouda ou suisse) : 250 g (½ lb)		+50 g (1 ⅔ oz)	+100 g (3 ½ oz)
○ Fromage ricotta : 1 pot, min. 125 ml (½ t.)		-	-
○ Lait 1 % : 4 l (16 t.)		-	+2 l (8 t.)
○ Petits yogourts de 100 g (3 ½ oz) 2 % ou moins : 2		+2	+6
○ Yogourt nature 1-2 % : 1 pot, min. 875 ml (3 ½ t.)		-	-

▶ LÉGUMES ET FRUITS

LÉGUMES

	1300	1500	1800
○ Asperges : 1 botte, min. 250 ml (1 t.)		+250 ml (1 t.)	-
○ Basilic frais : 1 petit bouquet		-	-
○ Brocoli : 1, min. 500 ml (2 t.)		+250 ml (1 t.)	+250 ml (1 t.)
○ Carottes : 1 sac, min. 3 grosses		+1	-
○ Céleri : 1, min. 750 ml (3 t.)		-	+250 ml (1 t.)
○ Concombres : 6-7, min. 875 ml (3 ½ t.)		+1, min. 125 ml (½ t.)	+1-2, min. 250 ml (1 t.)
○ Courgettes : 3		-	-
○ Jus de légumes : 1 bouteille, min. 500 ml (2 t.)		-	+250 ml (1 t.)
○ Maïs en grains surgelé : 1 sac, min. 500 ml (2 t.)		+250 ml (1 t.)	-
○ Menthe fraîche : 1 petit bouquet		-	-
○ Oignons verts : 2		-	-
○ Persil frais : 1 petit bouquet		-	-
○ Poivrons rouges : 6		-	-
○ Pommes de terre moyennes : 3		-	+1
○ Roquette : 1 sac, min. 1 l (4 t.)		+375 ml (1 ½ t.)	-
○ Sauge fraîche : 1 petit bouquet		-	-
○ Tomates italiennes moyennes : 5		-	-
○ Tomates cerises : 1-2 barquettes, min. 1,25 l (5 t.)		+125 ml (½ t.)	-

FRUITS

	1300	1500	1800
○ Ananas : 1, min. 750 ml (3 t.)		+250 ml (1 t.)	-
○ Bleuets : 500 ml (2 t.)		+500 ml (2 t.)	+250 ml (1 t.)
○ Cantaloup : 1, min. 500 ml (2 t.)		-	+250 ml (1 t.)
○ Citrons : 4		+1	-
○ Fraises : 1 l (4 t.)		-	-
○ Kiwis : 2		+6	+12
○ Pommes : 5		-	+2

▶ VIANDES ET SUBSTITUTS

	1300	1500	1800
○ Amandes effilées : 250 ml (1 t.)		+60 ml (¼ t.)	-
○ Bœuf, médaillons : 300 g (10 oz)		-	-
○ Doré, filets : 270 g (9 oz)		-	-
○ Œufs : 4		-	-
○ Pistaches : 125 ml (½ t.)		+30 ml (2 c. à s.)	+125 ml (½ t.)
○ Poulet, escalopes : 165 g (5 ½ oz)		-	-
○ Poulet, poitrine désossée, sans la peau : 180 g (6 oz)		-	-
○ Sole, filets : 240 g (8 oz)		-	-
○ Thon pâle : 1 boîte de 170 g (6 oz)		-	-

▶ S'ASSURER D'AVOIR AU FRIGO, AU GARDE-MANGER OU AU JARDIN...

- ○ Céréales de maïs
- ○ Céréales de son
- ○ Chapelure nature
- ○ Coriandre en poudre
- ○ Cumin en poudre
- ○ Gingembre frais, petit tronçon
- ○ Graines de sésame
- ○ Haricots noirs, 1 boîte de 540 ml (19 oz)
- ○ Huile de noix (facultatif)
- ○ Lait de coco (allégé, de préférence), min. 125 ml (½ t.)
- ○ Mirin (vin de riz doux)
- ○ Nouilles soba
- ○ Olives noires
- ○ Parmesan (allégé, de préférence)
- ○ Penne de blé entier[1]
- ○ Pesto
- ○ Pois chiches secs
- ○ Poivrons rouges grillés, 1 pot (ou poivrons grillés maison, voir p. 221, note 2)
- ○ Poudre de cari
- ○ Raisins secs
- ○ Semoule de maïs

1. Vous pouvez remplacer les pâtes de blé entier par des pâtes Smart enrichies en fibres.

Ingrédients du menu de base à 1300 Calories.
Ajouter les ingrédients inscrits en bleu au menu de base.
Ajouter les ingrédients inscrits en vert au menu de base ainsi qu'au menu de 1500 Calories.

Avant de faire de nouveaux achats, vérifiez ce que vous avez déjà en main.

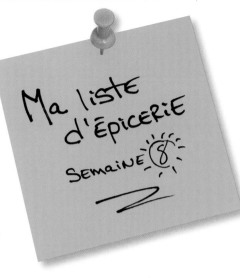

▶ PRODUITS CÉRÉALIERS

1300	1500	1800
◯ Bagels[1] de blé entier : 2	-	-
◯ Galettes[2] de riz brun : 1 sac, min. 7 galettes	+1	+1
◯ Muffins anglais de blé entier : 2	-	-
◯ Pain de blé entier : 1, min. 5 tranches	+1	+1
◯ Tortillas de blé entier de 60 g (2 oz) : 1 sac, min. 2 tortillas	-	-

1. Choisissez des bagels de petit format (60 g par portion).
2. Si vous ne trouvez pas de galettes de riz brun, vous pouvez opter pour des galettes de riz blanc.

▶ LAIT ET SUBSTITUTS

1300	1500	1800
◯ Beurre : 15 ml (1 c. à s.)	-	-
◯ Fromage à la crème léger : 125 ml (½ t.)	+30 g (2 c. à s.)	+30 g (2 c. à s.)
◯ Fromage allégé (mozzarella, cheddar, gouda ou suisse) : 100 g (3 ½ oz)		+50 g (1 ⅔ oz)
◯ Fromage brie allégé : 50 g (1 ⅔ oz)	-	min. +25 g (1 oz)
◯ Lait 1 % : 2 l (8 t.)	-	+1 l, min. 750 ml (3 t.)
◯ Petits yogourts de 100 g (3 ½ oz) 2 % ou moins : 1	+1	-
◯ Yogourts à boire de 200 ml (7 oz) : 1	-	+1
◯ Yogourt nature 1-2 % : 1 pot, min. 625 ml (2 ½ t.)	-	-

▶ LÉGUMES ET FRUITS

	1300	1500	1800
LÉGUMES			
◯ Asperges : 1 botte, min. 375 ml (1 ½ t.)		+125 ml (½ t.)	-
◯ *Bok choy*, mini (pak-choï) : 1 sac, min. 500 ml (2 t.)		-	-
◯ Carottes : 1 sac, min. 4 grosses			
◯ Céleri : 1, min. 500 ml (2 t.)		+250 ml (1 t.)	-
◯ Chou vert : 1, min. 500 ml (2 t.)			
◯ Concombres : 2-3, min. 500 ml (2 t.)		+1, min. 60 ml (¼ t.)	+1, min. 125 ml (½ t.)
◯ Coriandre fraîche : 1 petit bouquet		-	-
◯ Laitue : 1, min. 750 ml (3 t.)		+250 ml (1 t.)	-
◯ Oignon rouge : 1		-	-
◯ Oignons verts : 6		+1	-
◯ Panais : 1 sac, min. 3		-	-
◯ Patate douce : 1		-	-
◯ Persil frais : 1 petit bouquet		-	-
◯ Poivrons rouges : 2			
◯ Pommes de terre grelot : 5			
◯ Radis : 1 botte, min. 500 ml (2 t.)			
FRUITS			
◯ Bananes : 1		-	+2
◯ Citrons : 3		-	-
◯ Framboises : min. 750 ml (3 t.)		+250 ml (1 t.)	+250 ml (1 t.)
◯ Lime : 1		-	-
◯ Mangues : 1		+1	+1
◯ Melon miel : 1, min. 500 ml (2 t.)		min. +125 ml (½ t.)	-
◯ Pêches : 2		-	+1
◯ Pommes : 2		-	-
◯ Prunes : 2		+1	+2

▶ VIANDES ET SUBSTITUTS

	1300	1500	1800
◯ Bœuf, bifteck de faux-filet : 115 g (4 oz)		-	-
◯ Bœuf haché extra-maigre : 45 g (1 ½ oz)		-	-
◯ Crevettes crues de 30 g (1 oz) ch. : 3		-	-
◯ Graines de tournesol : 15 ml (1 c. à s.)		+60 ml (¼ t.)	+60 ml (¼ t.)
◯ Hoummos : 1 pot, min. 30 ml (2 c. à s.)		+125 ml (½ t.)	+60 ml (¼ t.)
◯ Lotte : 90 g (3 oz)		-	-
◯ Mahi-mahi : 120 g (4 oz)		-	-
◯ Œufs : 2		-	+1
◯ Porc, côtelettes : 90 g (3 oz)		-	-
◯ Poulet, haut de cuisse désossé : 150 g (5 oz)		-	-
◯ Saumon fumé : 50 g (1 ⅔ oz)		-	-
◯ Tofu ferme : 1 bloc, min. 155 g (5 ½ oz)		-	-
◯ Tofu soyeux : 1 paquet, min. 125 ml (½ t.)		-	-

▶ S'ASSURER D'AVOIR AU FRIGO, AU GARDE-MANGER OU AU JARDIN…

- ◯ Abricots et canneberges séchés
- ◯ Câpres
- ◯ Céréales de blé filamenté
- ◯ Céréales de type granola légères
- ◯ Chapelure de biscuits Graham
- ◯ Coriandre en poudre
- ◯ Cumin en poudre
- ◯ Curcuma en poudre
- ◯ Germe de blé
- ◯ Haricots rouges, 1 boîte de 540 ml (19 oz)
- ◯ Noix de coco râpée non sucrée
- ◯ Nouilles de riz (vermicelles)
- ◯ Orge perlé
- ◯ Pâte de cari
- ◯ Poudre de cari
- ◯ Quinoa sec
- ◯ Raisins secs
- ◯ Saumon en conserve, 1 boîte de 213 g (7 ½ oz)

Ingrédients du menu de base à 1300 Calories.
Ajouter les ingrédients inscrits en bleu au menu de base.
Ajouter les ingrédients inscrits en vert au menu de base ainsi qu'au menu de 1500 Calories.

Avant de faire de nouveaux achats, vérifiez ce que vous avez déjà en main.

Semaine 8

2 portions

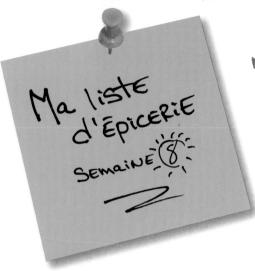

▶ PRODUITS CÉRÉALIERS

	1300	1500	1800
○ Bagels[1] de blé entier : 4		-	-
○ Galettes[2] de riz brun : 1 sac, min. 14 galettes		+2	+2
○ Muffins anglais de blé entier : 4		-	-
○ Pain de blé entier : 1, min. 9 tranches		+1	+2
○ Tortillas de blé entier de 60 g (2 oz) : 1 sac, min. 4 tortillas		-	-

1. Choisissez des bagels de petit format (60 g par portion).
2. Si vous ne trouvez pas de galettes de riz brun, vous pouvez opter pour des galettes de riz blanc.

▶ LAIT ET SUBSTITUTS

	1300	1500	1800
○ Beurre : 15 ml (1 c. à s.)		-	-
○ Fromage à la crème léger : 125 ml (½ t.)		+60 ml (¼ t.)	+60 ml (¼ t.)
○ Fromage allégé (mozzarella, cheddar, gouda ou suisse) : 200 g (7 oz)		-	+100 g (3 ½ oz)
○ Fromage brie allégé : 100 g (3 ½ oz)		-	+50 g (1 ⅔ oz)
○ Lait 1 % : 4 l (16 t.)		-	+1,5 l (6 t.)
○ Petits yogourts de 100 g (3 ½ oz) 2 % ou moins : 2		+2	
○ Yogourts à boire de 200 ml (7 oz) : 2		-	+2
○ Yogourt nature 1-2 % : 1 pot, min. 1 l (4 t.)		-	-

▶ LÉGUMES ET FRUITS

	1300	1500	1800
LÉGUMES			
○ Asperges : 1 botte, min. 750 ml (3 t.)		+250 ml (1 t.)	-
○ *Bok choy*, mini (pak-choï) : 1 sac, min. 1 l (4 t.)		-	-
○ Carottes : 1 sac, min. 7 grosses		-	-
○ Céleri : 1, min. 1 l (4 t.)		+375 ml (1 ½ t.)	
○ Chou vert : 1, min. 1 l (4 t.)		-	-
○ Concombres : 7-8, min. 1 l (4 t.)		+1, min. 125 ml (½ t.)	+1-2, min. 250 ml (1 t.)
○ Coriandre fraîche : 1 petit bouquet		-	-
○ Laitue : 1, min. 1,25 l (5 t.)		+500 ml (2 t.)	-
○ Oignon rouge : 1		-	-
○ Oignons verts : 10		+1	
○ Panais : 1 sac, min. 5		-	-
○ Patate douce : 1		-	-
○ Persil frais : 1 petit bouquet		-	-
○ Poivrons rouges : 2		-	-
○ Pommes de terre grelot : 9		-	-
○ Radis : 1 botte, min. 1 l (4 t.)		-	-
FRUITS			
○ Bananes : 1		-	+4
○ Citrons : 3		-	
○ Framboises : min. 1 l (4 t.)		+500 ml (2 t.)	+500 ml (2 t.)
○ Limes : 2			
○ Mangues : 1		+1	+1
○ Melon miel : 1, min. 1 l (4 t.)		min. +250 ml (1 t.)	
○ Pêches : 4		-	+2
○ Pommes : 3		-	
○ Prunes : 4		+2	+4

▶ VIANDES ET SUBSTITUTS

	1300	1500	1800
○ Bœuf, bifteck de faux-filet : 230 g (8 oz)		-	-
○ Bœuf haché extra-maigre : 90 g (3 oz)			
○ Crevettes crues de 30 g (1 oz) ch. : 6		-	-
○ Graines de tournesol : 30 ml (2 c. à s.)		+125 ml (½ t.)	+125 ml (½ t.)
○ Hoummos : 1 pot, min. 60 ml (¼ t.)		+250 ml (1 t.)	+125 ml (½ t.)
○ Lotte : 180 g (6 oz)		-	-
○ Mahi-mahi : 240 g (8 oz)		-	-
○ Œufs : 2		-	+2
○ Porc, côtelettes : 180 g (6 oz)		-	-
○ Poulet, haut de cuisse désossé : 300 g (10 oz)		-	-
○ Saumon fumé : 100 g (3 ½ oz)		-	-
○ Tofu ferme : 1 bloc, min. 340 g (12 oz)		-	-
○ Tofu soyeux : 1 paquet, min. 125 ml (½ t.)		-	-

▶ S'ASSURER D'AVOIR AU FRIGO, AU GARDE-MANGER OU AU JARDIN...

- ○ Abricots et canneberges séchés
- ○ Câpres
- ○ Céréales de blé filamenté
- ○ Céréales de type granola légères
- ○ Chapelure de biscuits Graham
- ○ Coriandre en poudre
- ○ Cumin en poudre
- ○ Curcuma en poudre
- ○ Germe de blé
- ○ Haricots rouges, 1 boîte de 540 ml (19 oz)
- ○ Noix de coco râpée non sucrée
- ○ Nouilles de riz (vermicelles)
- ○ Orge perlé
- ○ Pâte de cari
- ○ Poudre de cari
- ○ Quinoa sec
- ○ Raisins secs
- ○ Saumon en conserve, 1 boîte de 213 g (7 ½ oz)

Ingrédients du menu de base à 1300 Calories.
Ajouter les ingrédients inscrits en bleu au menu de base.
Ajouter les ingrédients inscrits en vert au menu de base ainsi qu'au menu de 1500 Calories.